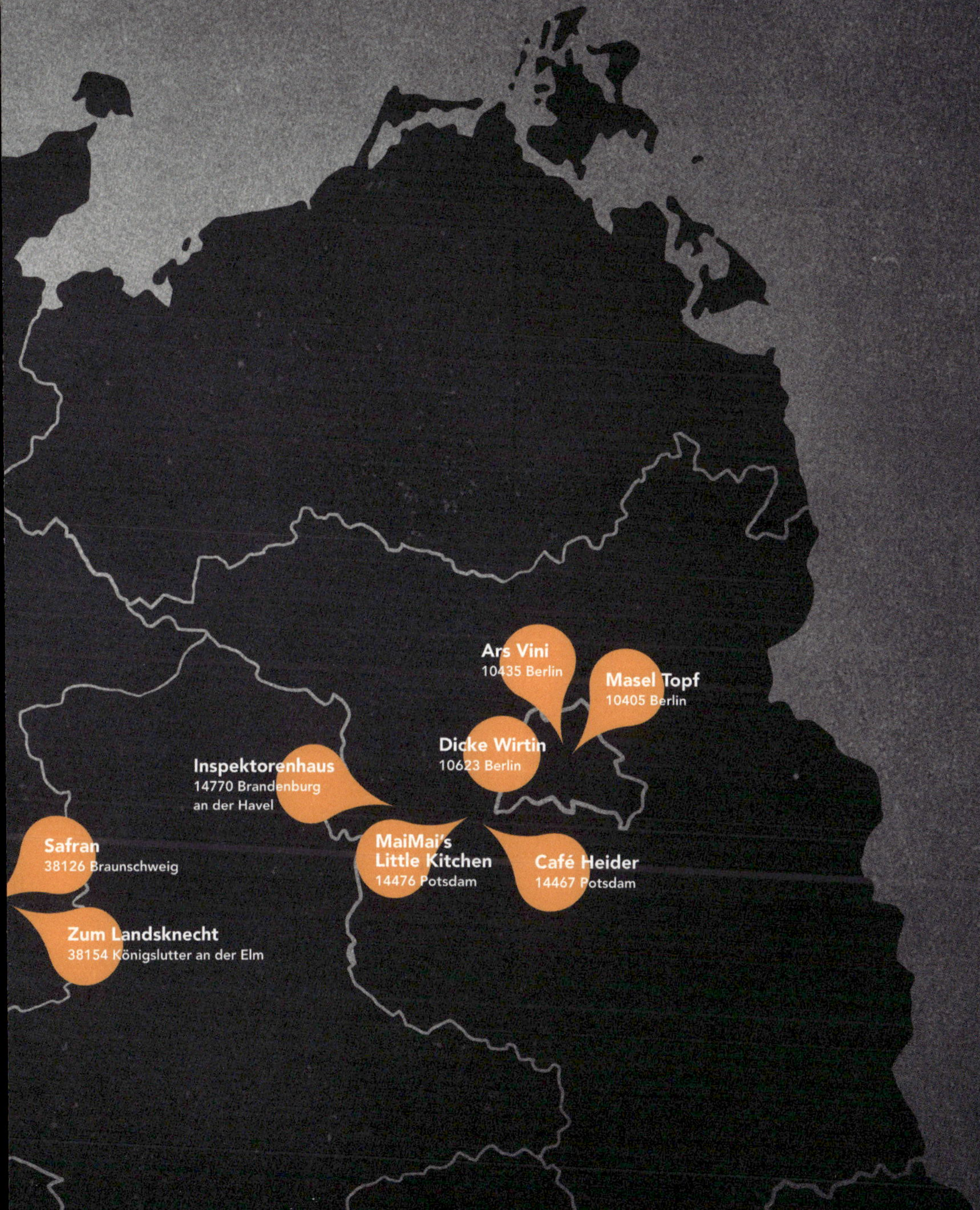
Ars Vini
10435 Berlin
Masel Topf
10405 Berlin
Dicke Wirtin
10623 Berlin
Inspektorenhaus
14770 Brandenburg an der Havel
Safran
38126 Braunschweig
MaiMai's Little Kitchen
14476 Potsdam
Café Heider
14467 Potsdam
Zum Landsknecht
38154 Königslutter an der Elm

MIKE SÜSSER

MEIN LOKAL DEIN LOKAL

DER PROFI KOMMT

Essen wie in den besten Lokalen

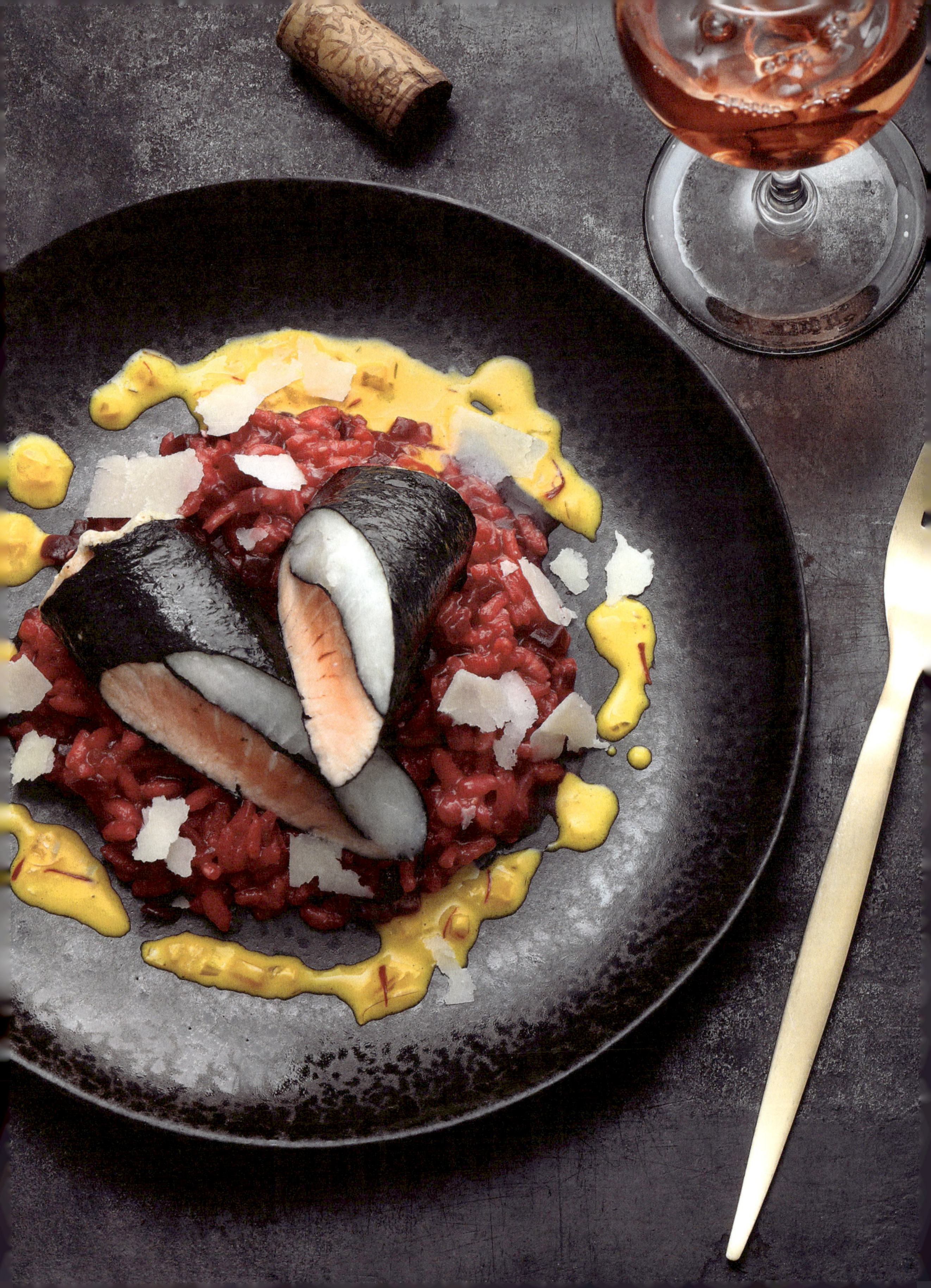

MIKE SÜSSER

MEIN LOKAL DEIN LOKAL

DER PROFI KOMMT

Essen wie in den besten Lokalen

Foodfotografie: Mathias Neubauer

Fotos von Mike Süsser: Simon Koy

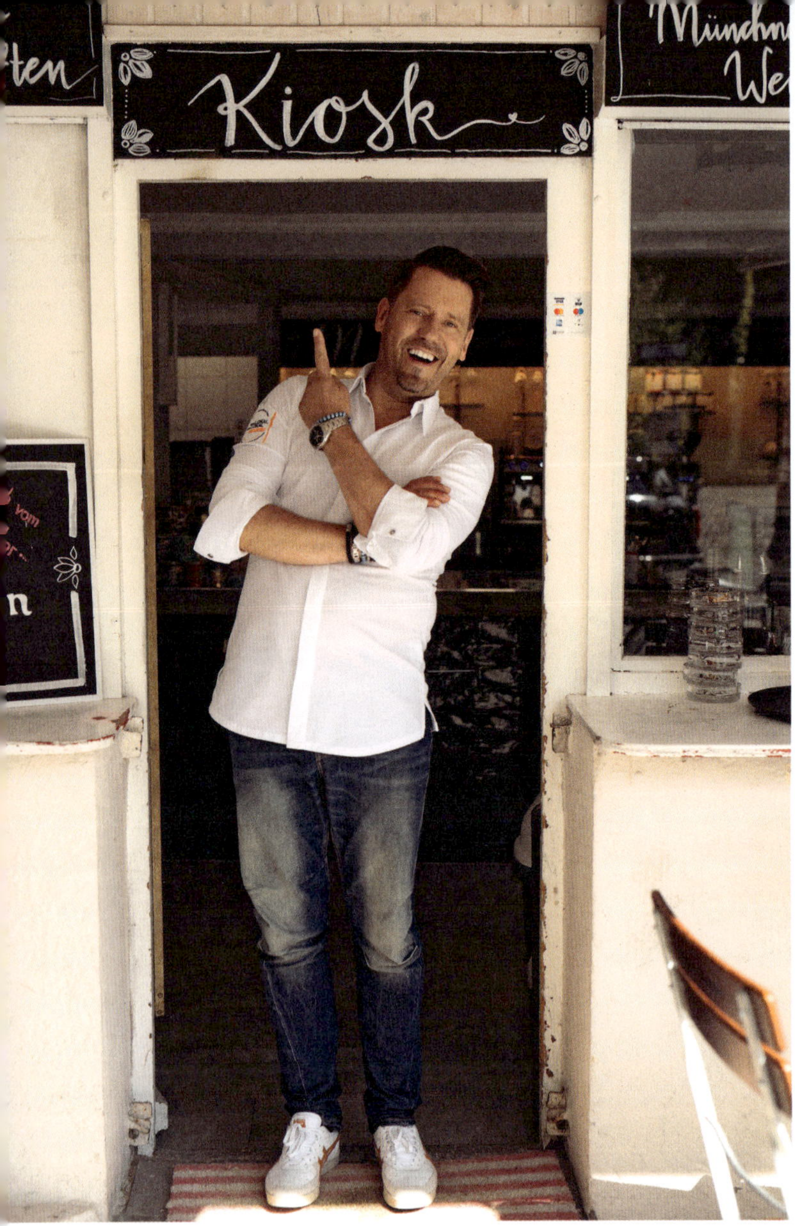

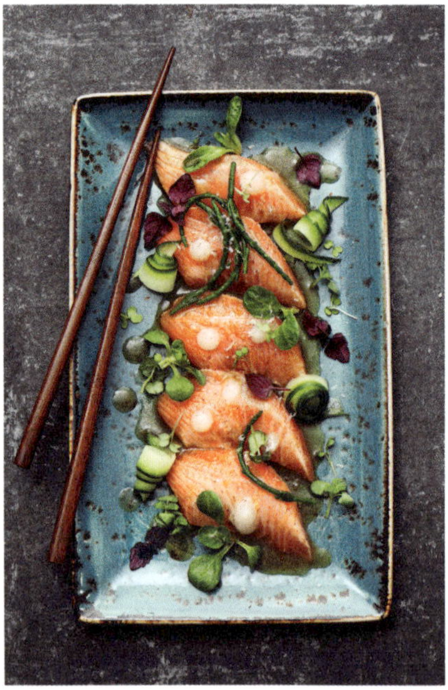

ZUM EINSTIEG: MIKES PROFI-KNOW-HOW

ZUM LOSKOCHEN: 60 SIEGERREZEPTE

Restaurantadresse bei jedem Rezept!

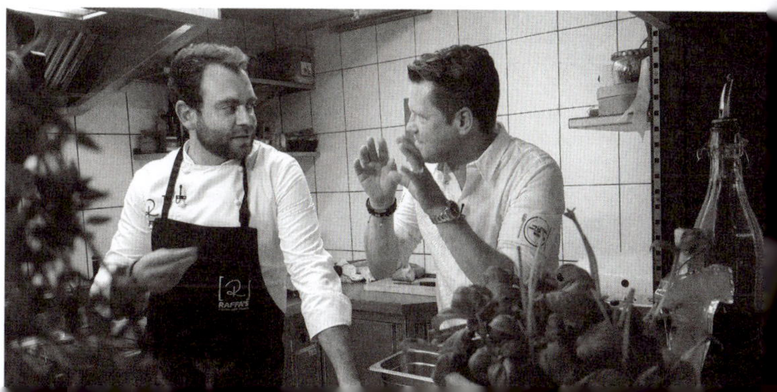

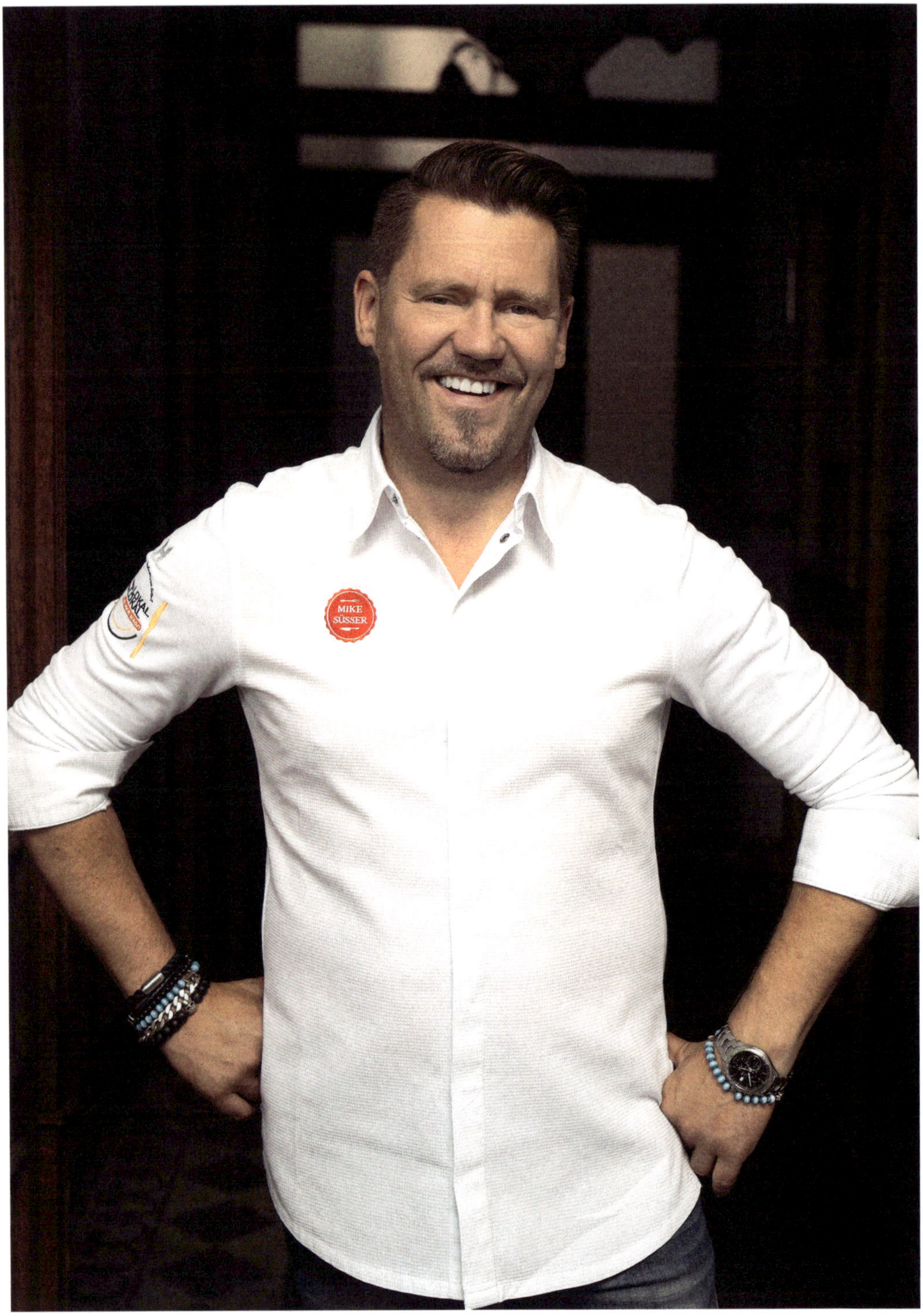
MIKE
SÜSSER

MEIN LOKAL, DEIN LOKAL – ZU HAUSE GENIESSEN

Ich lebe, um in den Genuss zu kommen, alles zu erleben! Seit 2017 erlebe und begleite ich mit Begeisterung die Sendung MEIN LOKAL, DEIN LOKAL. Ich habe über 300 Lokale besucht und freue mich über den Erfolg. Es ist mir sehr wichtig, den Gastronomen auf Augenhöhe zu begegnen und meinen Respekt vor diesem unserem Knochenjob zu zeigen.

Ob regionale Küche oder Asia-Style: Viele Restaurants haben mich mit authentischer Küche, klarem Konzept und großer Kochkunst beeindruckt. Manchmal finden Fans, dass man doch die Currywurstbude nicht mit einem Sternerestaurant vergleichen kann. Ich sage dann: Hier geht es nicht ums Vergleichen! Es geht um einen perfekten Abend mit gutem Essen in Wohlfühl-Atmosphäre – und den kann ich in einem Imbiss, einer Pizzeria und in einem Sternerestaurant erleben! So vielfältig die Lokale, so abwechslungsreich sind die Rezepte in diesem Buch: Von bodenständig bis ambitioniert ist alles dabei. Es sind die Rezepte der Besten – Spezialitäten der Restaurants, die Wochensieger wurden bzw. bei mir eine Top-Punktzahl abräumen konnten. Die Rezepte sind so aufbereitet, dass man sie zu Hause easy nachkochen kann. Und damit alles perfekt gelingt, verrate ich Tricks, wie's am einfachsten geht. Viel Spaß beim Ausprobieren und Genießen!

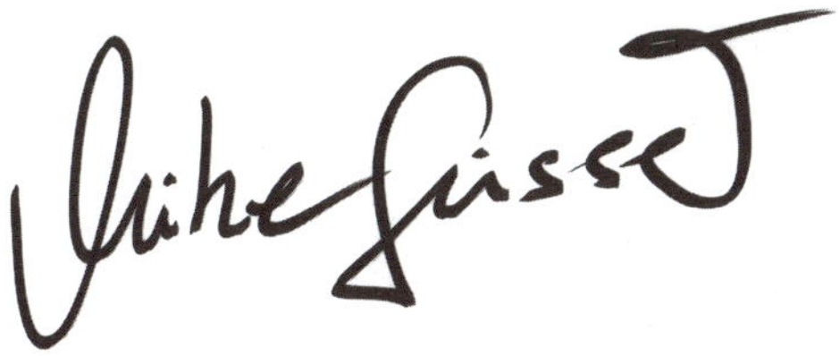

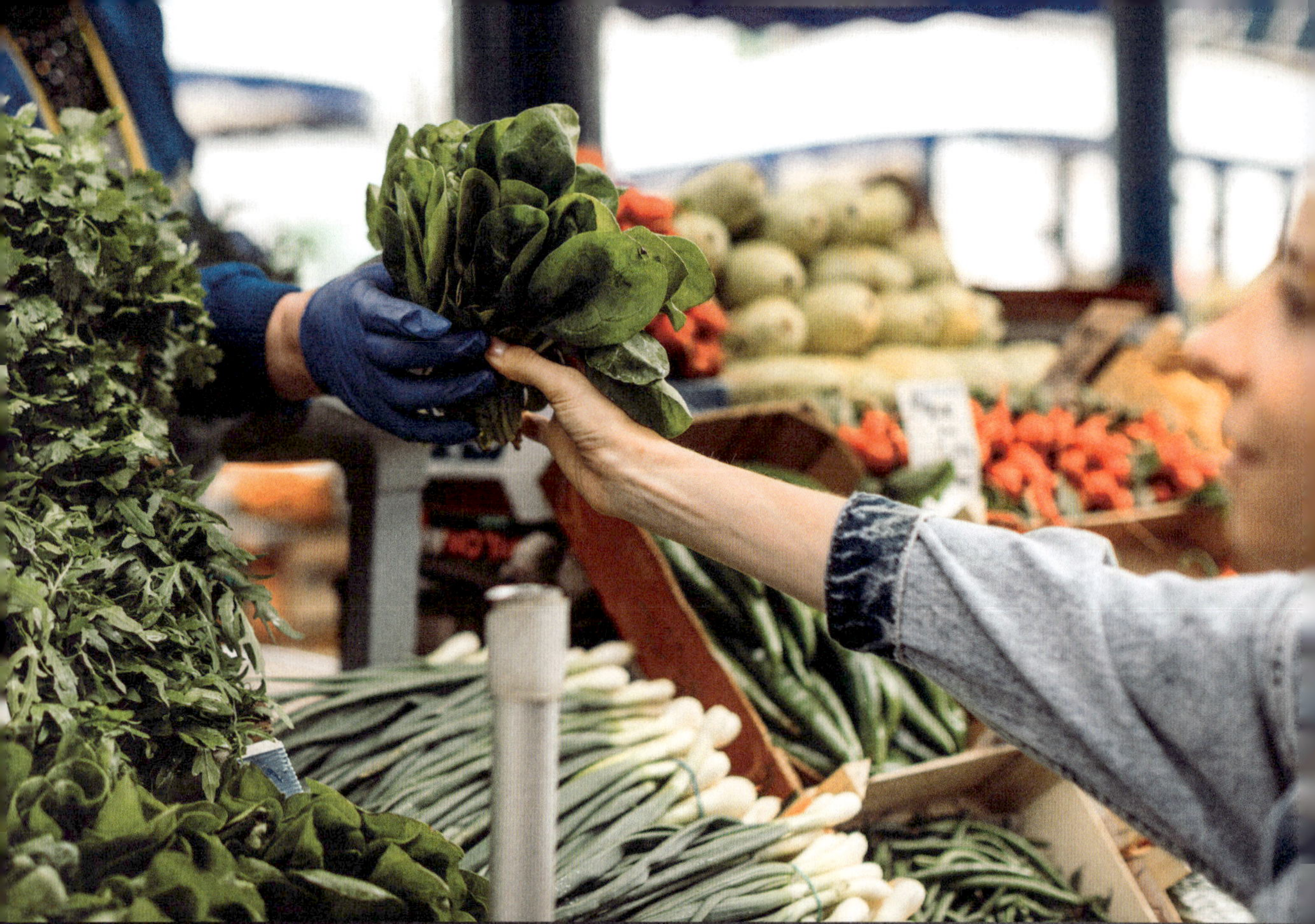

ZUTATEN EINKAUFEN UND VORBEREITEN – MEINE TIPPS

Wir Profi-Köche sind keine Magier. Aber mit guten Zutaten und dem richtigen Handwerkszeug zaubern wir immer wieder ein Top-Ergebnis auf den Teller. Hier zeige ich dir ein paar meiner Tricks:

ERFOLGREICHES KOCHEN FÄNGT BEIM EINKAUF AN Zuerst Vorräte püfen, dann den Einkaufszettel schreiben – so vermeidest du überflüssige Fehlkäufe. Tipp für alle Schnäppchentiger: Angebote aus Zeitungen ausschneiden, an die Pinnwand heften und vor dem Einkauf checken!

Heimisches Gartengemüse und -obst kaufst du am besten aus regionalem Anbau. Das hilft dem Bauern von nebenan. Bio ist super! Doch auch konventionell angebaute Früchte können von ausgezeichneter Qualität sein. Am besten schmecken sie, wenn sie hierzulande Hochsaison haben und vom Freiland stammen. Dann können Gemüse und Obst reif geerntet werden und besonders frisch in deiner Küche landen. Streich Erdbeeren, Spargel und Auberginen in der kalten Jahrezeit [illegible] deinem Speiseplan

Fleisch, Fisch und Wild am besten bei Fachleuten kaufen: Metzger, Fisch- oder Wildhändler verstehen ihr Handwerk und liefern auch gleich noch ein paar Tipps mit. Gute Metzger haben gereiftes Rindfleisch, aromatisches Schweinefleisch und/oder besonders zartes Milchlammfleisch im Angebot. Und das Hackfleisch wird frisch durchgedreht. Gute Fischhändler bereiten ganze Fische küchenfertig vor, nehmen dir das Schuppen der Haut und auch das Filetieren ab.

Ich gehe auch sehr gern zum italienischen, türkischen oder griechischen Feinkosthändler »um die Ecke«. Hier finde ich typische mediterrane Spezialitäten, Schafskäse in vielen Variationen, die besten Oliven und Obst und Gemüse ohne Zellophan und Plastikverpackung.

Exotische Zutaten wie Sojasauce, Kokosmilch oder Chilisauce bekommst du mittlerweile in jedem Supermarkt und auch beim Discounter. Ich schau aber trotzdem auch immer mal in einem Asia-Shop vorbei. Es duftet nach fremden Gewürzen, und ich lasse mich gern von den exotischen Kräutern und Früchten inspirieren.

Bastkorb statt Plastiktüte, Mehrweg statt Einweg wählen – so schonst du beim Einkauf auch die Umwelt!

COOL! Ich ordne meine Einkäufe nicht kunterbunt im Kühlschrank ein: Das Gemüsefach ist der beste Platz für Kraut und Rüben, Sellerie und Salat. Schnell verderbliche Lebensmittel wie Fisch oder Fleisch gehören auf die Glasplatte darüber, weil hier die kälteste Zone ist. Milchprodukte ordne ich im mittleren Bereich ein. Oben sind angebrochene Gläser und wenig empfindliche Lebensmittel gut aufgehoben. In der Kühlschranktür lagern Getränke, Eier und Butter perfekt. Nicht in den Kühlschrank dürfen Tomaten und exotische Früchte wie Avocado oder Mango.

ALLES PARAT! Bevor ich mit dem Kochen anfange, lege ich alles auf der Arbeitsfläche bereit. Und freue mich über meine Einkäufe, über Gewürzaroma, Kräuterduft und buntes Gemüse. Das macht Lust aufs Kochen und nebenbei merke ich schnell, ob eine wichtige Zutat fehlt.

TIPP: SCHWERE PFANNE AUS GUSSEISEN

Eine Investition fürs Leben und für Bratkartoffeln ein Muss! In der gusseisernen Pfanne, die nur langsam erhitzt, dann die Wärme aber sehr gut hält, gelingen sie einfach am besten.

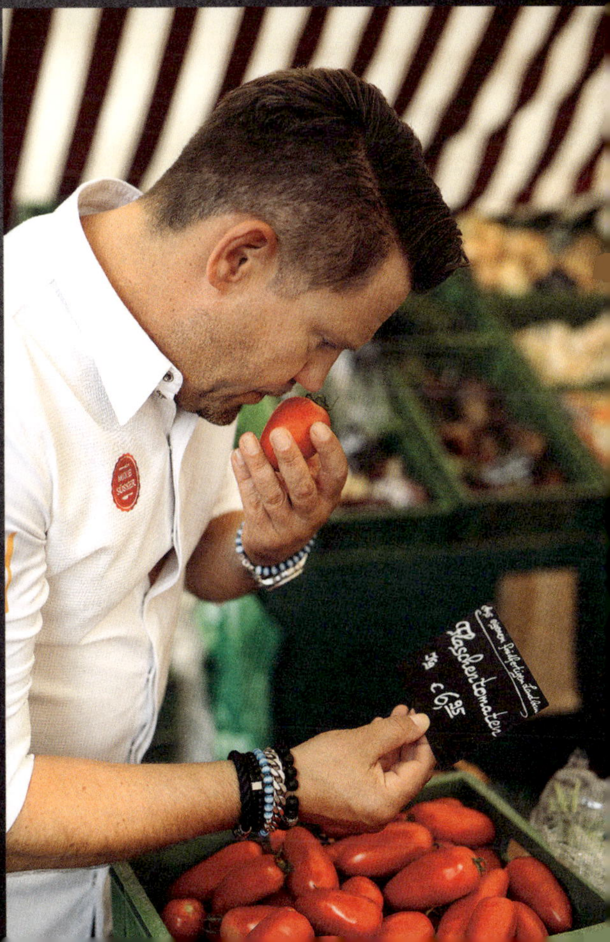

DAS PERFEKTE HANDWERKSZEUG Du brauchst kein großes Equipment oder viele spezielle Geräte, die sich dann nur im Küchenschrank stapeln. Doch die Basics sollten von guter Qualität sein. So lohnt es sich, bei Töpfen und Pfannen ein bisschen mehr Geld zu investieren. Sie müssen stabil verarbeitet sein, vor allem am Rand, und die Hitze optimal weiterleiten. Hier gilt, was meine Oma immer gesagt hat: Kaufe gut, mehrmals gekauft ist teuer!

MIT PRÄZISION zerkleinern Profis Fisch, Fleisch und Gemüse. Dazu benutzen sie hochwertige, scharfe Küchenmesser, die meist von beeindruckender Größe sind. Damit lassen sich Kräuter leichter hacken, Gemüse und Obst exakt würfeln, Fleischstücke mühelos schneiden.

MESSER IN GUTER QUALITÄT sind schwer, teuer und an Griff und Klinge sorgfältig verarbeitet – und in jedem Fall eine Investition, die sich langfristig lohnt! Da kein Messer alles gleich gut klein kriegt, habe ich mehrere Exemplare. Und so sollten auch in deiner Küche mindestens ein Brotmesser mit Wellenschliff, ein kleineres Universalmesser und ein größeres Kochmesser zu finden sein. Mit einem speziellen Filetiermesser schaffst du es, fachgerecht Sehnen vom Fleisch zu lösen oder Fisch zu filetieren.

Hier noch die drei beliebtesten »Schnittmuster« in Profi-Küchen:

BÄNDER Gurken, Möhren und Zucchini lassen sich besonders gut zu langen, dünnen Bändern verarbeiten – und sind viel origineller als die üblichen Scheibchen. Dazu das Gemüse waschen bzw. schälen und putzen, dann der Länge nach in dünne Bänder schneiden oder hobeln.

TIPP: MANDOLINE
Frische Früchte lassen sich mit dem Profi-Gemüsehobel dank unterschiedlicher Messereinsätze besonders einfach in schmale Bänder, Streifchen oder kleine Würfel verwandeln.

JULIENNE bezeichnet sehr feine, ca. 3 mm dünne und bis zu 5 cm lange Gemüsestreifen. Möhren, Knollensellerie, Petersilienwurzeln und jedes andere Gemüse, das feiner geschnitten werden soll, machen sich gut in dieser Form.

BRUNOISE So werden sehr feine Gemüsewürfelchen genannt. Dazu wird das geputzte und geschälte oder gewaschene Gemüse oder Obst zunächst in dünne Scheiben, dann in feine Streifen und zum Schluss quer in Würfelchen geschnitten.

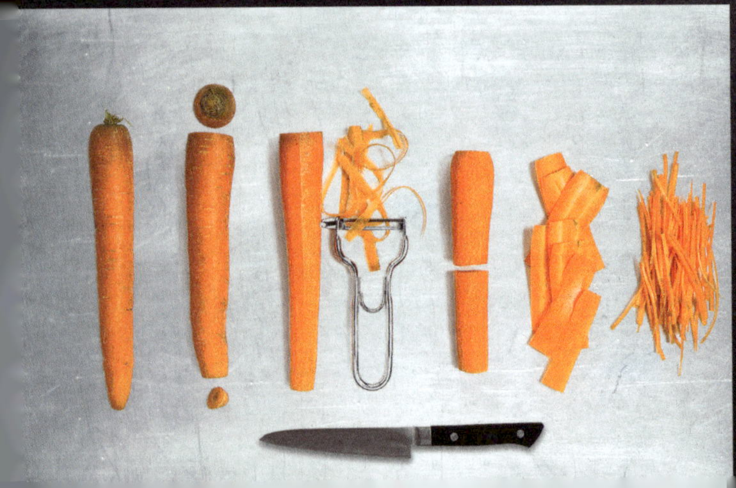

»Kochen fängt da an, wo das Rezept aufhört!«

MIKE SÜSSER

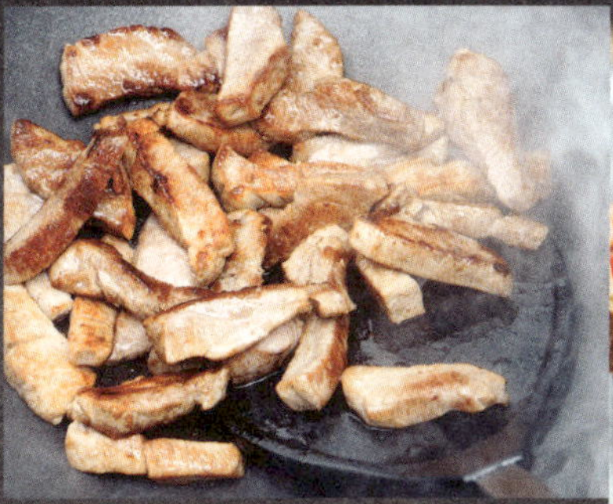

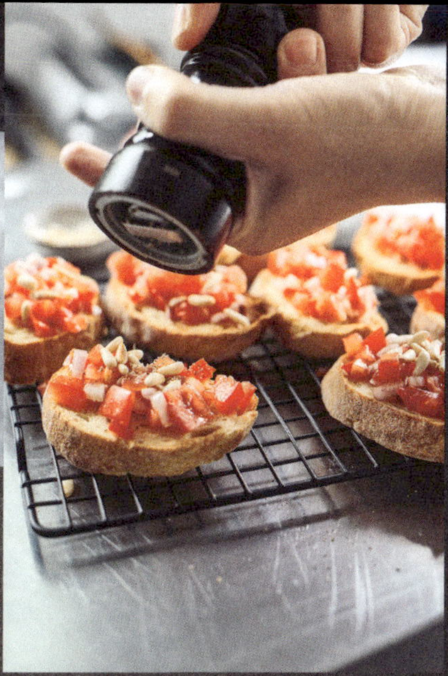

Für Dressing und Salatsauce, fürs sanfte Andünsten oder scharfe Anbraten verwende ich jeweils unterschiedliche Fette und Öle – und das aus gutem Grund!

KEINE HITZE vertragen kalt gepresste, hochwertige Öle, zum Andünsten oder Anbraten sind sie nicht geeignet. Dafür glänzen sie mit intensivem Aroma. Feine Spezialitäten wie Kürbiskernöl, Leinöl, teures Olivenöl extra vergine oder Walnussöl verwende ich ausschließlich für kalte Gerichte wie Tatar oder Ceviche, für Salatsaucen und Dressings oder träufle etwas Öl zum Schluss über Suppen.

TIPP: PROFI-REIBE

Eine Prise Muskatnuss, etwas Parmesan, eine Messerspitze Orangenschale: Mit einer Reibe, die wie eine Feile aussieht, reibst du feine Späne mühelos und in Rekordzeit.

WENIGER HITZEEMPFINDLICH sind natives Olivenöl extra und Butter. Mit beiden Fetten lassen sich Gemüse, Fleisch und Fisch sehr gut andünsten oder sanft garen. Beide vertragen sehr gut mittlere Temperaturen von 160° bis 180°.

BESONDERS HITZESTABIL sind Butterschmalz, das in der indischen Küche Ghee genannt wird, Avocadoöl, Kokosfett, Rapsöl, Palmkernfett und die sogenannten High-Oleic-Öle, die auch als Bratöle verkauft werden. All diese Fette dürfen hoch erhitzt werden auf Temperaturen von 180° bis 230°. Sie sind ideal geeignet für die Wok-Küche, zum Frittieren, für Bratkartoffeln und für das scharfe Anbraten von Schnitzel, Steak und Kotelett.

WÜRZEN WIE EIN PROFI Gewürze wie Kardamom, Kreuzkümmel und Koriander am besten im Ganzen als Kapseln, Samen oder Körner kaufen und jeweils frisch mörsern oder in einer Gewürzmühle zerkleinern. So sind sie lang haltbar, gemahlen verlieren sie schnell an Aroma. Das gilt besonders auch für Pfeffer – ich verwende ihn deshalb nur frisch aus der Mühle. Denn ob schwarz oder weiß: Nur wer frisch mahlt, hat Spaß am Gaumen!

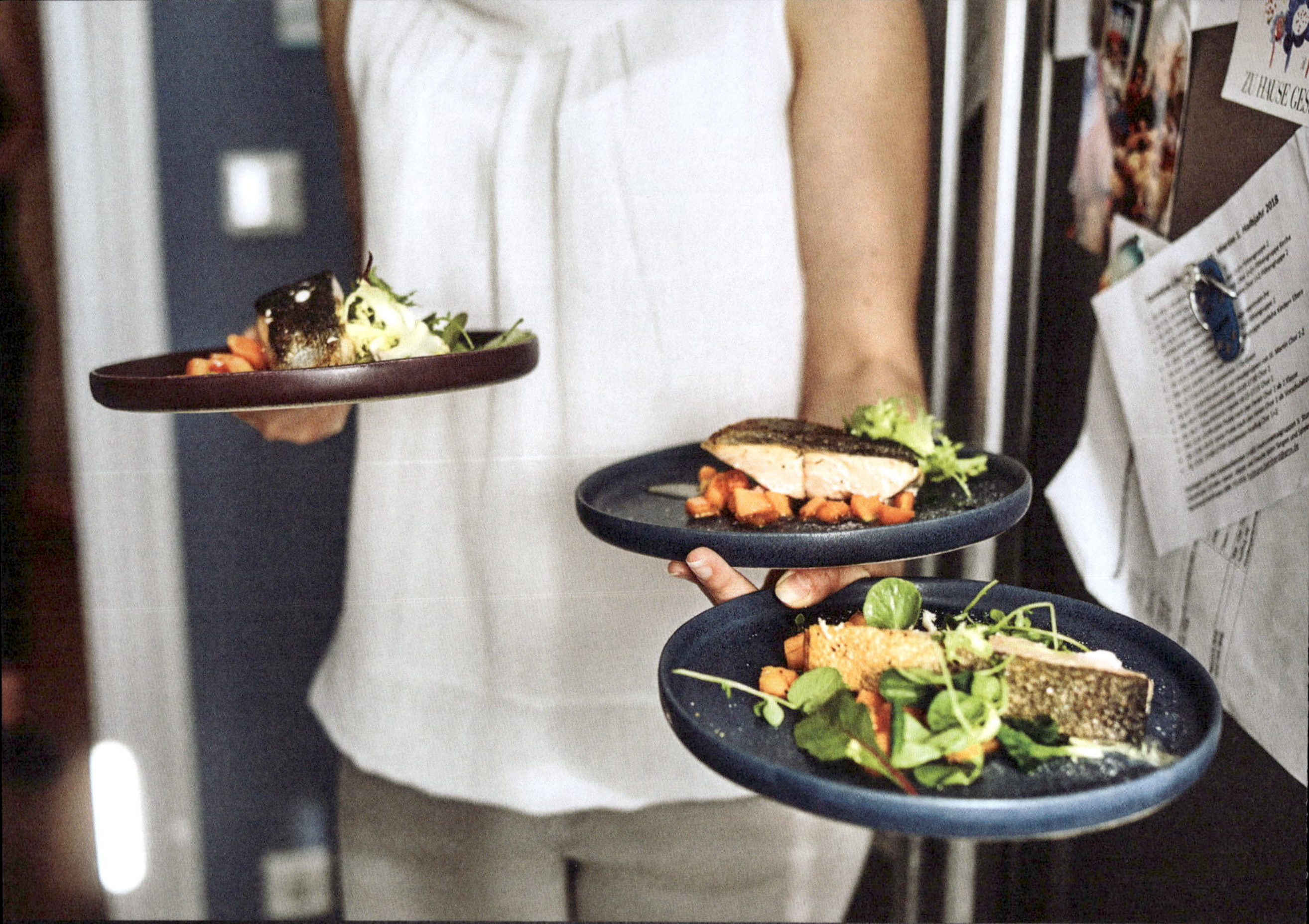

GEKONNT ANRICHTEN UND SERVIEREN – MEINE TIPPS

Lokale servieren Speisen auf unterschiedliche Art – für mich hat alles seinen Reiz!

DAS SHARING-KONZEPT Teilen ist Trend, nicht nur beim Auto, sondern auch in angesagten Restaurants. Ob Appetizer, Hauptgericht oder Beilage – alles kommt in Schälchen, Schüsseln und auf Tellern zusammen auf den Tisch. Und alles wird mit allen geteilt. Jeder probiert, was er mag. Essen als Gemeinschaftserlebnis – in Thailand oder China schon immer üblich. Hier isst niemand nur »sein« Gericht.

FAMILY-STYLE Wenn du ein Lieblingsessen für deine Freunde oder die Familie gekocht hast und nicht jeden Teller einzeln anrichten und dekorieren willst, serviere die Speisen wie »La Mamma« in Italien: Stell Fleisch, Gemüse und / oder Fisch plus Beilagen in großen Schüsseln und Kokotten oder auf Servierplatten auf den Tisch, am besten jeweils auf einem Rechaud, damit alles warm bleibt. Jeder bedient sich selbst und es macht Spaß, die Schüsseln rumzureichen. Großer Vorteil nebenbei: Jeder nimmt sich so viel, wie er mag.

Du kannst die Portion für jeden Gast natürlich auch – wie in den meisten Lokalen üblich – kunstvoll auf einem Teller oder in einer Schale anrichten. Hier meine Tipps für die perfekte Gestaltung:

ZENTRIERT ANRICHTEN Leg die einzelnen Elemente des Essens auf dem Teller nicht einfach lieblos nebeneinander, sondern richte sie dekorativ und eher in die Höhe an als in die Breite. Übrigens funktioniert das auch bei Salat ausgezeichnet und sieht super aus. Beginn mit dem Anrichten immer in der Mitte, bau dann nach oben. Gib beispielsweise unten den Risotto auf den Teller, darauf den Spargel, darüber die Garnelen.

KEINE TELLER-TÄTOWIERUNG! Die Tellerränder mit Aceto balsamico beträufeln oder mit Kräutern bestreuen – das war gestern. Ich finde: Weniger ist mehr! Vergiss auch »Krümelorgien« am Tellerrand – die Fahne bleibt sauber! Kräuterblättchen, Balsamico oder Pesto-Tupfen besser dezent auf dem Innenteil des Tellers verteilen und dabei nicht übertreiben.

ÜBERRASCHUNG! Servier das Essen mal anders, z. B. Süppchen mit Milchschaum in der Cappuccino-Tasse, im Kaffeebecher oder Weckglas, Tomatensuppe in einer bunten Dose. Dips in kleinen Einmachgläsern auf den Tisch stellen, Desserts in ausgewaschenen Marmeladegläsern, Pommes in Papiertüten anrichten.

TIPP: METALLRINGE

Damit kannst du nicht nur ganz einfach Nudel-, Blätter- oder Mürbeteig ausstechen. Mithilfe von hohen Metallringen lassen sich auch Reis, Ceviche oder Tatar exakt in der Tellermitte platzieren und in der Höhe anrichten.

TIPP: TELLER VORWÄRMEN

Essen auf kalten Tellern servieren, das geht gar nicht! Deshalb Teller und Suppentassen vorwärmen. Stell sie einfach für wenige Minuten bei 80° in den Backofen.

ALLE LIEBEN SAUCE! Doch auf dem Teller sieht ein Saucensee dann meistens nicht so appetitlich aus. Deshalb nur etwas Sauce über das Essen träufeln und noch mehr Sauce in einem (am besten vorgewärmten) Extra-Gefäß auf den Tisch stellen. Das muss nicht Omas altmodische Sauciere sein. Ich fülle Sauce z. B. auch einfach mal in ein Milchkännchen oder eine hitzefeste Wasserkaraffe.

PANNENHILFE Du hast gekleckert? Auf dem Tellerrand ist ein Fingerabdruck zu sehen? Ich nehme in solchen Fällen Küchenpapier, träufel etwas klaren Schnaps darauf und wische damit das Missgeschick sauber und schnell weg.

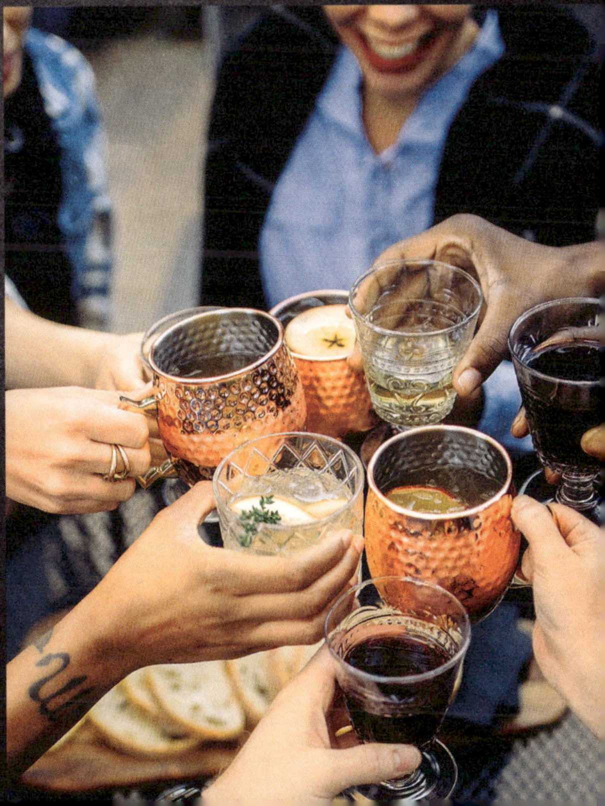

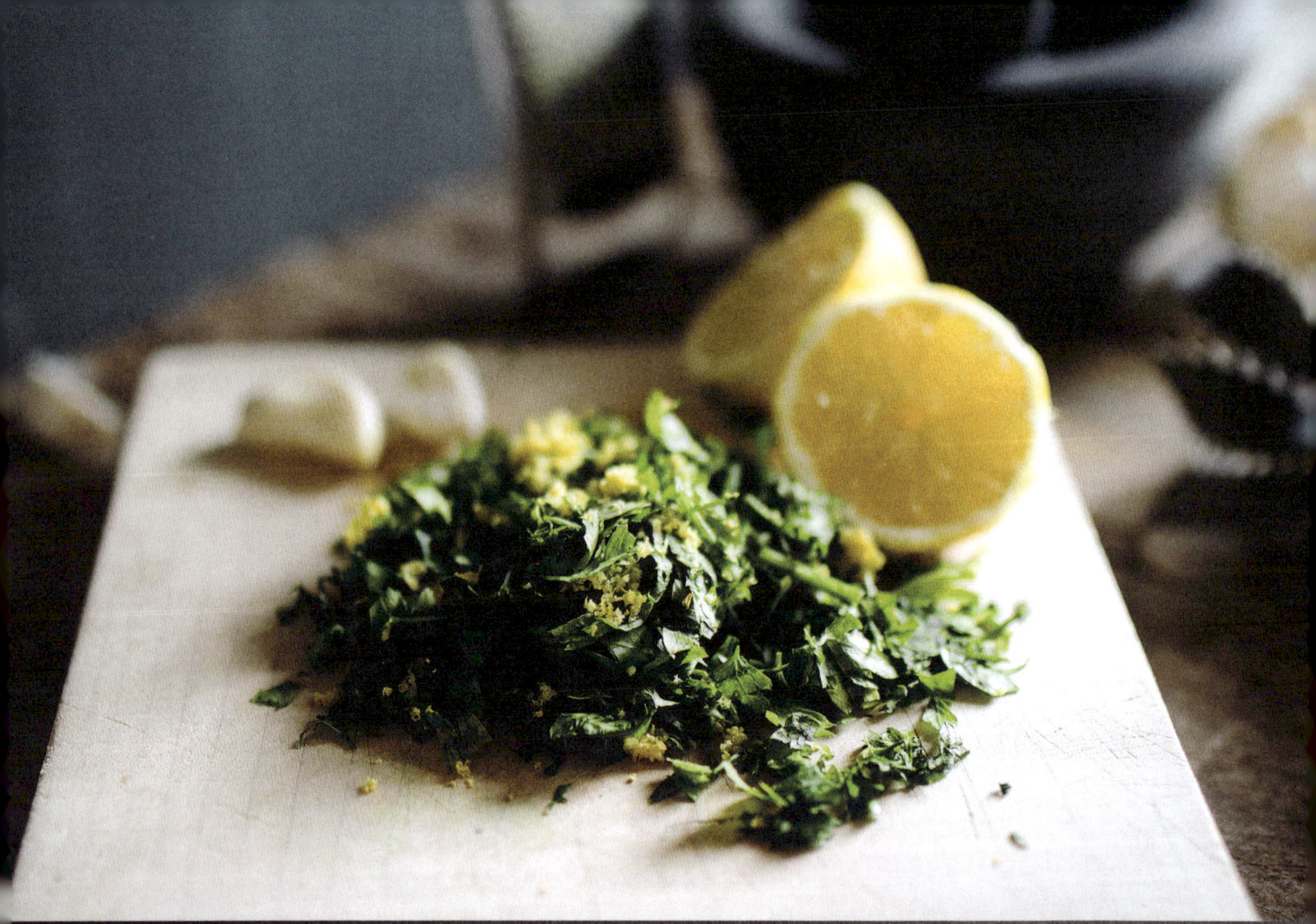

SO GELINGT DAS PERFEKTE FINISH – MEINE TIPPS

Unterschiedliche Konsistenzen und Aromen machen ein Gericht besonders reizvoll. Ob Braten, Gemüsesüppchen oder Curry: Mit einem knusprigen, würzigen, originellen Topping lässt sich jedes Gericht stark aufwerten.

KNUSPER-KRÄUTER »Old school«, aber immer beliebt: Petersilie oder Salbei kurz in heißem Öl frittieren, dann sofort über das Gericht streuen. Die Kräuter sehen nicht nur gut aus, sie sorgen auch für einen Knusper-Effekt und mehr Aroma.

UPGRADE FÜR LINSENEINTOPF Selbst äußerlich nicht besonders attraktive Gerichte wie beispielsweise Linseneintopf lassen sich schnell optisch aufwerten: Dazu etwas geräucherten Speck von der Schwarte befreien, in kleine Würfel schneiden und in einer beschichteten Pfanne ohne Fett bei großer Hitze knusprig anbraten. Die Würfelchen mit grob gehackter Petersilie vermischen und aufstreuen. Mit der kräuterwürzigen Knusper-Kombi macht der Eintopf gleich mehr her und wird auch noch herzhafter.

SCHNELLER CRUNCH Ein Curry mit bissfest gegartem Gemüse in cremiger Kokossauce ist schon für sich sehr lecker. Mit knusprigen Cashews on top wird es ein Spitzenessen. Dazu einfach die Cashewkerne in einer Pfanne ohne Fett anrösten, klein hacken und übers Curry streuen. Keine Zeit zum Rösten? Erdnüsse kannst du vakkumverpackt schon fertig geröstet kaufen. Fürs knusprige Topping einfach hacken und drüberstreuen.

FRISCHE-KICK Klassische Gremolata verleiht Ossobuco, Braten und Tomatensauce eine frisch-würzige Note: Dazu abgezupfte Petersilienblättchen fein schneiden, Bio-Zitrone waschen und die Schale fein abreiben, Knoblauch sehr fein hacken oder durch die Presse drücken. Alles vermischen und aufstreuen – fertig!

CHIFFONADE ist eine Schneidetechnik für Blattgemüse, z. B. Salat. Dabei rollt man die Blätter zusammen und schneidet sie in feine Streifen. Mit hauchfein geschnittenen Möhren und Dillspitzen vermischt ein Super-Topping für Fisch oder Tafelspitz.

OFENTOMATEN MIT GRÜN peppen als fröhliche Farbtupfer jeden Teller auf. Dazu Kirschtomaten an der Rispe kaufen, waschen und vorsichtig trocken tupfen. Die Tomaten mit etwas Salz und Zucker bestreuen und im vorgeheizten Backofen bei 130° backen, bis sie leicht aufplatzen.

TIPP: ESPUMAFLASCHE

Der Thermo-Sahnespender kostet kein Vermögen und ist einfach in der Handhabung. Du kannst damit Espumas und Gels zubereiten. Für ein ungewöhnliches Dessert-Topping Sahne mit etwas Amaretto in die Flasche geben, kühlen und aufsprühen.

TIPP: WINKELPALETTE

Parmesanchips vom Blech lösen, vorbereitete Deko von der Arbeitsfläche heben oder Cremes in der Form glatt streichen – mit der Palette »mit Knick« funktioniert das alles ganz leicht und völlig problemlos.

RÖSTZWIEBELN krönen Spätzle und den klassischen Rostbraten. Dafür die Zwiebeln schälen und in Ringe hobeln, dann mit etwas Mehl bestreuen und in Butterschmalz goldgelb ausbacken.

FÜHR DEINE GÄSTE DURCH DIE »SPEISE-REISE« Das machen hippe Gastronomen längst. Früher waren es vor allem die Sommeliers, die den passenden Wein empfahlen und erklärten. Heute hören Gäste auch gern Interessantes über das Essen – am besten mit Augenzwinkern vorgetragen: Woher kommt das, was da auf meinem Teller liegt? Sind das besondere Kräuter? Wurde der Fisch aus dem See in der Nachbarschaft geangelt? Stammt das Wild aus heimischen Wäldern? Das Gemüse aus besonderem Anbau? Die Antworten liefern auch Stichwörter und Stoff fürs Tischgespräch. Aber langweile deine Gäste nicht! Denn irgendwann wollen die meisten vor allem mal den ersten Bissen genießen.

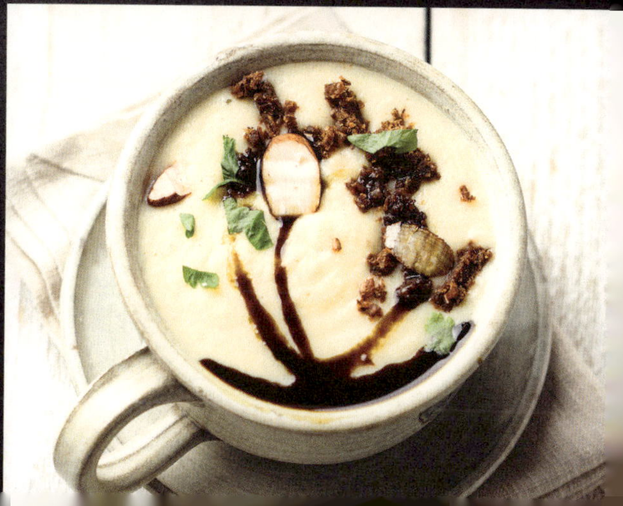

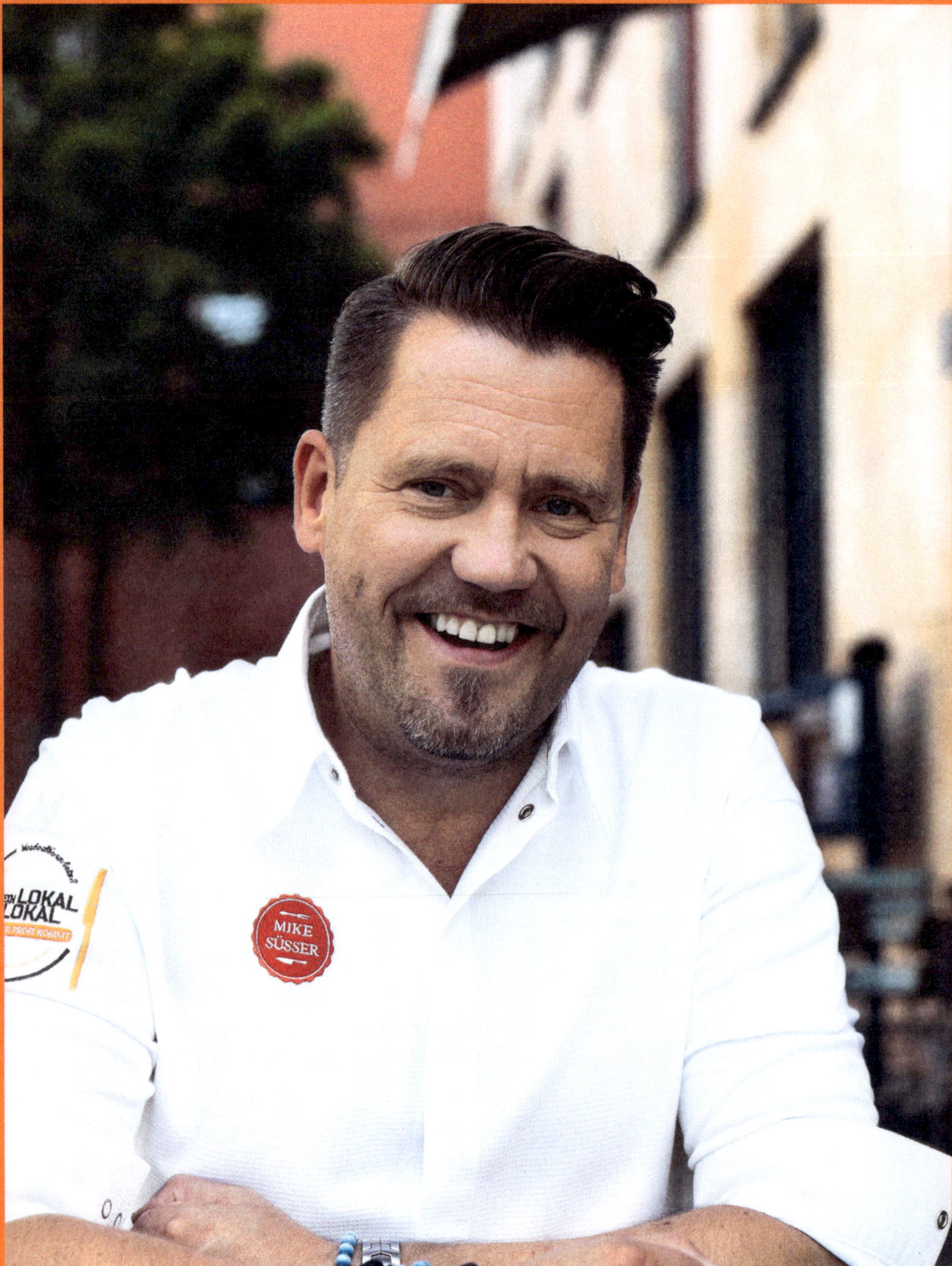
MIKE SÜSSER

VON 07546

GERA

BIS 28217

BREMEN

Die Genussreise durch Deutschland startet im Osten mit einem feinen Herbstsalat und abwechslungsreicher Multikulti-Küche von Falafel über Fondue bis Königsberger Klopse. Im Norden dreht sich dann (fast) alles um Fisch.

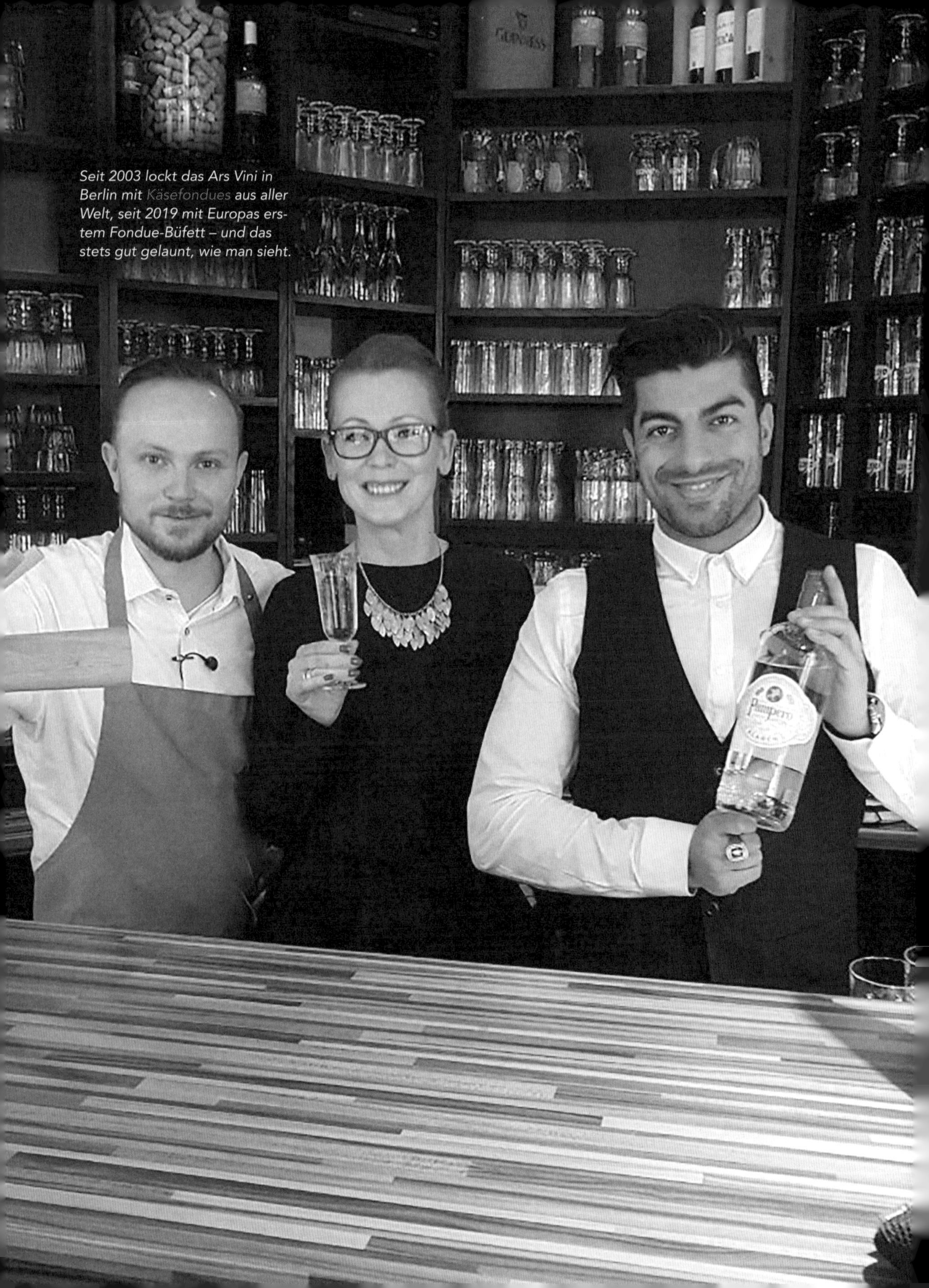

Seit 2003 lockt das Ars Vini in Berlin mit Käsefondues aus aller Welt, seit 2019 mit Europas erstem Fondue-Büfett – und das stets gut gelaunt, wie man sieht.

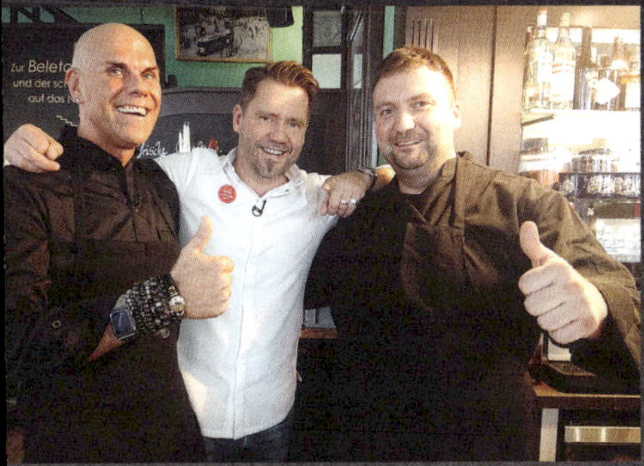

Im traditionsreichen Café Heider gibt es nicht nur Kaffeespezialitäten aus hauseigener Röstung, sondern auch ein ganz hervorragendes Wiener Schnitzel. Satte 9 Punkte ließ Mike dafür springen!

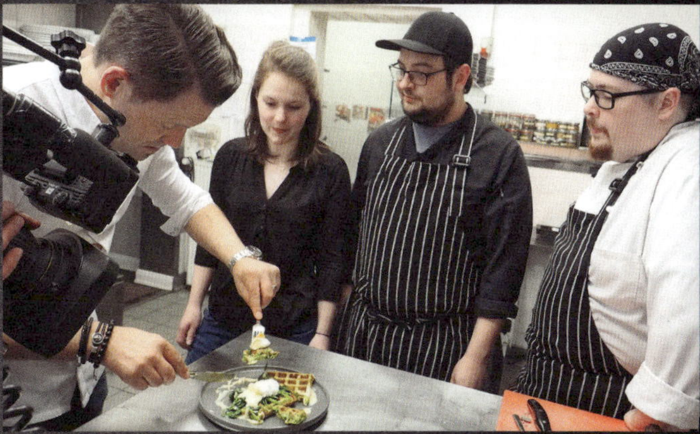

Gehobene Küche in stilvollem Ambiente genießen – dafür steht die Alte Schule in Siek. Besondere Spezialität: Räucherfisch aus dem Alte-Schule-Räucherofen.

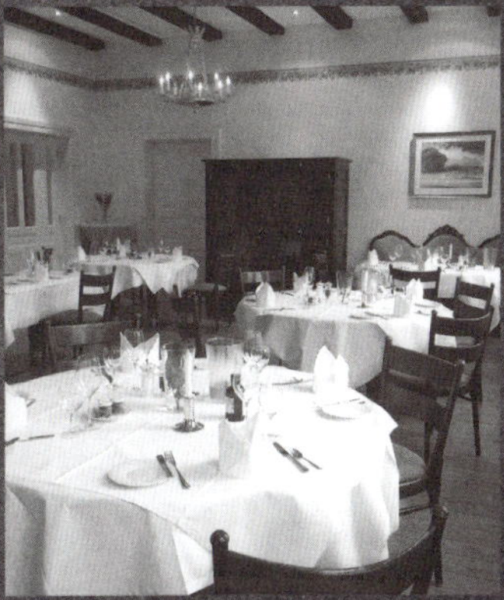

Vom kulinarischen Programm des Jools in Hamburg konnte sich Mike bei Erbsenwaffeln mit Pecorino überzeugen (Rezept S. 36). Die Mischung zwischen kreativmodern und gutbürgerlich überzeugte: 9 Punkte!

Norddeutsche Spezialitäten mit frischen Zutaten: Für die Sendung wurde dieses Motto der Ulmenklause in Wesselburen mit Dithmarscher Kohlrouladen eingelöst. Das 10-Punkte-Rezept steht auf S. 44.

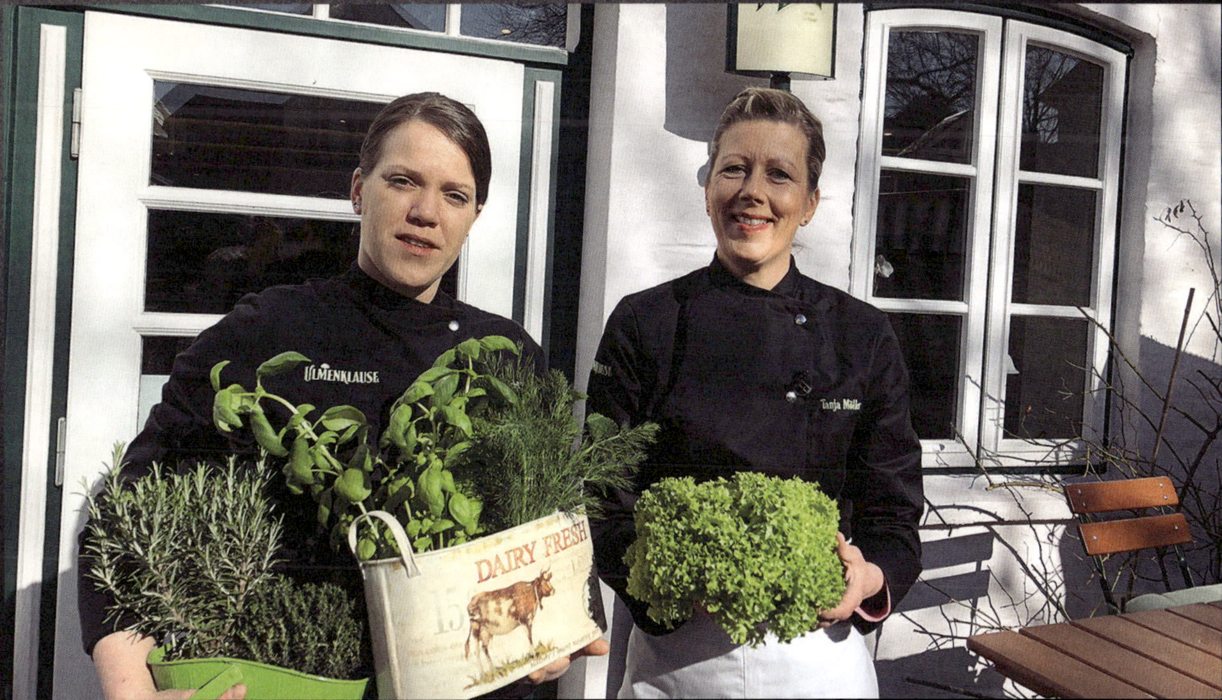

LAUWARMER SALAT VON PFIFFERLINGEN MIT BROTKRUSTELN, PESTO UND LAMMFILET

Für 4 Personen
Zubereitungszeit: ca. 40 Min.

Für Lammfilet und Tomaten
500 g Lammrückenfilet (2 Lammlachse)
Salz | Pfeffer
200 g Kirschtomaten
1 Knoblauchzehe
1 Rosmarinzweig
4 EL Olivenöl

Für die Brotkrusteln
3 Scheiben Bauernbrot (Roggenmischbrot)
4 EL Butter

Für das Feldsalat-Pesto
100 g Feldsalat
20 g Pinienkerne
20 g Parmesan
90 ml Olivenöl

Für die Pfifferlinge
½ Bund Schnittlauch
ca. 1,2 kg Pfifferlinge
1 EL Butter
1 EL Öl
Salz | Pfeffer
8 EL Aceto balsamico

Außerdem
1 Chicorée (nach Belieben)
4 Zweige Thymian

1 Das Lammfleisch mit Salz und Pfeffer würzen. Die Kirschtomaten waschen und trocken tupfen. Den Knoblauch schälen. Den Rosmarin waschen und trocken schütteln (s. Mikes Profi-Tipp). 2 EL Olivenöl mit Knoblauch und Rosmarin in einer Pfanne erhitzen. Die Lammrückenfilets im heißen Öl in 2–5 Min. rundherum goldbraun braten. Dann die Filets samt Rosmarin und Knoblauch aus der Pfanne nehmen, in Alufolie wickeln und an einem warmen Ort bis zum Anrichten ruhen lassen. In der Pfanne das restliche Olivenöl erwärmen, die Tomaten darin bei kleiner Hitze 2–4 Min. schwenken, bis sie leicht aufplatzen.

2 Für die Brotkrusteln das Brot entrinden, 1–2 cm groß würfeln und in der Butter in einer Pfanne bei kleiner Hitze goldbraun rösten. Dann die Krustel auf Küchenpapier abtropfen lassen.

3 Für das Pesto den Feldsalat putzen, waschen und gründlich trocken schleudern. Die Pinienkerne in einer Pfanne ohne Fett goldbraun rösten. Den Parmesan grob zerkleinern. Feldsalat, Pinienkerne, Olivenöl und Parmesan im Mixer oder mit dem Pürierstab fein pürieren.

4 Für die Pfifferlinge den Schnittlauch waschen, trocken schütteln und in Röllchen schneiden. Die Pfifferlinge putzen, ggf. mit einer Bürste säubern. Butter und Öl in einer Pfanne erhitzen. Die Pilze darin bei großer Hitze anbraten, salzen und pfeffern. Wenn sie eine goldbraune Farbe haben, die Pilze mit dem Balsamico ablöschen, dann vom Herd ziehen und die Brotkrustel und Schnittlauchröllchen dazugeben.

5 Die Pilzmischung auf vier Tellern jeweils mittig anrichten. Das Lammfilet schräg aufschneiden und dazugeben. Die Tomaten auf dem Teller anrichten. Nach Belieben noch den Chicorée putzen, in Blätter teilen und mit anrichten. Die Thymianzweige waschen, trocken schütteln und kleiner zupfen. Den Salat mit den Zweigen garnieren, mit dem Feldsalat-Pesto beträufeln und lauwarm servieren.

MIKES PROFI-TIPP
Bevor du den Rosmarin zum Öl gibst, leg ihn auf eine Handfläche und schlag mit der anderen Hand drauf – so werden ätherische Öle frei.

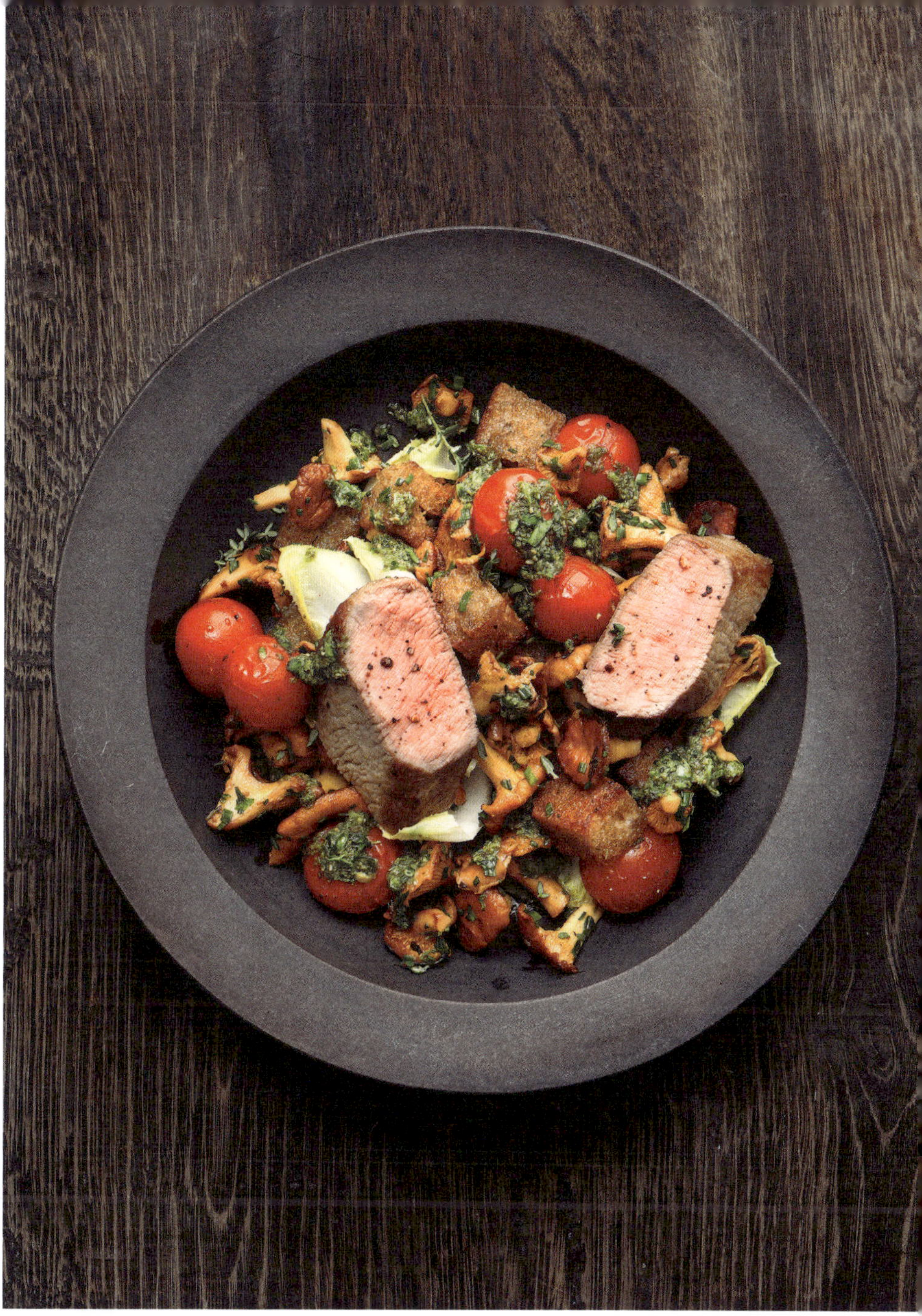

Küche im Keller
Stadtgraben 14
07546 Gera

Mikes Wertung: 9 Punkte

WÜRZIGE FALAFEL MIT CHILI

Die Kichererbsenbällchen werden im Masel Topf in Prenzlauer Berg mit frischem Grün und starken Aromen getunt.

Für 4 Personen
Zubereitungszeit: ca. 1 ½ Std.
Einweichzeit: ca. 12 Std.

250 g getrocknete Kichererbsen
40 g Couscous
1 kleine Zwiebel
1 Knoblauchzehe
1 kleine rote Chilischote
je 1 kleines Bund Petersilie und Koriandergrün
100 g Brokkoliröschen
40 g Matzemehl (ersatzweise Matzebrot fein zerkleinern)
½–1 TL Kreuzkümmel
1–2 TL gemahlene Kurkuma
Salz | Pfeffer
Öl zum Frittieren

1 Die Kichererbsen in einer Schüssel mit reichlich kaltem Wasser bedecken und 12 Std. oder über Nacht quellen lassen. Am nächsten Tag die Kichererbsen in ein Sieb abgießen und abtropfen lassen.

2 Couscous nach Packungsangabe mit kochend heißem Wasser begießen und zugedeckt 10 Min. quellen lassen. Inzwischen Zwiebel und Knoblauch schälen und grob zerkleinern. Die Chili waschen, putzen und längs halbieren. Kerne und Trennwände entfernen und die Hälften grob hacken. Die Kräuter waschen und trocken schütteln. Die Blättchen abzupfen. Die Brokkoliröschen putzen und waschen.

3 Die abgetropften Kichererbsen mit Zwiebel, Knoblauch, Petersilie, Koriander, Brokkoli und Chili in einem Mixer fein zerkleinern, dann mit Matzemehl und gequollenem Couscous zu einem Falafelteig verkneten. Die Masse mit Kreuzkümmel, Kurkuma, Salz und Pfeffer kräftig abschmecken und gut walnussgroße Bällchen daraus formen.

4 Das Öl zum Frittieren auf ca. 180° erhitzen. (Es ist heiß genug, wenn an einem hölzernen Kochlöffelstiel, den man ins Fett hält, Bläschen aufsteigen.) Die Kichererbsenbällchen portionsweise ins heiße Öl geben und in 4–5 Min. goldbraun frittieren. Die Falafel jeweils auf einer dicken Lage Küchenpapier abtropfen lassen.

5 Die Kichererbsenbällchen heiß servieren, z. B. mit würzigen Cremes oder Antipasti aus dem Glas. Im Masel Topf werden sie mit gegrilltem Gemüse, den orientalischen Dip-Klassikern Hummus und Baba Ganoush sowie mit scharfer Harissa-Sauce angerichtet.

Masel Topf | Rykestr. 2
10405 Berlin
(030) 44 31 75 25
masel-topf@hotmail.com
http://restaurant-maseltopf.de/

Mikes Wertung: 9 Punkte

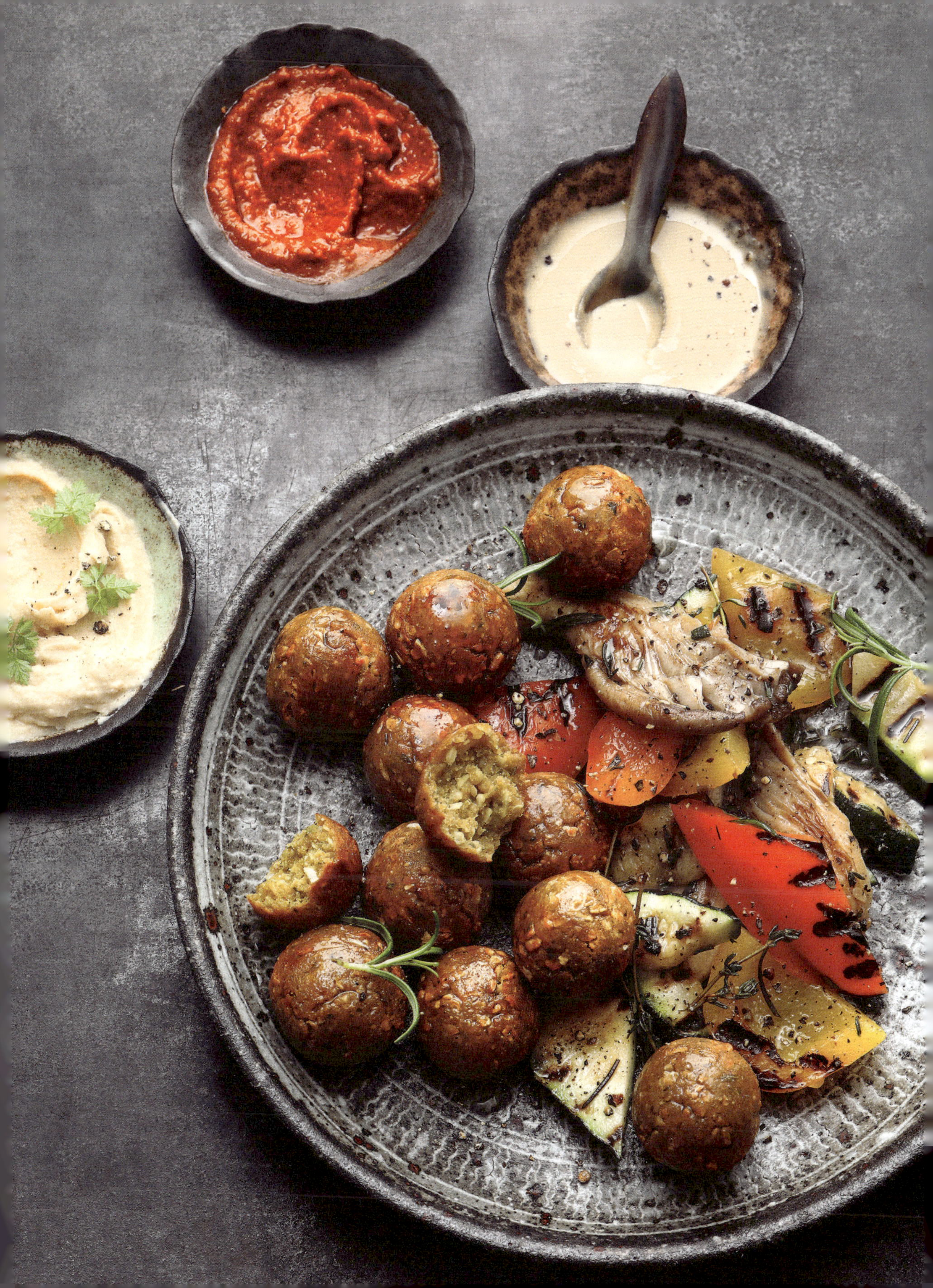

SCHWEIZER KÄSEFONDUE MIT TRÜFFEL UND CHAMPAGNERAUFGUSS

Auf der Speisekarte im Ars Vini heißt es zu dieser getrüffelten Fondue-Version: »Nicht billig, aber leider geil!«

Für 2–3 Personen
Zubereitungszeit: ca. 45 Min.

Für das Fondue
100 g Appenzeller
80 g Gruyère
400 g Emmentaler
2 kleine Laibe Brot (nach eigenem Geschmack)
1 TL Knoblauchbutter
1 TL Salz
2 TL Zitronensaft
ca. 400 ml trockener Champagner (ersatzweise Crémant oder je 200 ml Weißwein und Champagner)
1 EL Speisestärke
40 ml Kirschwasser
½ Schwarztrüffel (s. Mikes Insider-Info)
Pfeffer (nach Belieben)

Equipment
gusseiserner Fonduetopf inkl. Rechaud
Latte-macchiato-Löffel
Trüffelreibe
Fonduegabeln

1 Appenzeller und Gruyère reiben und vermischen. Emmentaler reiben. Das Brot würfeln. Die Knoblauchbutter im hitzefesten Fonduetopf zerlassen. Salz und Zitronensaft dazugeben. Knapp 400 ml Champagner bis auf einen kleinen Rest (ca. 4 EL) dazugießen, aufkochen und kurz einköcheln lassen. Den kleinen Rest Champagner mit der Speisestärke glatt rühren und unter den Champagner im Topf rühren.

2 Die Hitze reduzieren. Die geriebene Appenzeller- und Gruyère-Käsemischung in den Topf geben und gut darin verteilen. Den Käse bei kleiner bis mittlerer Hitze im Champagner schmelzen lassen, sodass eine flüssige Käsesauce entsteht. Nun den Emmentaler dazugeben und gut im Topf bis an den Rand verteilen. Noch nicht rühren!

3 Sobald auch der Emmentaler-Käse anfängt, zu schmelzen und erste Blubberblasen an den Rändern entstehen, nochmals die Hitze reduzieren und bei kleiner Hitze den Topfinhalt mit einem Latte-macchiato-Löffel langsam in Form einer »8« umrühren, bis die Masse vollständig geschmolzen ist. Das Kirschwasser unterrühren. Nochmals alles kurz und kräftig aufschlagen, sodass die Käsemasse locker vom Löffel abläuft. Wenn die Masse zu dickflüssig ist, noch etwas Champagner oder Wein nachgießen, dabei die Masse weiter aufschlagen.

4 Wenn die gewünschte Konsistenz erreicht ist, den Topf vom Herd nehmen und auf das Rechaud stellen. Das Käsefondue mit dem gewürfelten Brot sofort servieren. Am Tisch den Trüffel in den Topf reiben und alles mit Pfeffer übermahlen. Das Fondue genießen.

MIKES INSIDER-INFO

Trüffel gehören zu den teuersten Lebensmitteln, weil sie selten sind und auch nur einige Monate im Winter gesammelt werden können. Der schwarze Trüffel wächst in Frankreich, Spanien und Italien.

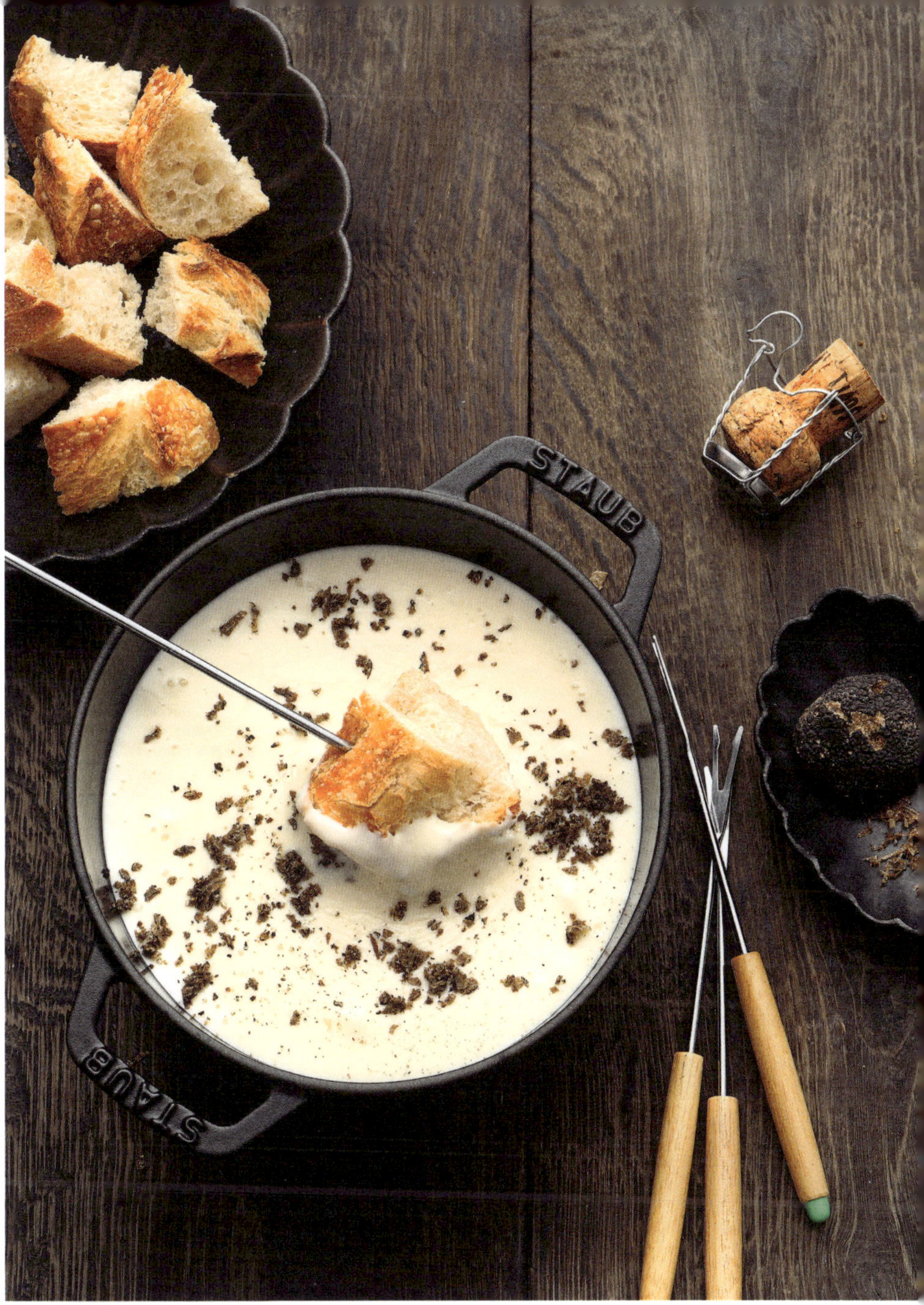

Ars Vini
Sredzkistr. 27
10435 Berlin
(030) 49 08 85 40
welovefondue@arsvini.de
https://www.arsvini.de/

Mikes Wertung: 10 Punkte

KÖNIGSBERGER KLOPSE

Sie werden in dem Traditionsrestaurant mitten in Charlottenburg nach altbewährtem Rezept zubereitet – einfach perfekt!

Für 4 Personen
Zubereitungszeit: ca. 1 ½ Std.

Für Klopse und Kochfond
2 altbackene Brötchen
2 Zwiebeln
1 EL Butter oder Öl
500 g gemischtes Hackfleisch
2 Eier (M)
Salz | Pfeffer
30 g Kapern
4–5 Sardellenfilets
1–2 TL abgeriebene Bio-Zitronenschale
1 l Rinderbrühe
1 Lorbeerblatt
2–3 Pfefferkörner
2 Pimentkörner

Für die Sauce
40 g Butter | 40 g Mehl
ca. 1 l Kochfond
150 g Sahne
100 g Kapern + Kapernsud
Zucker (nach Belieben)
1 EL Zitronensaft (nach Belieben)

Für den Rote-Bete-Salat
500 g gegarte Rote Beten (vakuumverpackt)
1 Zwiebel
3 EL Honig
3 EL Essig (nach Wahl)
1 EL gemahlener Kümmel
Salz | Pfeffer

1 Für die Klopse die Brötchen in Wasser einweichen. Inzwischen die Zwiebeln schälen. 1 Zwiebel beiseitelegen, die zweite würfeln und in Butter oder Öl glasig andünsten. Die eingeweichten Brötchen ausdrücken und mit dem Hackfleisch in eine Schüssel geben. Die Eier, je 1 Prise Salz und Pfeffer und die gedünsteten Zwiebelwürfel dazugeben. Kapern und Sardellenfilets abtropfen lassen, hacken und mit der abgeriebenen Zitronenschale hinzufügen. Alles sehr gut vermengen.

2 In einem großen Topf die Brühe zum Kochen bringen. Die übrige Zwiebel mit Lorbeerblatt, Pfeffer- und Pimentkörnern dazugeben.

3 Mit feuchten Händen aus dem Fleischteig Klopse formen und diese in die kochende Brühe einlegen. Die Hitze reduzieren und die Klopse bei kleiner Hitze in ca. 20 Min. gar ziehen lassen, dann aus dem Kochfond nehmen und beiseitestellen. Den Fond abkühlen lassen, anschließend durch ein Sieb gießen und beiseitestellen.

4 Für die Sauce die Butter in einem Topf schmelzen lassen und das Mehl kurz einrühren, es darf aber keine Farbe annehmen! Den abgekühlten Kochfond auf die heiße Mehlschwitze gießen und aufkochen, dabei ständig rühren, damit keine Klümpchen entstehen. Dann die Sauce unter ständigen Rühren ca. 5 Min. köcheln lassen. Zum Schluss die Sahne unterrühren und die Kapern samt Kapernsud dazugeben. Die Sauce nach Belieben noch mit 1 Prise Zucker und etwas Zitronensaft abschmecken. Die Klopse in die Sauce legen.

5 Für den Salat die Roten Beten vierteln und in mundgerechte Stücke schneiden. Die Zwiebel schälen und fein würfeln. Rote Beten und Zwiebel mit Honig, Essig und gemahlenem Kümmel vermengen und den Salat mit Salz und Pfeffer abschmecken.

6 Kurz vor dem Servieren die Königsberger Klopse in der Sauce erhitzen, dann mit der Sauce servieren, den Rote-Bete-Salat extra dazu reichen. Dazu passen klassische Salzkartoffeln, die am besten noch mit fein geschnittener Petersilie bestreut werden.

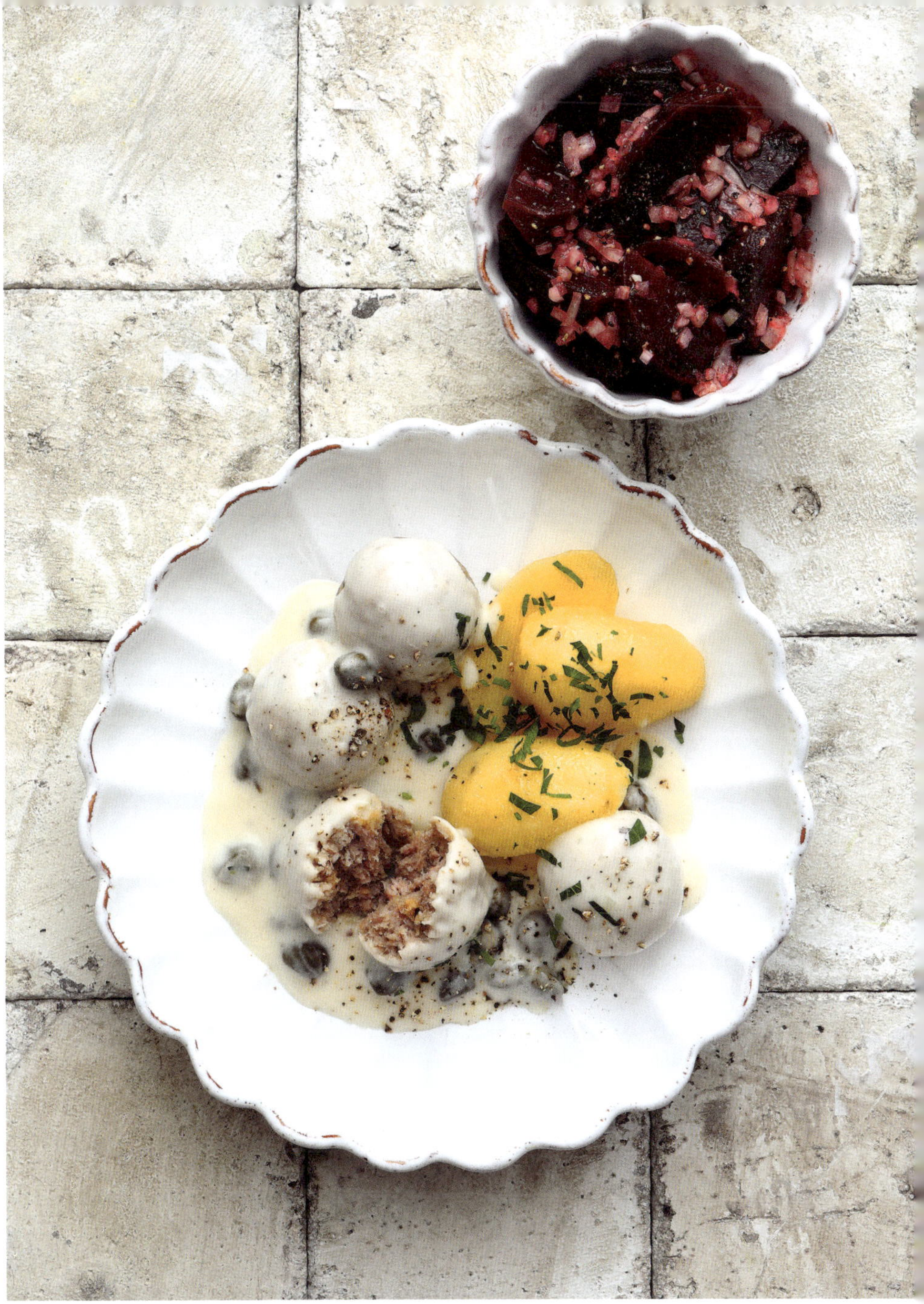

Dicke Wirtin
Carmerstr. 9
10623 Berlin
(030) 312 49 52
post@dicke-wirtin.de
https://dicke-wirtin.de/

Mikes Wertung: 9 Punkte

WIENER SCHNITZEL MIT LAUWARMEM KARTOFFEL-GURKEN-SALAT

Für 4 Personen
Zubereitungszeit: ca. 1 Std.
Ruhezeit: mind. 20 Min.

Für den Kartoffelsalat
1 kg festkochende Kartoffeln
Salz
1 Salatgurke
Pfeffer
1–3 EL Weinessig
1 große Zwiebel
1 EL Rapsöl zum Anschwitzen
200 ml heiße Gemüsebrühe

Für die Schnitzel
4 Kalbsschnitzel (à 150 g)
Salz | Pfeffer
150 g Mehl
3–4 Eier (M)
200 g frisch geriebene Semmelbrösel
reichlich Rapsöl zum Braten
4 EL Butterschmalz
1 Zitrone
120 g Preiselbeer-Fruchtaufstrich (am besten mit Ingwer)

1 Für den Salat die Kartoffeln waschen und in der Schale in Salzwasser in 20–30 Min. gar kochen. Inzwischen die Gurke nach Belieben schälen oder waschen, putzen und in Scheiben hobeln. Mit Salz, Pfeffer und Essig nach Geschmack anmachen und ziehen lassen.

2 Die Zwiebel in feine Würfel schneiden und kurz in dem Öl anschwitzen. Die gegarten Kartoffeln pellen, in Scheiben schneiden und in eine Schüssel geben. Die Scheiben mit Salz und Pfeffer würzen und die Gemüsebrühe darübergießen. Die gewürzten Gurkenscheiben mit dem Essig sowie die angeschwitzten Zwiebelwürfel hinzufügen. Alles gut vermengen und mind. 20 Min. ziehen lassen.

3 Für die Schnitzel die Kalbsschnitzel vorsichtig flacher klopfen und leicht mit Salz und Pfeffer würzen. Das Mehl auf einen tiefen Teller geben, in einem zweiten Teller die Eier leicht verquirlen. Die Semmelbrösel auf einen dritten Teller geben. Die Schnitzel nacheinander zunächst im Mehl wenden, dann durch die verquirlten Eier ziehen und zum Schluss in den Semmelbröseln wenden. Wenn nötig, die Panade leicht mit einer Gabel andrücken (s. Mikes Profi-Tipp).

4 Inzwischen reichlich Rapsöl in einer großen Pfanne erhitzen. In einer zweiten Pfanne das Butterschmalz erhitzen. Die panierten Schnitzel im heißen Rapsöl in insgesamt 5–6 Min. schwimmend von beiden Seiten goldbraun und knusprig braten. Zum Schluss die Schnitzel aus dem Öl nehmen und kurz in dem heißen Butterschmalz wenden. Die Schnitzel auf Küchenpapier abtropfen lassen.

5 Kurz vor dem Servieren nach Belieben den Kartoffel-Gurken-Salat leicht erwärmen. Den Salat auf vier Teller verteilen. Die Zitrone vierteln. Je 1 Schnitzel mit 1 Zitronenstück und 1 Klecks Fruchtaufstrich auf den Tellern mit dem Kartoffelsalat anrichten.

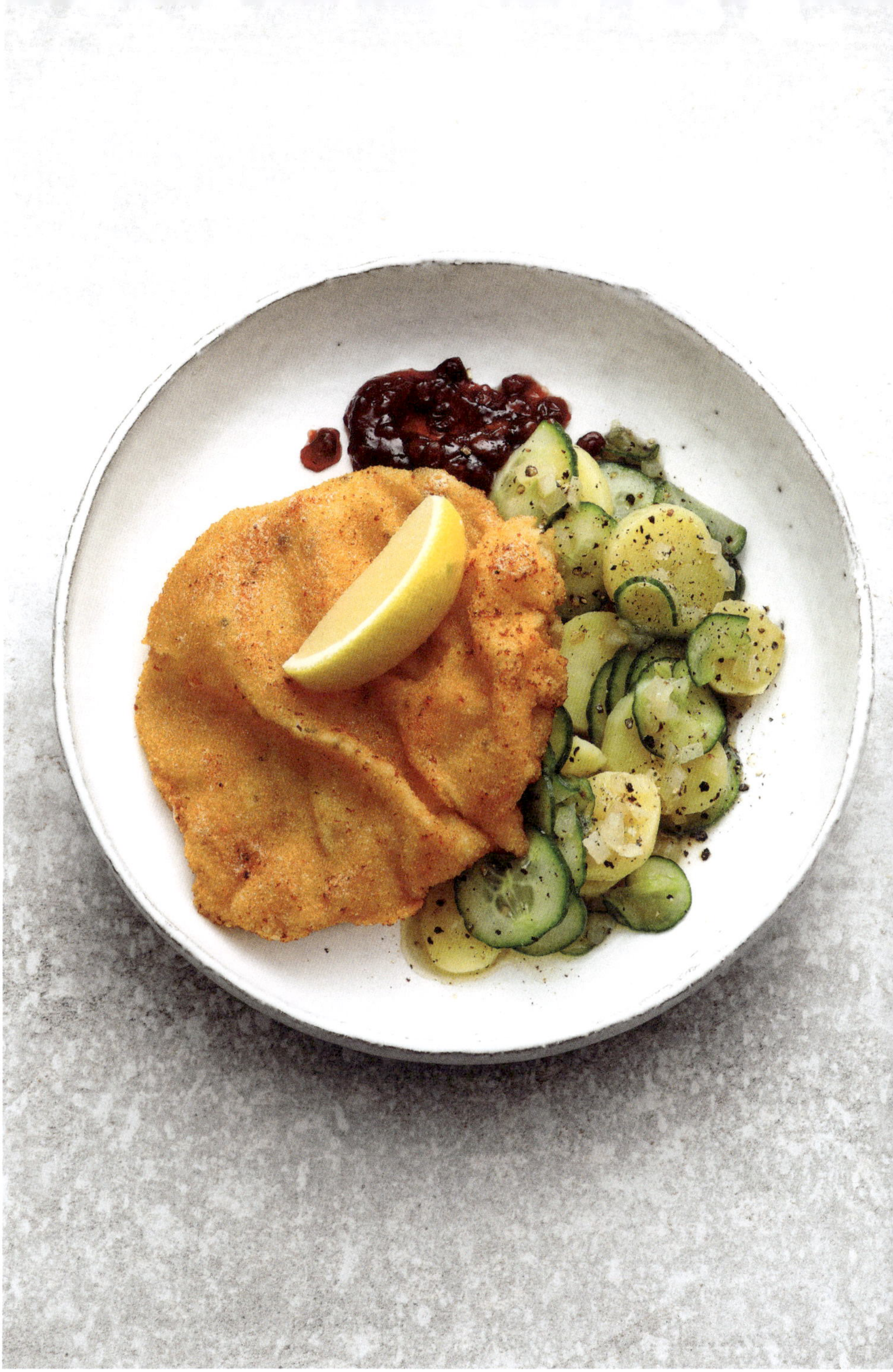

Café Heider
Friedrich-Ebert-Str. 29
14467 Potsdam
(0331) 270 55 96
kontakt@cafeheider.de
https://cafeheider.de/

Mikes Wertung: 9 Punkte

MIKES PROFI-TIPP

Ein Wiener Schnitzel soll wie ein Polsterzipfel aussehen. Für eine goldgelbe, knusprige Panade die Schnitzel zum Schluss in den Bröseln wälzen, dabei die Brösel ganz leicht andrücken, aber nicht auf das Fleisch drücken. Sonst kann sich die Panade beim Braten nicht mehr heben.

GLASNUDELSALAT MIT HÄHNCHEN

Authentische Küche: Zitronengras, Ingwer und Limette verpassen dem vietnamesischen Salatklassiker das typische Aroma.

Für 2 Personen
Zubereitungszeit: ca. 30 Min.

100 g Glasnudeln
1 Stängel Zitronengras
2 kleine Schalotten
1 kleines Stück Ingwer (2–3 cm lang)
1 kleine Salatgurke
2 Tomaten
1 rote Zwiebel
2 Salatherzen
200 g Hähnchenbrustfilet
Öl zum Braten
Salz | Pfeffer
1 kleines Bund Koriandergrün
½ Limette
2 TL Fischsauce
Zucker
2 EL geröstete Erdnüsse

1 Die Glasnudeln mit lauwarmem Wasser übergießen und ca. 15 Min. einweichen lassen. Inzwischen vom Zitronengras die äußeren Blätter entfernen und den Stängel sehr fein hacken. Die Schalotten und den Ingwer schälen und ebenfalls fein hacken.

2 Die Gurke nach Belieben schälen und mundgerecht schneiden. Die Tomaten waschen, halbieren und in Scheiben schneiden oder würfeln. Die Zwiebel schälen und fein würfeln. Die Salatherzen putzen und in Blätter teilen. Die Blätter waschen, trocken schleudern und fein schneiden. Das Hähnchenfleisch in dünne Streifen schneiden.

3 Die eingeweichten Glasnudeln aus dem Wasser nehmen, in eine Schüssel geben und mit kochend heißem Wasser übergießen, dann die Nudeln in ein Sieb abgießen und abtropfen lassen.

4 Das Öl zum Braten in einer Pfanne erhitzen. Das gehackte Zitronengras, die Schalotten und den Ingwer darin bei kleiner bis mittlerer Hitze unter Wenden goldgelb braten. Dann die Hähnchenbruststreifen unterrühren, bei großer Hitze scharf anbraten und unter Wenden durchbraten. Alles mit Salz und Pfeffer würzen und in eine Schüssel geben. Die übrigen vorbereiteten Zutaten dazugeben.

5 Das Koriandergrün waschen, trocken schütteln und hacken. Die Limettenhälfte über der Schüssel mit den vorbereiteten Zutaten auspressen. Die Fischsauce und je 1 Prise Zucker und Pfeffer vorsichtig unter das Bratfett in der Pfanne rühren, dann das aromatisierte Fett zum Salat geben. Den Salat mischen und auf zwei Teller verteilen, die gerösteten Erdnüsse und das Koriandergrün darüberstreuen.

MaiMai's Little Kitchen
Potsdamer Chaussee 17
14476 Potsdam
(033201) 60 99 16
https://maimais-little-kitchen.business.site/

Mikes Wertung: 9 Punkte

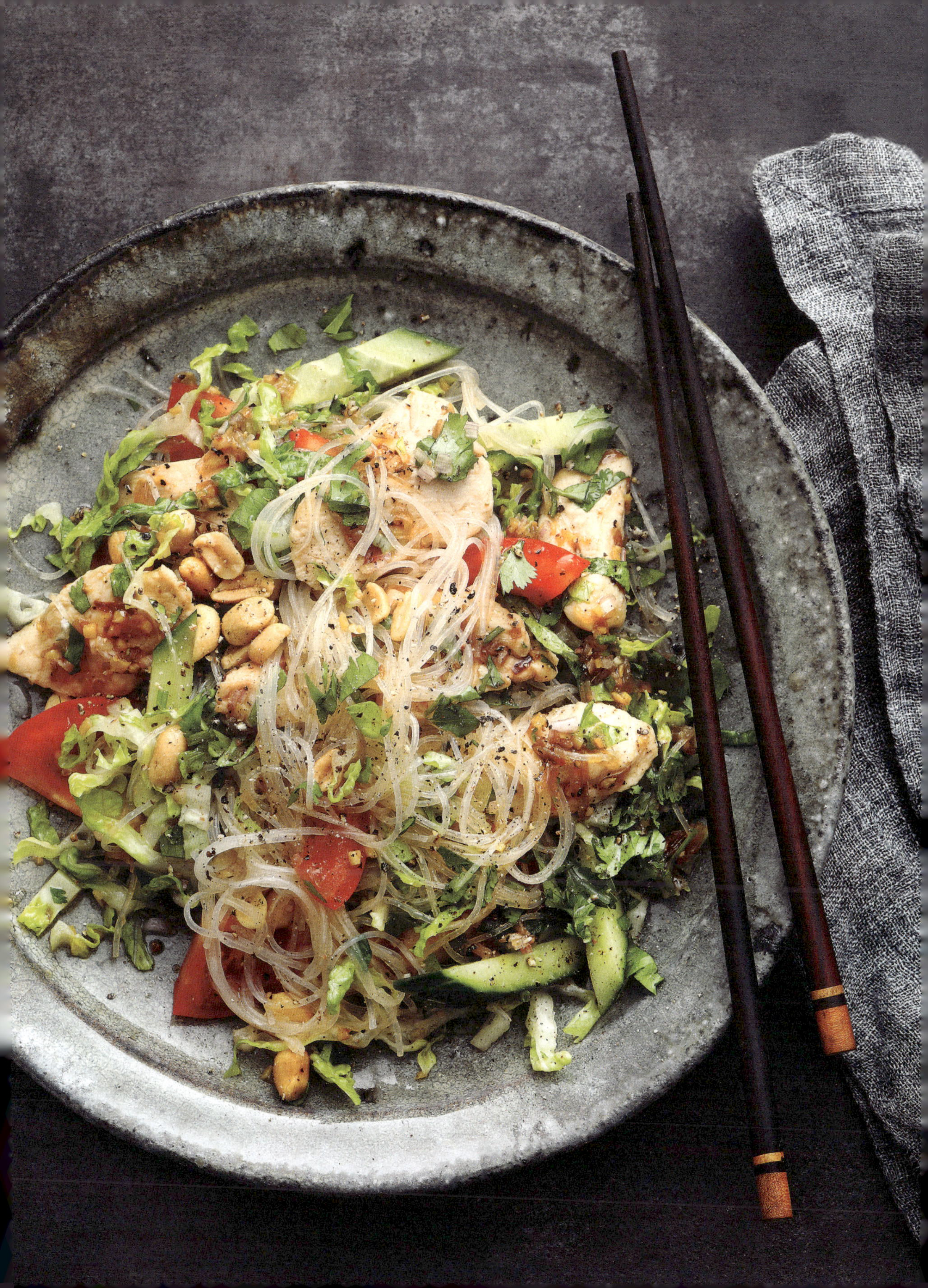

FIVE-SPICE-BROWNIES MIT BESCHWIPSTER ERDNUSS UND TONKABOHNEN-EIS

Für 6 Personen
Zubereitungszeit: ca. 35 Min.
Ruhe- und Kühlzeiten:
ca. 24 Std. + 20–45 Min.
Backzeit: ca. 25 Min.

Für das Eis
225 ml Milch | 340 g Sahne
1 Tonkabohne | Salz
3 Eigelb (M; ca. 50 g)
7 EL Zucker
2 EL Akazienhonig

Für die Brownies
225 g Butter + Butter für die Form
150 g dunkle Schokolade
60 g Mehl | gut 20 g Kakao
115 g gemahlene Mandeln
15 g Five-Spice-Gewürzmischung (Fünf-Gewürze-Pulver)
4 Eier (L; ca. 225 g ohne Schale)
165 g Zucker
150 g Rohrohrzucker

Für das Erdnuss-Frosting
60 g weiche Butter
125 g Erdnussbutter
125 g Puderzucker
25 ml Amaretto

Equipment
Eismaschine
Edelstahlschüssel und passender Topf für ein Wasserbad
Spritzbeutel mit Sterntülle
runder Ausstecher (6–7 cm ∅)

1 Für das Eis Milch und Sahne in einem Topf aufkochen. Die Tonkabohne einmal über dem Topf über eine feine Reibe ziehen, übrige Bohne mit 2 Prisen Salz mit in den Topf geben. Die Eigelbe mit Zucker und Honig verrühren. Die heiße Milchmischung durch ein Sieb langsam in die Eimasse gießen und dabei schnell mit einem Schneebesen unterrühren. Die Masse 24 Std. im Kühlschrank zugedeckt ruhen lassen, dann – je nach Eismaschine – in 20–45 Min. zu Eis verarbeiten.

2 Für die Brownies Butter und Schokolade klein schneiden und in einer Schüssel über einem heißen Wasserbad schmelzen. Inzwischen Mehl, Kakao und gemahlene Mandeln mit der Gewürzmischung mischen. Die Eier mit Zucker und Rohrohrzucker schaumig-cremig aufschlagen. Dann die flüssige Schokoladenmischung nach und nach in die Eimasse gießen und weiterrühren. Zum Schluss die Mehlmischung in die Masse geben und gut untermengen.

3 Den Backofen auf 180° (Umluft) vorheizen. Eine rechteckige Backform in der Größe eines halben Backblechs fetten und mit Backpapier belegen. Die Teigmasse darauf verteilen. Im heißen Ofen ca. 25 Min. backen, dann herausnehmen und auskühlen lassen.

4 Für das Erdnuss-Frosting Butter und Erdnussbutter in einer Küchenmaschine cremig verrühren. Den Puderzucker dazusieben und vorsichtig unterheben. Frosting zum Schluss mit dem Amaretto glatt rühren und in einen Spritzbeutel mit Sterntülle füllen.

5 Zum Servieren die Five-Spice-Brownies mit einer runden Form ausstechen, auf Teller setzen und das Erdnuss-Frosting aufspritzen. Daneben das Tonkabohnen-Eis anrichten.

Restaurant Inspektorenhaus
Altstädtischer Markt 9
14770 Brandenburg an der Havel
(03381) 328 21 39
info@inspektorenhaus.de
http://inspektorenhaus.de/

Mikes Wertung: 9 Punkte

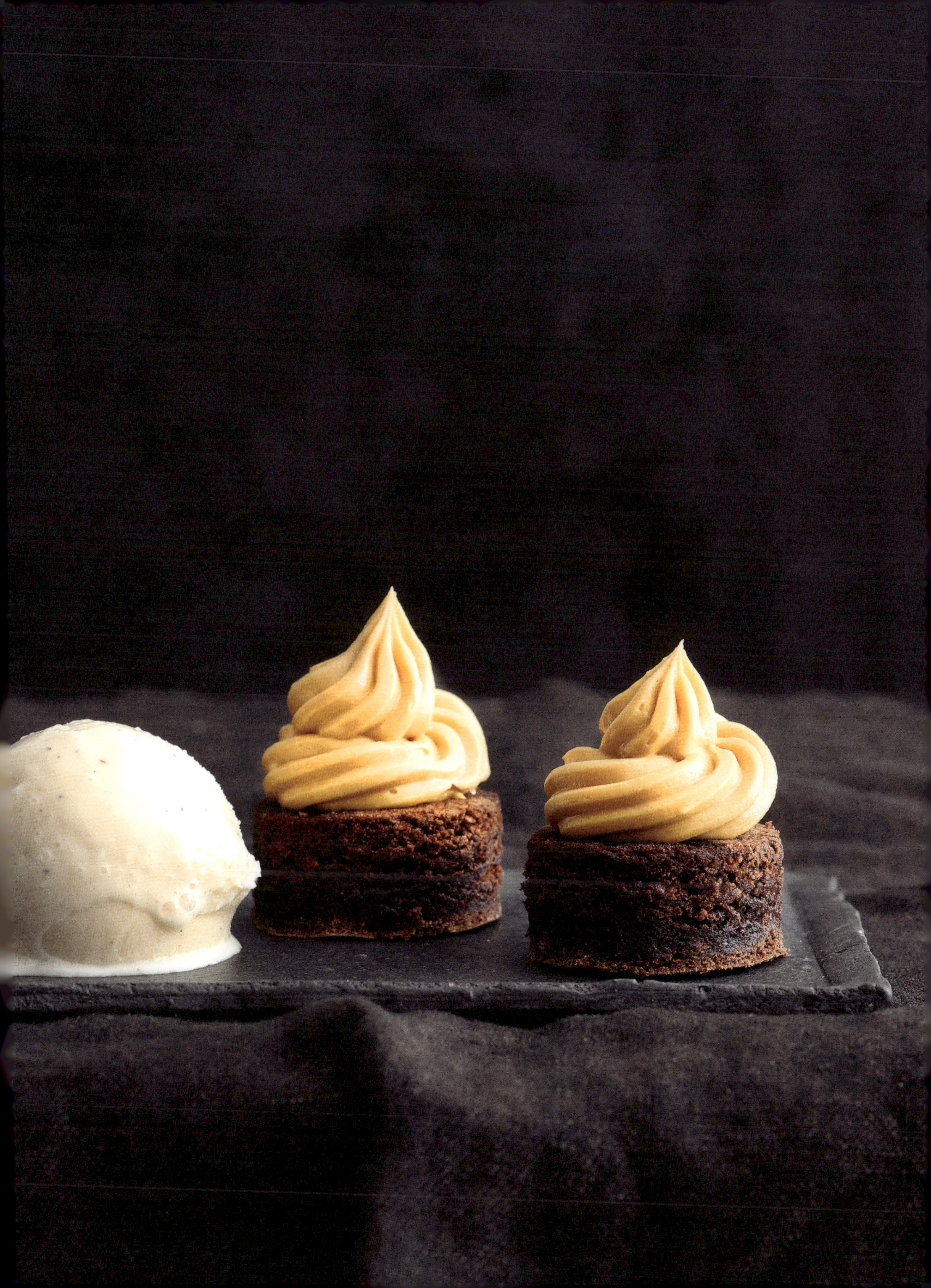

SCAMPI MIT CHILI UND OLIVEN

Für 4 Personen
Zubereitungszeit: ca. 30 Min.

8 Black-Tiger-Riesengarnelen mit Schale (à ca. 280 g; roh oder aufgetaute TK-Ware) oder Scampi (s. Mikes Insider-Info)
je ½ kleine rote und gelbe Paprika
1 Frühlingszwiebel
20 g geschälte, in Öl eingelegte Knoblauchzehen (ersatzweise 1 Knoblauchzehe)
1–2 in Öl eingelegte rote Chilischoten (ersatzweise 1 kleine getrocknete Chili)
je 10 g schwarze und grüne Oliven (entsteint)
10 g getrocknete, in Öl eingelegte Tomaten
Salz
150–200 g Sahne
40–60 g Tomatenmark

1 Die Riesengarnelen oder Scampi schälen, anschließend mit einem spitzen Messer am Rücken einritzen und den Darm entfernen. Das Kopfende jeweils nach Belieben einschneiden.

2 Die Paprikahälften putzen, waschen und in feine Streifen schneiden. Die Frühlingszwiebel putzen, waschen und fein hacken. Knoblauch und Chilis aus dem Öl nehmen und hacken. Die Oliven und die getrockneten Tomaten abtropfen lassen und kleiner schneiden.

3 In einer beschichteten Pfanne die Riesengarnelen oder Scampi unter Wenden anbraten, bis sie rundherum rosa und schön gebräunt sind. Die Garnelen oder Scampi salzen. Knoblauch und Chili hinzufügen und kurz mitbraten, dann sofort mit der Sahne begießen (um zu verhindern, dass Knoblauch oder Chili anbrennen).

4 Paprikastreifen, Oliven, getrocknete Tomaten und die gehackte Frühlingszwiebel hinzufügen und kurz mitköcheln lassen. Das Tomatenmark nach und nach unterrühren und die Sauce damit binden, bis die gewünschte Konsistenz erreicht ist. Sofort das Gericht in der Pfanne servieren, z. B. mit knusprigem Ciabatta oder Baguette.

MIKES INSIDER-INFO

Für dieses Rezept kannst du – je nach Angebot – Scampi oder Riesengarnelen verwenden. Echte Scampi heißen offiziell »Kaisergranate« und sind hummerähnliche Tiere. Sie verfügen über Scheren und haben keine Fühler, Garnelen hingegen haben Fühler, aber keine Scheren.

Restaurant Carlos
Am Radeland 2
21218 Seevetal-Hittfeld
(04105) 869 35 05
info@restaurant-carlos.com
https://www.restaurant-carlos.com/

Mikes Wertung: 9 Punkte

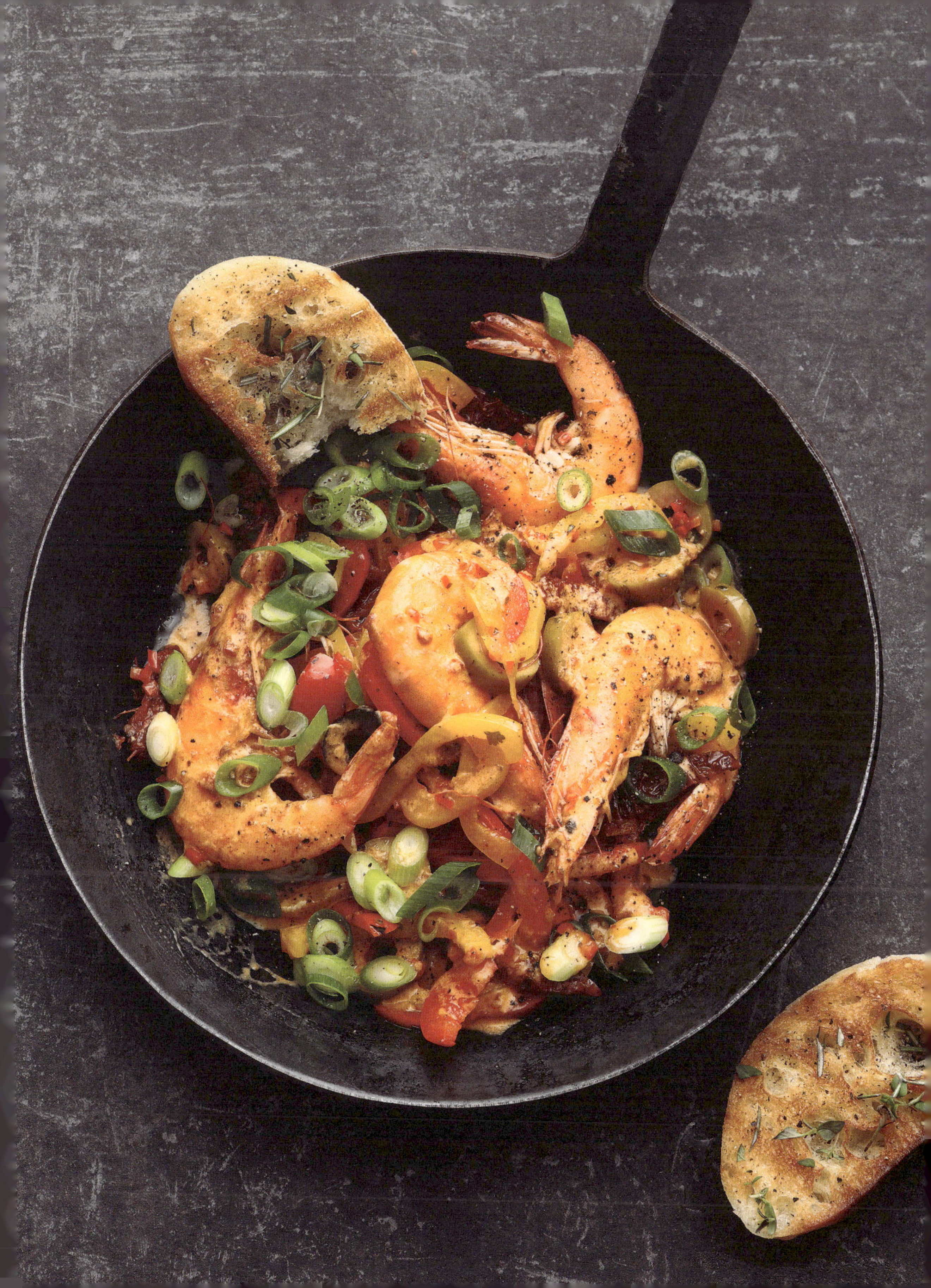

ERBSENWAFFELN MIT PECORINO

Im Jools kommen saftige Waffeln herzhaft daher – kleiner Snack der Extraklasse! Dazu passt Mikes Hollandaise.

Für 3–4 Personen
Zubereitungszeit: ca. 50 Min.

½ Bund Petersilie
1 kleine Zwiebel
50 g Pecorino
150 g weiche Butter
4 Eier (M)
250 g Mehl
1 TL Backpulver
150 ml Milch
Salz | Pfeffer
150 g frisch gepalte Erbsen (ersatzweise aufgetaute TK-Erbsen)

Equipment
Waffeleisen + evtl. Fett für das Eisen

1 Das Waffeleisen, falls nötig, einfetten und vorheizen. Die Petersilie waschen und trocken schütteln. Die Blätter abzupfen und sehr fein hacken. Die Zwiebel schälen und sehr fein hacken. Den Pecorino reiben.

2 Petersilie, Zwiebel und Pecorino in einer Rührschüssel mischen und mit der weichen Butter und den Eiern verrühren.

3 Dann das Mehl, das Backpulver, 100 ml Wasser, die Milch sowie je 1 Prise Salz und Pfeffer hinzufügen und alles zu einem glatten Teig verrühren. Zum Schluss die Erbsen unterrühren.

4 Aus dem Teig 6–8 Waffeln backen. Dazu jeweils 1 Kelle Waffelteig gleichmäßig in dem Waffeleisen verteilen und goldbraun backen.

5 Die herzhaften Waffeln schmecken solo als kleiner Imbiss sehr gut. Im Jools werden sie noch mit je 1 pochiertem Ei, ein paar Blättern Baby-Blattspinat und einer Hollandaise (s. Mikes Rezept-Tipp) angerichtet. Dazu passt aber auch sehr gut ein Tomaten- oder Blattsalat.

MIKES REZEPT-TIPP

Für eine fein-würzige Hollandaise 1 Schalotte schälen, in feine Streifen schneiden und mit 50 ml Weißwein, 2 EL Weißweinessig, 5 Pfefferkörnern und 1 Lorbeerblatt in einem Topf aufkochen. Den Sud auf ein Viertel einköcheln lassen, dann durch ein Sieb gießen. 250 g Butter in einem Topf bei kleiner Hitze klären und durch ein Sieb geben. Den Weinsud mit 2 frischen Eigelben in einer Metallschüssel über einem heißen Wasserbad zu einem cremigen Schaum aufschlagen, dabei höchstens auf 75° erhitzen. Anschließend die Sauce vom Herd ziehen und die geklärte Butter bis zur Hälfte tröpfchenweise unterschlagen, danach den Rest in einem feinen Strahl. Hollandaise mit Salz, Zucker, Cayennepfeffer und Zitronensaft abschmecken.

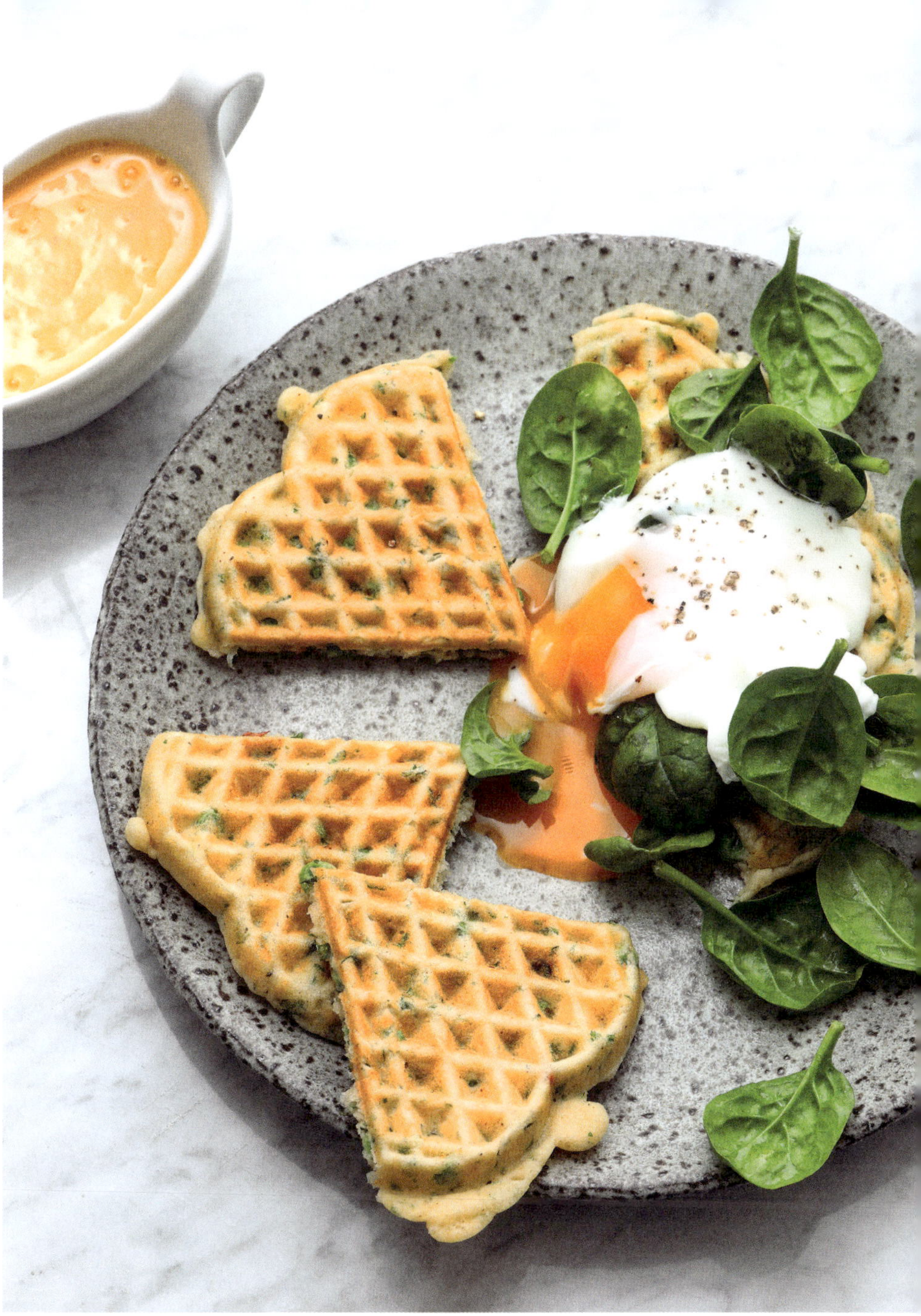

Jools
Bernadottestr. 20
22763 Hamburg-Ottensen
(040) 88 12 86 46
info@jools-hamburg.de
https://www.jools-hamburg.de/

Mikes Wertung: 9 Punkte

GERÄUCHERTE GOLDFORELLE AUF REIBEKUCHEN MIT RAHMSAUERKRAUT

Für 4 Personen
Zubereitungszeit: ca. 1 ½ Std.
Ruhezeiten: 30 Min. + 2 × 20 Min.

Für die Räucherforelle
1 Goldforelle von ca. 600-800 g (vom Fischhändler vorbereiten und filetieren lassen)
20 g schwarze Pfefferkörner
8 g Wacholderbeeren
10 g Korianderkörner
2 Lorbeerblätter
40 g Salz | 60 g Zucker

Für das Rahmsauerkraut
500 g frisches Sauerkraut
1 Zwiebel
150 g Pancetta-Speckwürfel
½ TL gehackter Kümmel
5 Pimentkörner
1 Lorbeerblatt
150 g Sahne
Salz | Pfeffer | Zucker

Für die Reibekuchen
2 vorwiegend festkochende Kartoffeln
Salz | Pfeffer
1 kleine Zwiebel
1 Ei | 1–2 EL Mehl
Öl zum Ausbacken

Equipment
Räuchertopf oder -ofen (Laden für Anglerbedarf) inkl. Spänen

1 Aus den Forellenfilets alle Gräten mit einer Pinzette entfernen. Pfefferkörner, Wacholderbeeren, Korianderkörner und Lorbeerblätter im Mörser zerkleinern, anschließend mit dem Salz und dem Zucker mischen. Die Filets mit der Gewürzmischung bestreuen und zugedeckt ca. 30 Min. im Kühlschrank ruhen lassen (s. Mikes Insider-Info).

2 Danach die Beize abstreifen. Die Filets unter kaltem Wasser abwaschen und mit Küchenpapier trocken tupfen. Die Filets in einen vorbereiteten Räuchertopf oder -ofen geben und 3–4 Min. vorsichtig und nicht zu heiß räuchern. Den Brenner vom Räucherofen bzw. den Herd ausmachen und die Filets im geschlossenen Räuchertopf oder -ofen ca. 20 Min. ruhen lassen. Den Vorgang anschließend wiederholen.

3 Für das Rahmsauerkraut das Sauerkraut in einem Sieb abtropfen lassen. Die Zwiebel schälen, würfeln und mit den Speckwürfeln in einem Topf bei kleiner bis mittlerer Hitze anschwitzen. Kümmel hacken und mit den Pimentkörnern und dem Lorbeerblatt dazugeben. Die Sahne angießen und das Sauerkraut dazugeben. Alles zum Kochen bringen und zugedeckt ca. 30 Min. leicht köcheln lassen. Das Kraut mit je 1 Prise Salz, Pfeffer und Zucker abschmecken.

4 Für die Reibekuchen die Kartoffeln schälen und grob reiben, dann die Masse etwas ausdrücken und mit je 1 Prise Salz und Pfeffer würzen. Die Zwiebel schälen, würfeln und mit dem Ei zu den geriebenen Kartoffeln geben. Die Kartoffelmasse mit 1 EL Mehl bestäuben und alles miteinander verrühren, falls nötig, mehr Mehl dazugeben. Zum Ausbacken etwas Öl in einer Pfanne erhitzen. Die Kartoffelmasse portionsweise in kleinen Häufchen hineingeben und in je 4–5 Min. auf jeder Seite bei mittlerer Hitze ausbacken. Die fertigen Reibekuchen auf Küchenpapier abtropfen lassen.

5 Zum Servieren das Rahmsauerkraut auf vier Teller verteilen. Die Reibekuchen und jeweils ½ Forellenfilet darauf anrichten.

Alte Schule Siek
Hauptstr. 44
22962 Siek
info@alte-schule-siek.de
https://alte-schule-siek.de/

Mikes Wertung: 10 Punkte

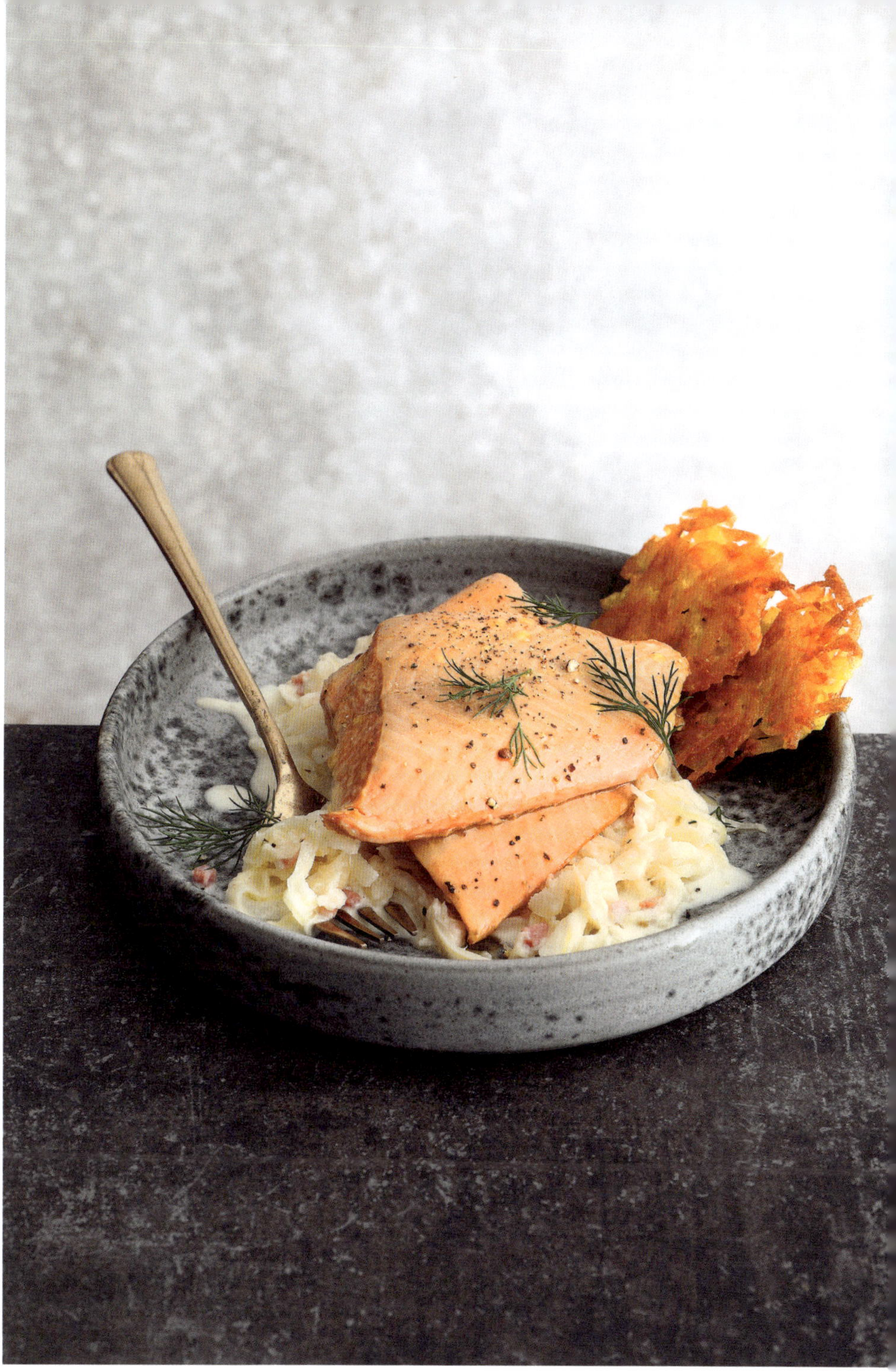

MIKES INSIDER-INFO

Die frischen Filets werden hier mit einer Salz-Zucker-Gewürz-Mischung eingerieben und auf diese Weise »vorgegart«. Durch die Beize wird das Fischfleisch zarter und bekommt einen großartigen Geschmack. Statt Forelle kannst du auch sehr gut Lachsfilets verwenden.

GEBRATENES STÖRFILET AUF BUNTEN MÖHREN MIT KÜSTENNEBELSAUCE

Die klassische Weißweinsauce wird mit dem Sternanis-Likör »Küstennebel« getunt – starke Aromen für würzigen Fisch!

Für 4 Personen
Zubereitungszeit: ca. 50 Min.

Für die bunten Möhren
je 120 g rote, gelbe und violette Möhren (s. Mikes Insider-Info)
2 kleine Schalotten (ca. 80 g)
80 g Butter
Salz | Zucker
2–3 Stängel Estragon

Für die Sauce
500 ml Riesling (ersatzweise anderer trockener Weißwein)
250 ml Küstennebel (Anislikör)
1 kleine Schalotte
40 g Butter
40 g Mehl
500 g Sahne
Salz | Zucker

Für das Störfilet
4 Scheiben Störfilet (à ca. 200 g)
Salz | Pfeffer
etwas Mehl zum Mehlieren
Butter zum Braten

1 Die Möhren putzen, schälen und in Scheiben schneiden. Die Schalotten ebenfalls schälen und fein würfeln. Die Butter in einem Topf zerlassen und die Schalotten darin farblos anschwitzen. Die Möhren mit Salz und 1 Prise Zucker dazugeben und zugedeckt bei kleiner Hitze bissfest dünsten. Inzwischen den Estragon waschen und trocken schütteln, die Blätter fein hacken. Die Möhren nochmals mit Salz und Pfeffer abschmecken, mit dem Estragon mischen und warm stellen.

2 Für die Sauce den Riesling und den Küstennebel in einem Topf aufkochen und auf die Hälfte einkochen. Inzwischen die Schalotte schälen und fein würfeln. Die Butter in einem Topf zerlassen und die Schalottenwürfel darin farblos anschwitzen. Das Mehl hineinrühren und unter Rühren farblos anschwitzen. Die reduzierte Küstennebelmischung einrühren und die Sahne hinzufügen. Alles unter Rühren aufkochen und kurz köcheln lassen. Die Sauce mit Salz und 1 Prise Zucker abschmecken. Die Sauce ebenfalls zugedeckt warm halten.

3 Die Fischfilets waschen, trocken tupfen und mit Salz und Pfeffer würzen. Etwas Mehl in einen tiefen Teller geben und die Fischfilets darin wenden. Überschüssiges Mehl abschütteln. Butter in einer großen Pfanne erhitzen. Die Fischstücke darin ca. 3 Min. braten. Wenden, die Temperatur reduzieren und die Filets in ca. 3 Min. gar ziehen lassen.

4 Jeweils etwas Küstennebelsauce auf die Teller geben, die Möhren mittig anrichten und darauf jeweils das Störfilet geben.

MIKES INSIDER-INFO

Geschmacklich unterscheiden sich gelbe, rote und violette Möhren kaum voneinander. Dem Genuss tut es also keinen Abbruch, wenn du für dieses Küstengericht »normale«, orangefarbene Möhren verwendest. Wenn du allerdings deine Gäste beeindrucken möchtest, gilt: Je bunter, desto besser – das Auge isst schließlich mit!

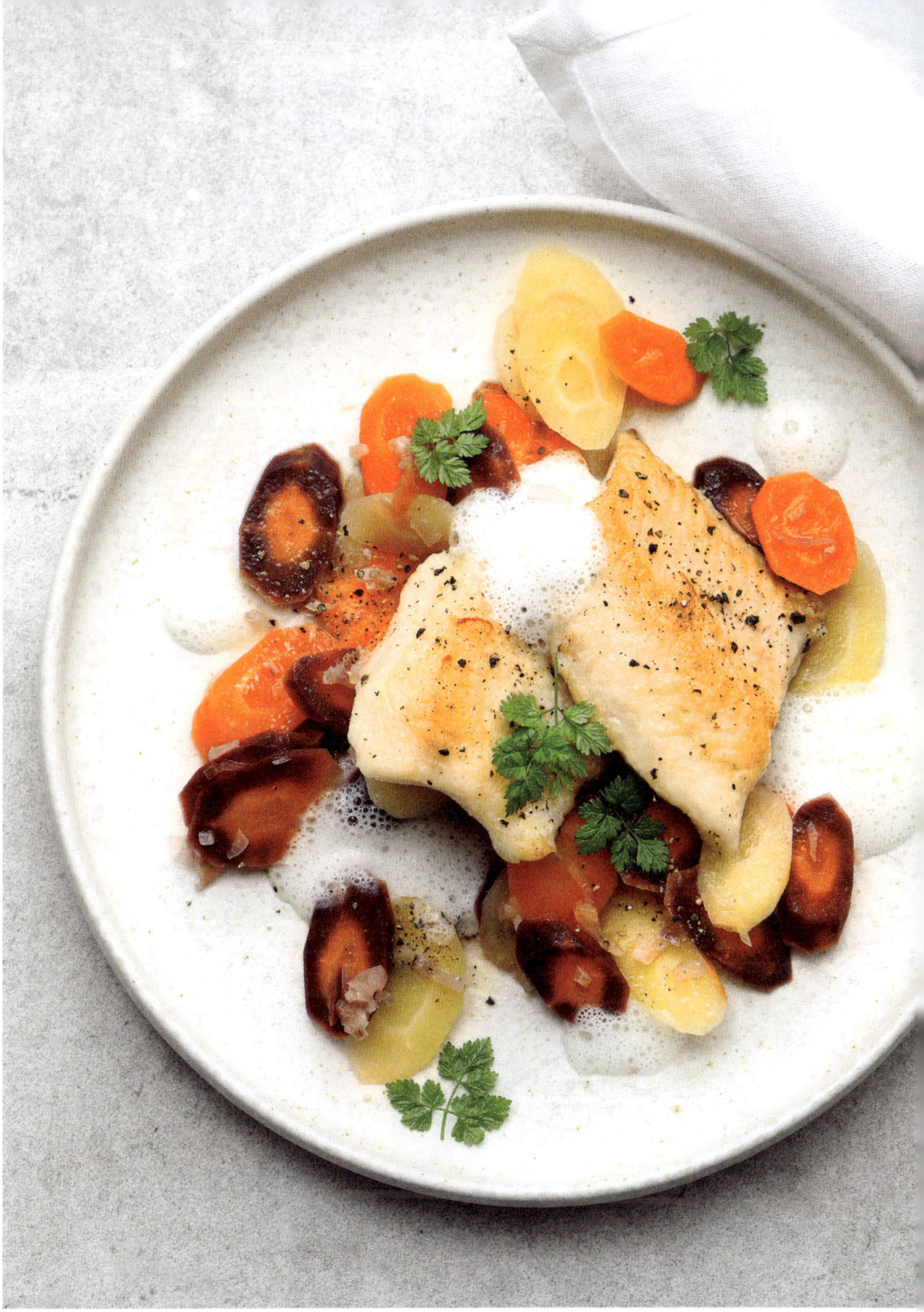

Strandrestaurant Karlsminde
Karlsminde 14
24369 Waabs
(04358) 99 97 99
info@strandrestaurant-karlsminde.de
www.strandrestaurant-karlsminde.de

Mikes Wertung: 8 Punkte

KABELJAU AUF SAUERKRAUT MIT KRABBEN UND KARTOFFEL-KRÄUTER-STAMPF

Für 2 Personen
Zubereitungszeit: ca. 1 Std.

Für das Sauerkraut
1 Zwiebel
1 EL Öl
100 g Speckwürfel
150–250 ml Gemüsebrühe
500 g Sauerkraut (am besten Dithmarscher aus dem Glas)
2 Pimentkörner
2 Wacholderbeeren
1 Lorbeerblatt
Zucker
Salz | Pfeffer

Für den Stampf
500 g mehligkochende Kartoffeln
Salz
150 g Butter
100 ml Milch
frisch geriebene Muskatnuss
je ½ kleines Bund Schnittlauch und Petersilie

Für die Süßkartoffelchips
1 kleine Süßkartoffel
Öl zum Frittieren
Salz | Pfeffer

Für Fisch und Krabben
400 g Kabeljaufilet mit Haut
Salz | 50 g Butter
100 g frisch gepulte Krabben
2 Scheiben Bio-Zitrone

1 Für das Sauerkraut die Zwiebel schälen und in kleine Würfel schneiden. Das Öl in einer Pfanne erhitzen. Die Zwiebel- und Speckwürfel darin anbraten, dann mit etwas Gemüsebrühe ablöschen. Das Sauerkraut mit Pimentkörnern, Wacholder, Lorbeerblatt und je 1 Prise Zucker, Salz und Pfeffer dazugeben (s. Mikes Profi-Tipp). Alles aufkochen, dann zugedeckt bei kleiner Hitze ca. 40 Min. köcheln lassen, dabei, falls nötig, immer mal etwas Gemüsebrühe angießen.

2 Inzwischen die Kartoffeln für den Stampf schälen und in einem Topf in Salzwasser in 20–30 Min. gar kochen. Parallel dazu die Süßkartoffel für die Chips ebenfalls schälen und in dünne Scheiben schneiden. Das Öl zum Frittieren stark erhitzen. Die Süßkartoffelscheiben darin portionsweise 2–3 Min. frittieren. Dann jede Portion mit einem Schaumlöffel herausheben und auf Küchenpapier abtropfen lassen, dann nochmals 1–3 Min. frittieren und wieder abtropfen lassen. Die Süßkartoffelchips mit Salz und Pfeffer würzen.

3 Die gegarten Kartoffeln abgießen und mit Butter und Milch mit einem Kartoffelstampfer zerdrücken und mischen. Den Stampf mit Salz und Muskat abschmecken. Die Kräuter waschen und trocken schütteln, fein schneiden und unterheben. Den Stampf warm stellen.

4 Das Kabeljaufilet in 2 Portionsstücke schneiden, waschen und trocken tupfen. Den Backofengrill vorheizen. Die Fischstücke salzen und in einer Pfanne in der Butter auf der Haut bei mittlerer Hitze braten. Die Haut sollte kross werden, das Fischfleisch innen noch leicht glasig sein. Dann die Stücke mit der Haut nach oben auf einen ofenfesten Teller legen, mit etwas Butter aus der Pfanne bestreichen und in 1–3 Min. unter dem heißen Ofengrill noch knuspriger werden lassen.

5 Zum Servieren Sauerkraut und Kartoffel-Kräuter-Stampf auf Teller verteilen, Fisch und Krabben darauf anrichten und mit den Zitronenscheiben garnieren. Die Süßkartoffelchips in den Stampf »picken«.

Krabbe am Hafen
Werftstr. 2a
25761 Büsum
(04834) 962 76 80
kontakt@buesum-restaurant.de
https://krabbe-am-hafen.de/

Mikes Wertung: 8 Punkte

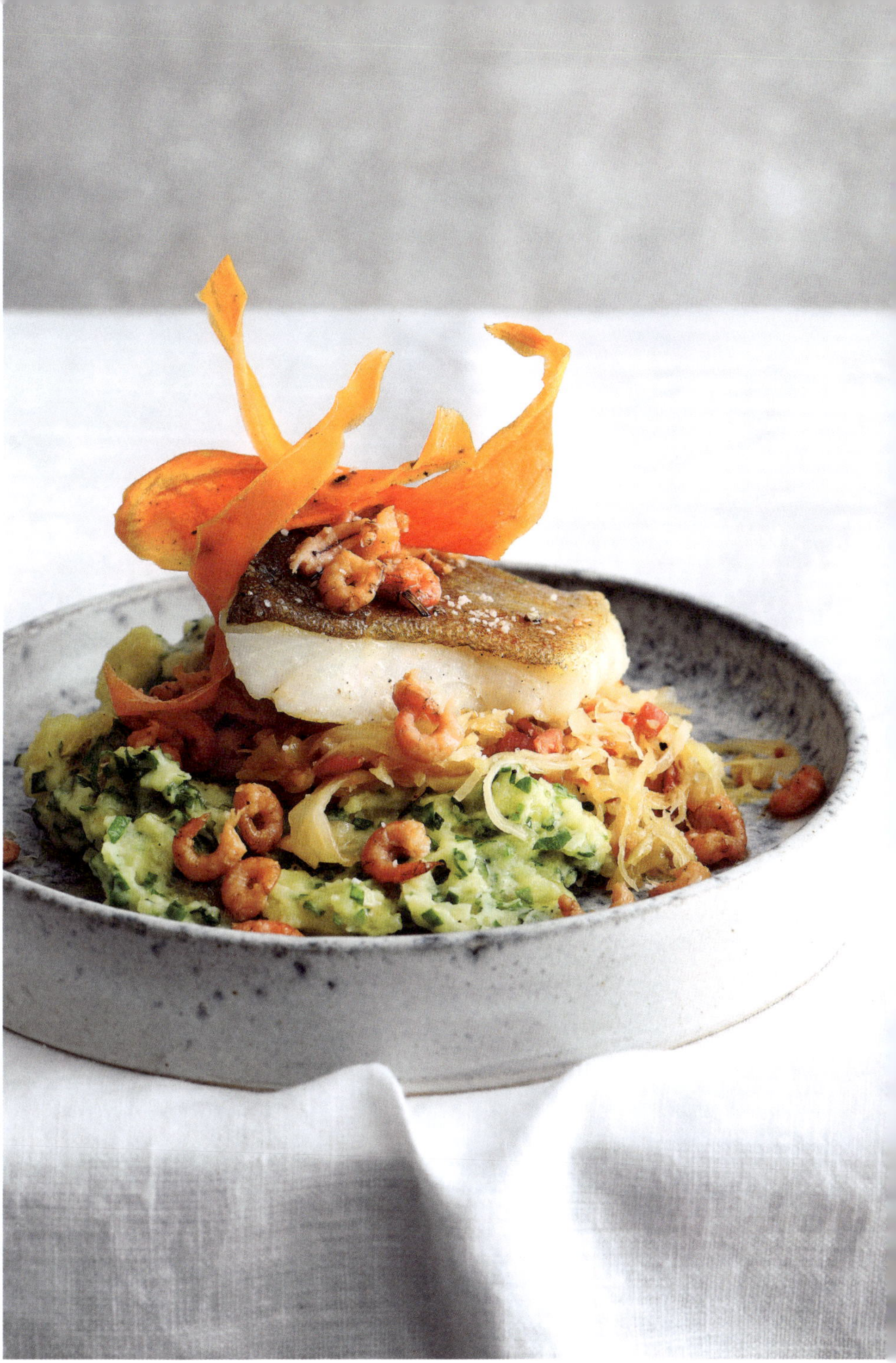

MIKES PROFI-TIPP

Gewürzkörner und Lorbeerblatt in ein Tee-Ei oder einen Tee-Beutel geben – so musst du sie zum Schluss nicht mühsam aus dem Sauerkraut fischen. Am besten die Wacholderbeeren und Pimentkörner vorher im Mörser leicht anstoßen. So geben sie noch mehr Aroma ab.

DITHMARSCHER KOHLROULADE

Für 4 Personen
Zubereitungszeit: ca. 2 ½ Std.
Kochzeit: mind. 4 Std. (Jus)

Für die Jus

ca. 1,5 kg Rinderknochen (beim Metzger vorbestellen)
½ Knollensellerie | 500 g Möhren
1 Stange Lauch | 1 EL Öl
3–4 Stängel Petersilie
Schale von 3 Zwiebeln
2 Knoblauchzehen
75 g Tomatenmark
ca. ½ l trockener Rotwein
Salz | Pfeffer
1 TL getr. Thymian
2–4 Wacholderbeeren

Für Rouladen und Sauce

1 Weißkohl | Salz
1 Brötchen (vom Vortag)
100 ml warme Milch
3 Zwiebeln
2 Knoblauchzehen
350 g gemischtes Hackfleisch
2 Eier (S)
Pfeffer | 1 EL Senf
1 TL getr. Majoran
gemahlener Kümmel
2 EL Butterschmalz
150 g Speckwürfel
2 EL Butter
2 EL Mehl

1 Für die Jus die Knochen abbrausen. Sellerie, Möhren und Lauch putzen, schälen bzw. waschen und zerkleinern. Die Knochen in einem Bräter in heißem Öl bei großer Hitze ca. 8 Min. anbraten, dann das Gemüse ca. 10 Min. mitbraten. Petersilienstängel, Zwiebelschalen und den ungeschälten Knoblauch unterrühren. Alles knapp mit Wasser bedecken. Tomatenmark, Rotwein, Salz, Pfeffer, Thymian und Wacholderbeeren dazugeben. Alles aufkochen und mind. 4 Std. bei kleiner Hitze mit halb aufgelegtem Deckel köcheln lassen, bei Bedarf Wasser angießen. Jus durch ein feines Sieb passieren und auskühlen lassen.

2 Für die Rouladen den Kohl putzen, den Strunk herausschneiden. Reichlich Salzwasser in einem großen Topf aufkochen. Kohlkopf darin ca. 8 Min. leicht köcheln lassen, dann herausnehmen. Die äußeren Blätter vorsichtig abnehmen, den übrigen Kohlkopf wieder in das kochende Wasser geben und so fortfahren. Kohlbrühe aufheben. Parallel dazu das Brötchen grob schneiden und in der Milch einweichen. 1 Zwiebel und 1 Knoblauchzehe schälen, würfeln und mit Hack und Eiern in eine Schüssel geben. Das Brötchen ausdrücken und samt der Milch, 1 ½ TL Salz, ½ TL Pfeffer, Senf und Majoran untermengen.

3 Für jede Roulade 3 Kohlblätter zusammenlegen und mit Salz, Pfeffer und Kümmel würzen. Je ein Viertel der Hackmasse auf das untere Drittel des Kohls legen. Den Kohl seitlich nach innen über der Füllung einklappen, dann zu einer Roulade aufrollen. Den Backofen auf 170° vorheizen. Die Rouladen in einem Bräter in dem Butterschmalz bei großer Hitze rundherum anbraten, ca. 250 ml Kohlbrühe dazugießen und die Rouladen im heißen Ofen (Mitte) ca. 45 Min. garen.

4 Inzwischen für die Sauce übrige Zwiebeln und restlichen Knoblauch schälen und würfeln. Speck auslassen, Zwiebel und Knoblauch darin glasig anbraten. Die Butter in einem Topf zerlassen, das Mehl schnell unterrühren. Nach und nach einen Schuss von der erkalteten Jus und nach Belieben etwas von der Schmorflüssigkeit angießen, jeweils einrühren und unter Rühren aufkochen, bis die Sauce die richtige Konsistenz erreicht hat. Das dauert ca. 15 Min., dann die Speckmischung hinzufügen. Die Sauce weitere 10 Min. einköcheln lassen, zum Schluss mit Salz, Pfeffer und Senf abschmecken. Die Rouladen mit der Sauce servieren. Dazu passen Salzkartoffeln.

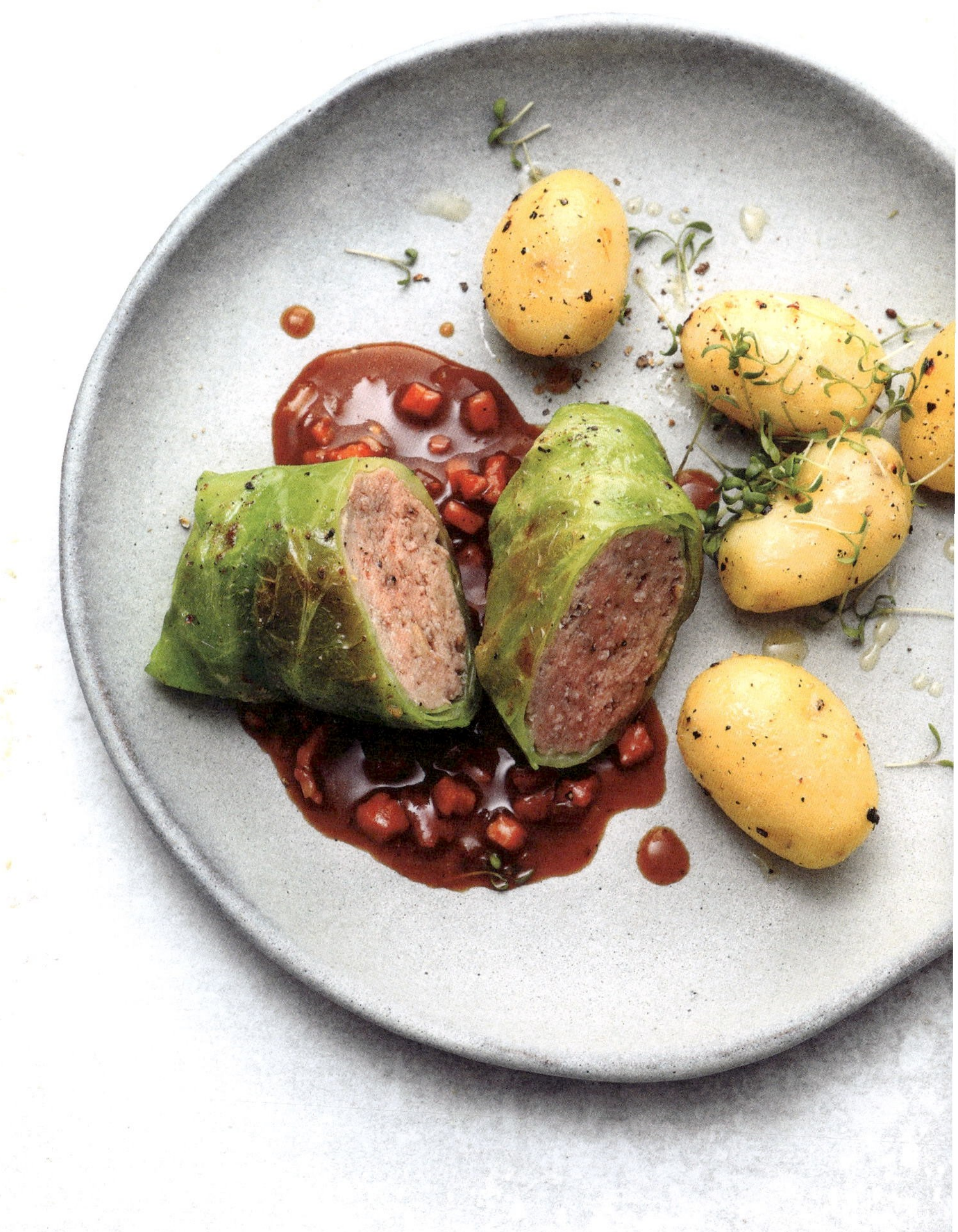

Ulmenklause
Am Markt 4
25764 Wesselburen
(04833) 545 55 05
info@ulmenklause.de
https://www.ulmenklause.de/

Mikes Wertung: 10 Punkte

LENG- UND LACHSFILET IM NORIBLATT MIT ROTE-BETE-RISOTTO UND SAFRANSAUCE

Für 2 Personen
Zubereitungszeit: ca. 45 Min.

Für den Fisch
2 Stück Lachsfilet (à 65 g)
2 Stück Lengfilet (à 120 g)
Salz
1 EL Zitronensaft
2 Noriblätter (s. Mikes Insider-Info)
Öl zum Braten

Für Risotto und Safransauce
4 Schalotten
2 Knoblauchzehen
100 g gegarte Rote Bete (vakuumverpackt)
2 EL Butter
130 g Risottoreis (Arborio)
80 ml Weißwein
ca. 300 ml warmer Fisch- oder Gemüsefond
ca. 50 g Honig
1 großer Zweig Rosmarin
Salz
0,2 g Safran
1 Lorbeerblatt
40 ml Wermut
240 g Sahne
40 g Parmesan

Equipment
Sushimatte

1 Zunächst die Fischfilets waschen, trocken tupfen und mit Salz und Zitronensaft würzen. Auf jedes Noriblatt 1 Stück Lengfilet und 1 Stück Lachsfilet legen. (Wenn möglich, sollten die Lengfilets dabei außen liegen, da sie eine längere Garzeit haben als Lachs.) Die Noriblätter jeweils mithilfe einer Sushimatte einrollen und kurz beiseitelegen.

2 Für Risotto und Sauce Schalotten und Knoblauch schälen und sehr fein würfeln. Die Rote Bete ebenfalls in Würfel schneiden. 1 EL Butter in einer Pfanne zerlassen. Die Hälfte der Schalotten und des Knoblauchs darin bei kleiner Hitze glasig anschwitzen. Den Reis einrühren und unter Rühren mit anschwitzen. Ca. 40 ml Weißwein angießen. Dann etwas Fisch- oder Gemüsefond angießen und unter Rühren einköcheln lassen. Etwas Honig und den Rosmarinzweig dazugeben. Nun nach und nach etwas Fond dazugießen und unter Rühren einköcheln lassen, bis die Flüssigkeit aufgebraucht ist und die Reiskörner gar sind, aber noch einen leichten Biss haben. Die Rote-Bete-Würfel vorsichtig unterheben und den Risotto mit Salz abschmecken.

3 Parallel dazu für die Safransauce die restlichen Schalotten- und Knoblauchwürfel in dem übrigen EL Butter glasig anschwitzen. Den Safran und das Lorbeerblatt hinzugeben. Alles mit den restlichen 40 ml Weißwein und dem Wermut ablöschen. Aufkochen und einköcheln lassen, bis die Flüssigkeit fast verkocht ist. Anschließend die Sahne dazugießen und alles noch ca. 2 Min. bei kleiner Hitze köcheln lassen. Das Lorbeerblatt entfernen, die Sauce mit Salz abschmecken und nach Belieben noch mit einem Pürierstab aufschäumen.

4 Für den Fisch etwas Öl zum Braten erhitzen. Die vorbereiteten Noriblatt-Rollen darin anbraten. Zuerst die Rollen auf der »Naht« anbraten, damit das Noriblatt etwas verklebt und sich beim weiteren Braten nicht öffnet. Die Rollen dann gleichmäßig bei mittlerer Hitze von allen Seiten braten, bis der Fisch innen glasig gegart ist.

5 Zum Servieren die gebratenen Noriblatt-Rollen schräg in der Mitte durchschneiden und mit dem Risotto und der Safransauce auf zwei Tellern anrichten. Den Parmesan darüberreiben oder -hobeln.

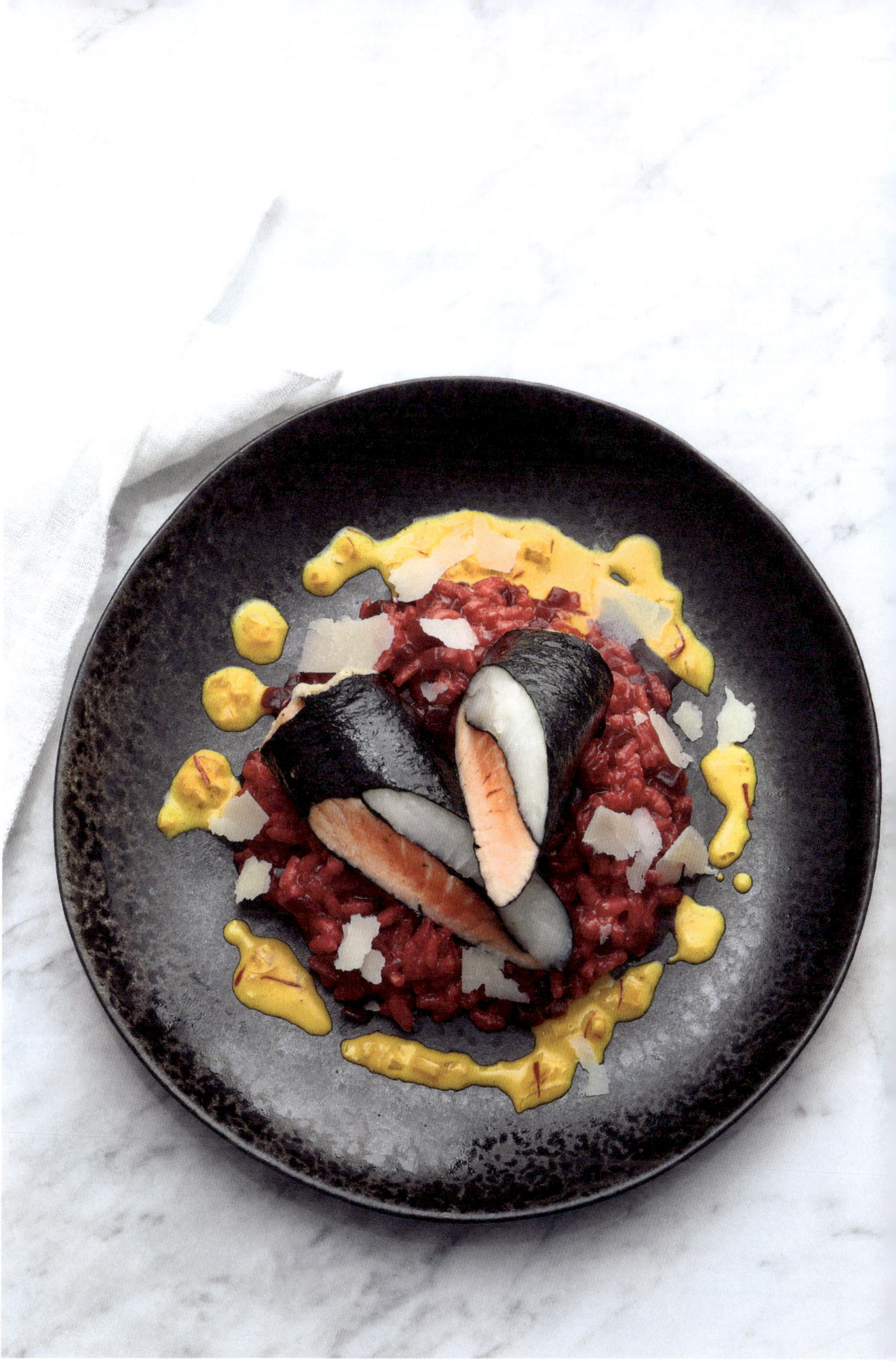

Restaurant Seglermesse
Am Jachthafen 1
27472 Cuxhaven
(04721) 66 36 50
seglermesse-cuxhaven@t-online.de
http://www.seglermesse-cuxhaven.de/

Mikes Wertung: 8 Punkte

MIKES INSIDER-INFO

Noriblätter bestehen aus Rotalgen, die als feine Stränge geerntet, dann zerkleinert, gepresst und getrocknet werden. Die hauchdünnen Blätter werden zum Schluss noch geröstet und dadurch knusprig. In guter Qualität schmecken sie süßlich und dezent nach Meer.

FISCHTELLER »EBBE UND FLUT«

Für 4 Personen
Zubereitungszeit: ca. 50 Min.

Für das Sauerrahmkraut
1 Zwiebel
1 kleiner Weißkohl (ca. 900 g; geputzt gewogen 600 g)
3 EL Butteröl
100 g Zucker
100 ml Aceto balsamico bianco
300 ml trockener Weißwein
200 g saure Sahne
Salz
Pfeffer

Für die Rosmarinkartoffeln
400 g Drillinge
1 Zweig Rosmarin
1 Knoblauchzehe
2 EL Olivenöl
Salz | Pfeffer
Zucker

Für den Fisch
600 g Lumbfilet (ersatzweise Dorsch)
600 g Skreifilet (Winterkabeljau; s. Mikes Insider-Info; ersatzweise Kabeljau)
600 g Lachsfilet
Salz
Mehl zum Mehlieren
Butteröl zum Braten
Pfeffer (nach Belieben)

1 Für das Sauerrahmkraut die Zwiebel schälen und in Würfel schneiden. Den Weißkohl putzen, den Strunk entfernen. Den Weißkohl in Streifen schneiden. Das Butteröl in einem Topf erhitzen. Die Zwiebelwürfel darin glasig anschwitzen. Die Weißkohlstreifen dazugeben und ca. 5 Min. farblos anbraten. Den Zucker bis auf einen kleinen Rest dazugeben und leicht karamellisieren.

2 Alles mit ca. 80 ml Essig ablöschen und den Weißwein angießen. Den Kohl bei kleiner Hitze zugedeckt in 25–30 Min. weich köcheln lassen. Die saure Sahne unterrühren und das Sauerrahmkraut mit dem restlichen Zucker, dem übrigen Essig, Salz und Pfeffer abschmecken.

3 Während der Kohl kocht, die Drillinge für die Rosmarinkartoffeln waschen und zugedeckt in einem Topf in wenig kochendem Wasser garen. Rosmarin waschen und trocken schütteln. Die Nadeln abstreifen und hacken. Den Knoblauch schälen und ebenfalls hacken.

4 Für den Fisch die Fischfilets jeweils in 4 Portionen à 150 g teilen, waschen und trocken tupfen. Die Skreistücke auf der Filetseite salzen, die Hautseite mit Mehl bestäuben. Lumb- und Lachsstücke nur salzen.

5 Die gekochten Drillinge abgießen und nach Belieben pellen, dann längs vierteln und im Olivenöl in einer Pfanne bei mittlerer Hitze leicht braun anbraten. Dann die Hitze reduzieren und Rosmarin und gehackten Knoblauch dazugeben. Die Kartoffeln noch ca. 3 Min. weiterbraten, dann mit Salz, Pfeffer und Zucker abschmecken.

6 Parallel dazu für den Fisch das Butteröl zum Braten in einer großen Pfanne erhitzen. Die Skreistücke darin bei mittlerer Hitze ca. 5 Min. auf der Hautseite braten. Die Lumb- und Lachsfiletstücke dazugeben und diese von beiden Seiten noch ca. 2 Min. mitbraten. Zum Schluss die Skreistücke umdrehen und ca. 10 Sek. mitbraten, dann alle Fischstücke aus der Pfanne nehmen. Sie sollen innen noch glasig sein.

7 Das Sauerrahmkraut mit den Rosmarinkartoffeln auf vier Tellern anrichten. Auf jeden Teller noch jeweils 1 Skrei-, 1 Lumb- und 1 Lachsfiletstück geben und nach Belieben alles mit Pfeffer übermahlen.

Restaurant Gezeiten
An der Packhalle IV 4
27572 Bremerhaven
(0471) 301 09 45
https://www.fischrestaurant-gezeiten.de

Mikes Wertung: 8 Punkte

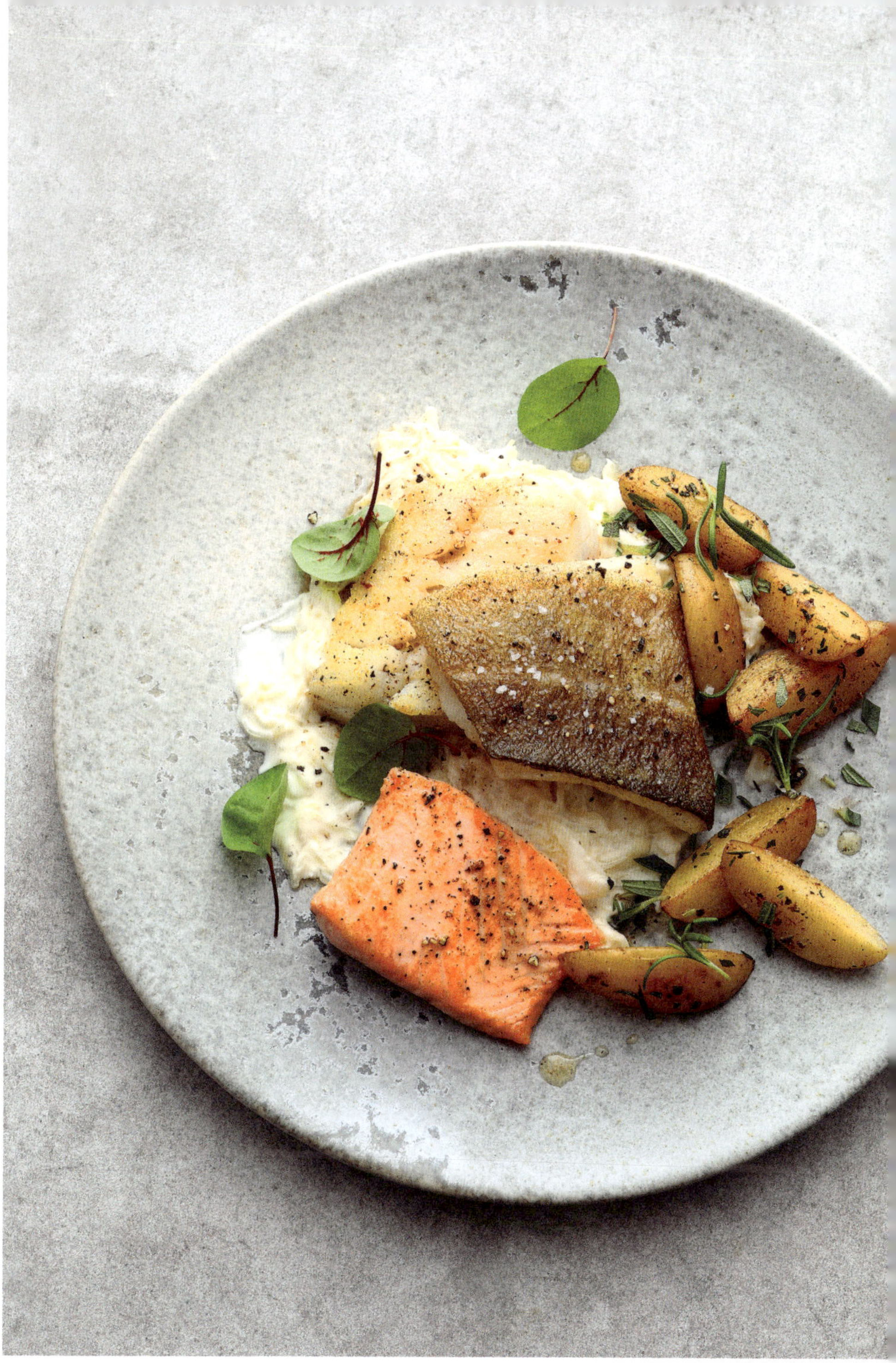

MIKES INSIDER-INFO

Winterkabeljau wird in Norwegen von Januar bis April gefischt. Dann erreicht der »Skrei« die Küste der Lofoten, nachdem er von der Barentssee aus mehrere Hundert Kilometer zurückgelegt hat. Sein mageres und aromatisches Fleisch macht ihn zu einer echten Delikatesse.

COLOMBO-FISCH-CURRY

Im Jaya treffen Auberginen und frisches Thunfischfilet auf eine fein abgestimmte Gewürzkomposition – ein Fest für die Sinne!

Für 4 Personen
Zubereitungszeit: ca. 45 Min.

1–2 rote Chilischoten
4 Knoblauchzehen
2 Zwiebeln
1 kleines Stück Ingwer (ca. 2 cm lang)
1 Bund Koriandergrün
5 grüne Kardamomkapseln
300 g Auberginen
3 EL Öl
1 EL gemahlener Kreuzkümmel
1 TL gemahlene Kurkuma
2 EL gemahlener Koriander
Salz | Pfeffer
500 g Kokosmilch
400 g Thunfischfilet
2 EL Limettensaft
1 TL Zucker

1 Die Chili waschen, putzen und längs halbieren. Die Kerne und Trennwände nach Belieben entfernen und die Hälften grob hacken. Knoblauch, Zwiebeln und Ingwer schälen und fein hacken.

2 Das Koriandergrün waschen, trocken schütteln und hacken. Die Kardamomkapseln im Mörser anstoßen und die dunklen Samen herauslösen. Kardamom nach Belieben noch mörsern. Die Auberginen waschen, putzen und in 1 cm dicke Scheiben schneiden oder würfeln.

3 Das Öl in einer Pfanne erhitzen. Kardamom mit den gehackten Chilis und den gemahlenen Gewürzen darin bei kleiner Hitze anrösten. Zwiebeln, Knoblauch und Ingwer hinzufügen und alles bei mittlerer Hitze garen, bis die Mischung anfängt, aromatisch zu duften.

4 Dann die Auberginenstücke dazugeben, salzen und pfeffern und kurz mitbraten. Die Kokosmilch angießen, aufkochen und alles 5–8 Min. köcheln lassen, bis die Auberginen knapp weich sind. Falls die Sauce zu dickflüssig einköchelt, noch etwas Wasser dazugeben.

5 Inzwischen das Thunfischfilet waschen, trocken tupfen und würfeln. Den Limettensaft mit dem Zucker vermischen und darübergießen. Nach 5–8 Min. die Thunfischwürfel samt Limetten-Zucker-Mischung zu den Auberginen geben. Die Hitze reduzieren und die Fischwürfel im Curry je nach Größe in 3–5 Min. knapp gar ziehen lassen.

6 Das fertige Colombo-Fisch-Curry mit dem gehackten Koriandergrün bestreuen und servieren. Dazu passt Reis.

Jaya
Port IV, Konsul-Smidt-Str. 8R
28217 Bremen
(0421) 64 91 90 66
https://www.jaya-food.de/

Mikes Wertung: 8 Punkte

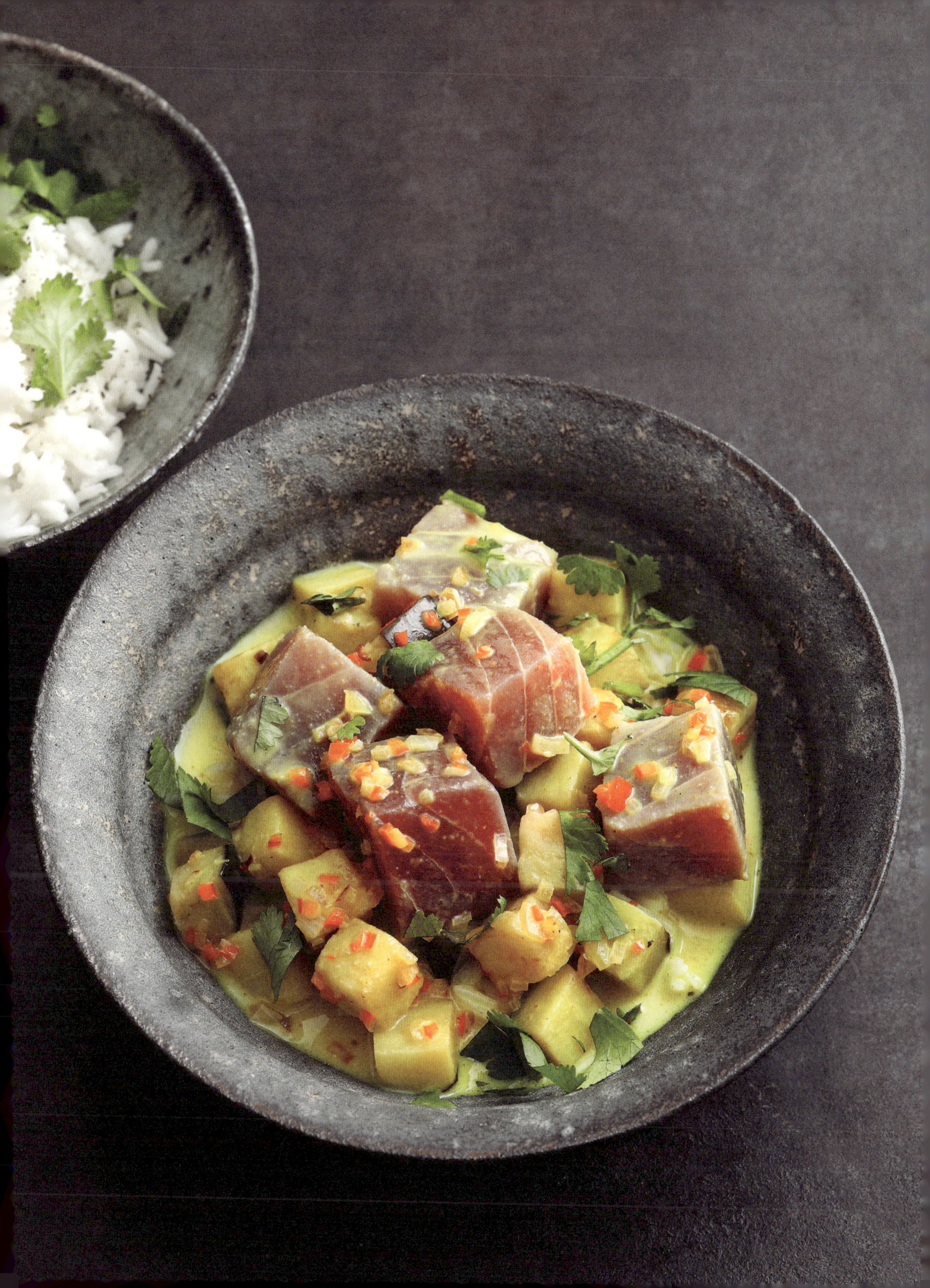

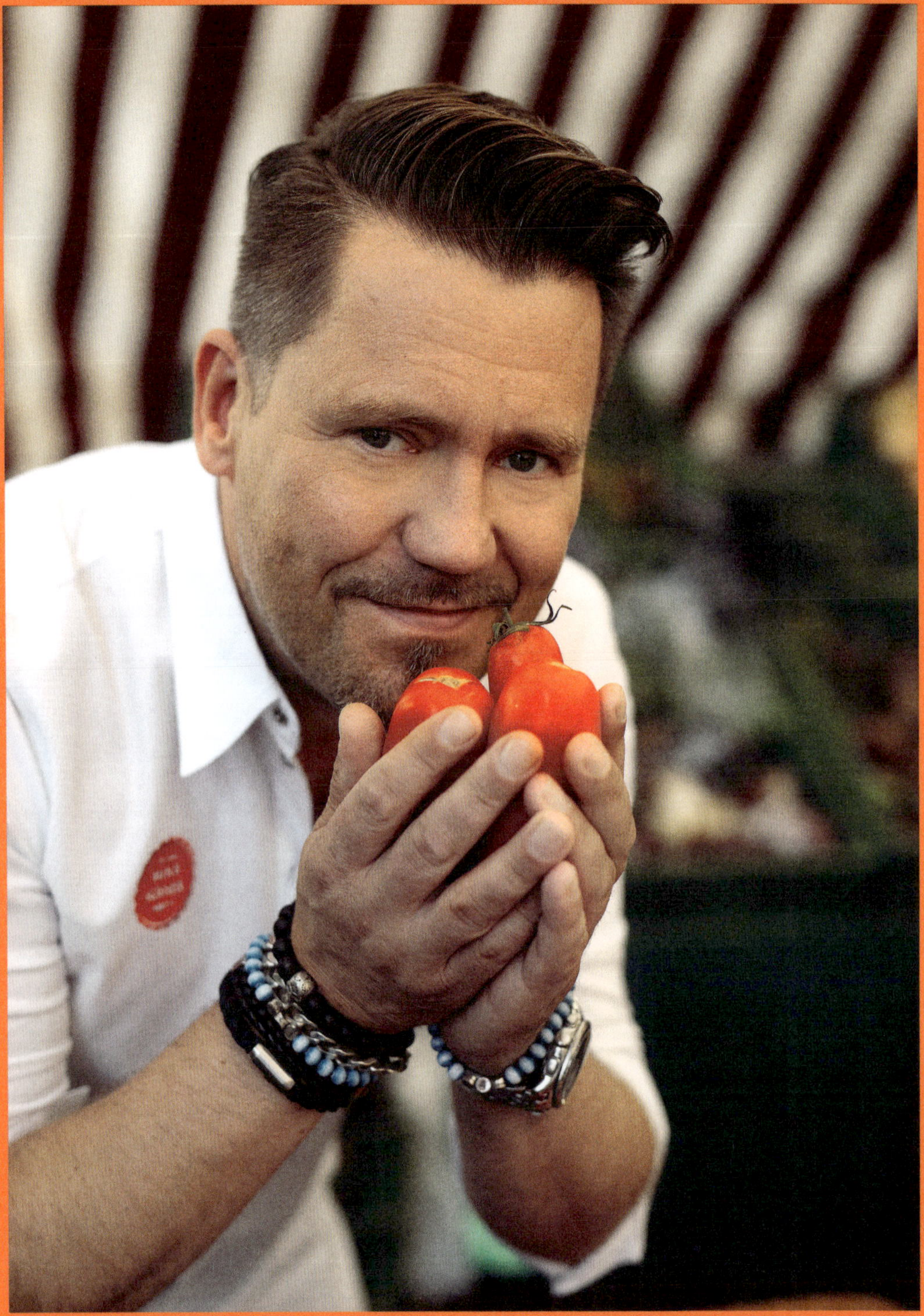

VON 30451

HANNOVER

BIS 45045

OBERHAUSEN

Es geht weiter mit dem kulinarischen Streifzug von Niedersachsen über Nordhessen bis nach Düsseldorf und ins Ruhrgebiet. Aromatische Fleischgerichte, vegetarische Speisen und traumhafte Desserts warten hier auf Genießer.

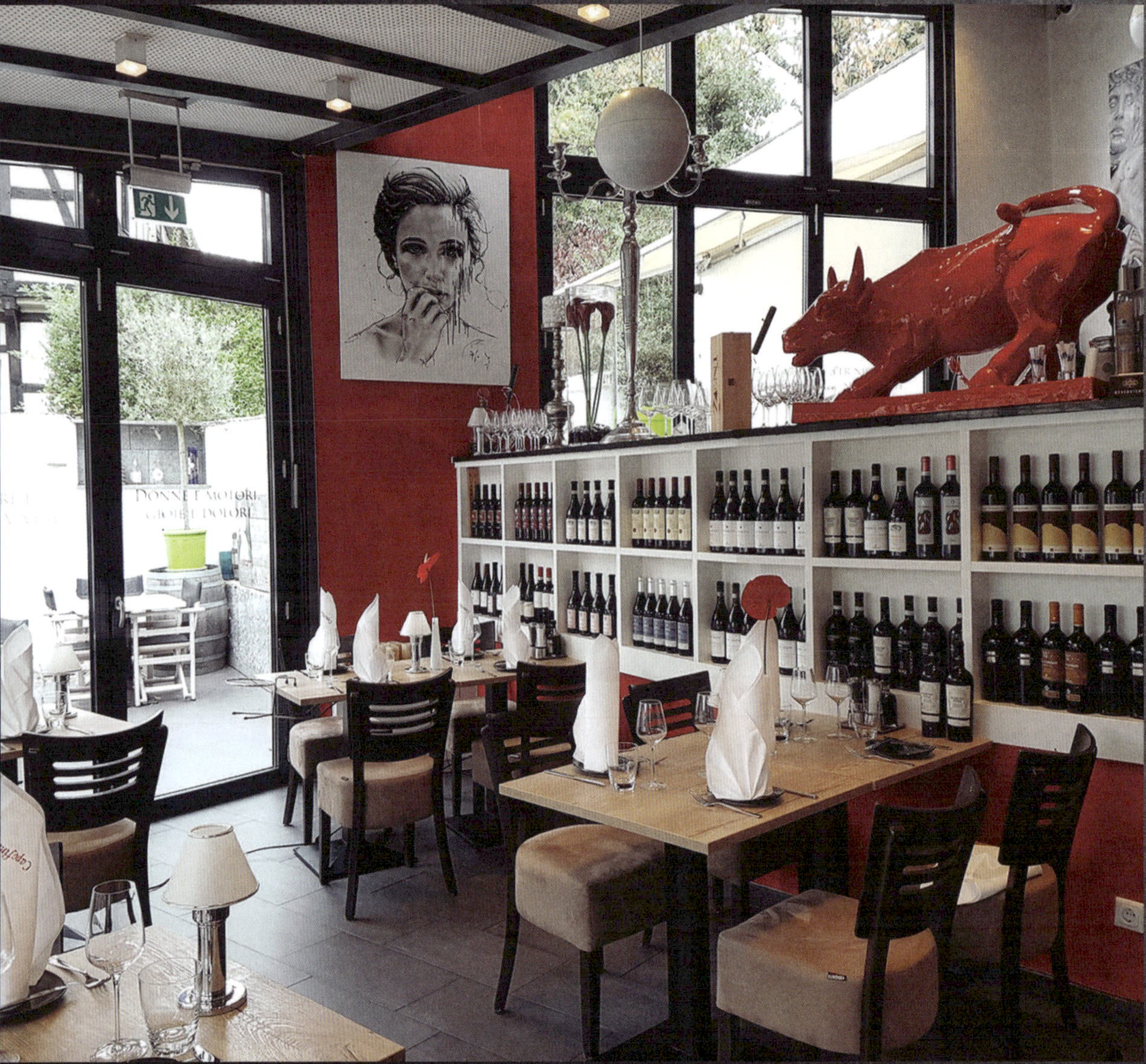

Italienische Küche modern interpretiert bietet das Capofino in Essen in Sachen Einrichtung – aber vor allem kulinarisch.

Das Walter's Pharmacy in Bad Salzuflen begeistert nicht nur mit eigenem Aging Room für erstklassiges »dry aged« Rindfleisch, sondern auch mit sehr eigenem Interieur.

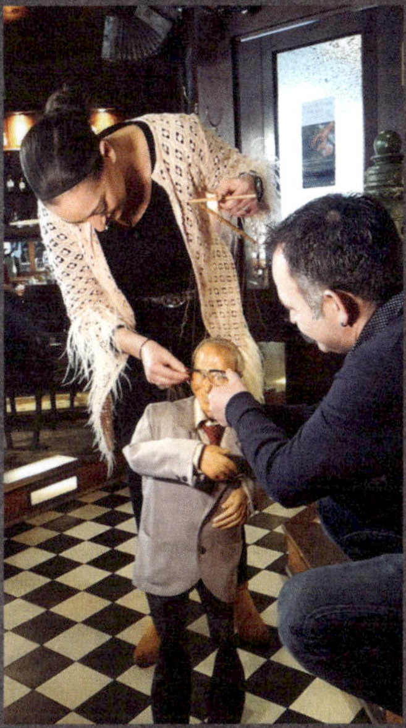

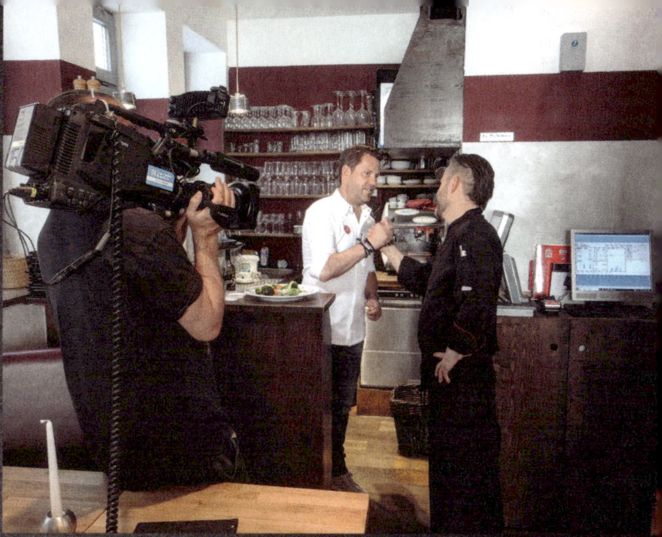

Kollegialer Gruß unter Gastro-Profis: Mike in der Reblaus in Hannoversch Münden kurz vor Verkostung einer weißen Schokomousse an frischen Erdbeeren. Der 9-Punkte-Dessertraum findet sich auf S. 66.

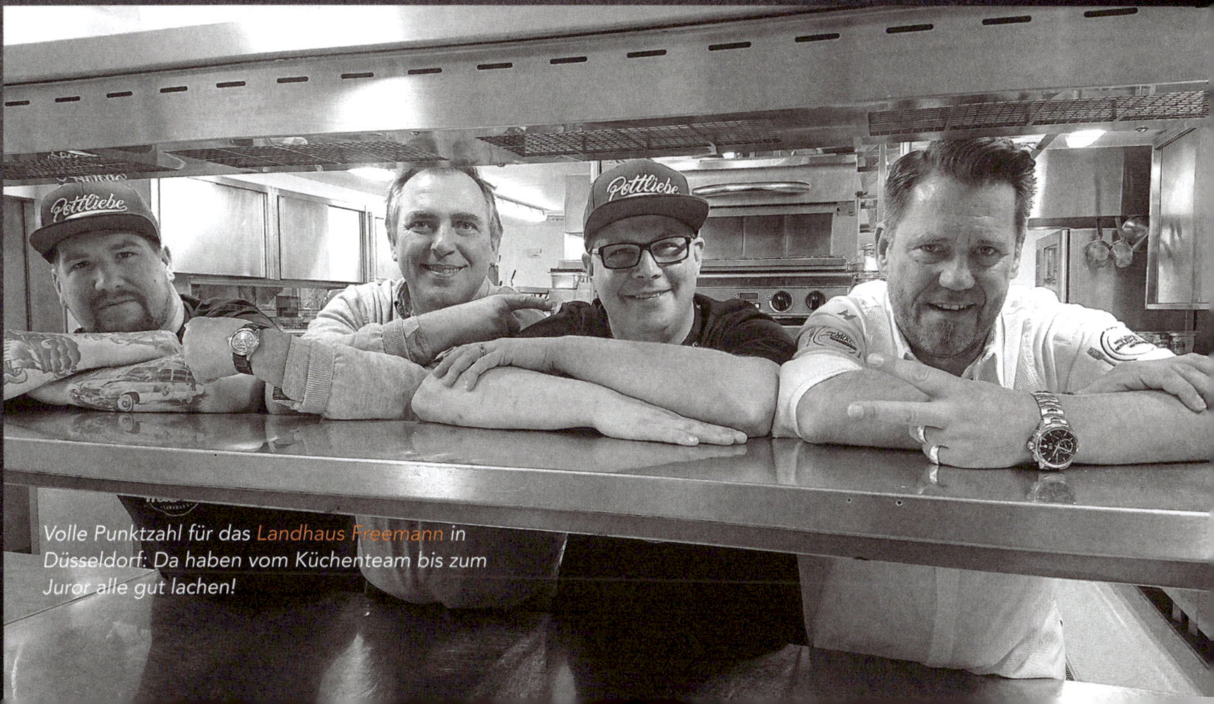

Volle Punktzahl für das Landhaus Freemann in Düsseldorf: Da haben vom Küchenteam bis zum Juror alle gut lachen!

LEMON-TARTE

Für 4–6 Personen
Zubereitungszeit: ca. 1 ½ Std.
Kühlzeit: mind. 1 Std.

Für den Mürbeteig
½ Bio-Zitrone
185 g Mehl
125 g Butter
65 g Puderzucker
1 Eigelb (S)
Salz

Für den Lemon-Curd
2 Blatt Gelatine
2–3 Bio-Zitronen
4 Eier (M; ca. 225 g ohne Schale)
80 g Zucker
100 g weiche Butter

Für die Baiserhaube
2 Eiweiß (S; gut 60 g)
125 g Zucker

Außerdem
Butter für die Förmchen
1 Beet Shiso-Kresse (ersatzweise Minzeblättchen)

Equipment
4–6 kleine Tarte-Formen (6–8 cm ∅)
getrocknete Hülsenfrüchte zum Blindbacken
Zuckerthermometer
2 Spritzbeutel mit Lochtülle
Crème-brûlée-Bunsenbrenner

1 Für den Mürbeteig die Zitronenhälfte waschen und abtrocknen. Die Hälfte der Schale abreiben. Das Mehl mit Butter, Puderzucker, Eigelb, 1 Prise Salz und der Zitronenschale verkneten und mind. 1 Std. zugedeckt kühl stellen. Zum Backen den Backofen auf knapp 180° vorheizen. Die Tarte-Formen einfetten. Den Teig in 4–6 Portionen teilen, jeweils dünn ausrollen und in die Förmchen drücken.

2 Vier bis sechs Stücke Backpapier in Förmchengröße zuschneiden und jeweils auf den Teig in die Förmchen legen. Das Papier mit Hülsenfrüchten belegen. Die Böden im heißen Ofen (Mitte) ca. 15 Min. backen, dann herausnehmen. Papier und Hülsenfrüchte entfernen. Die Böden leicht abkühlen lassen und aus den Förmchen nehmen.

3 Für den Lemon-Curd die Gelatine einweichen. 2 Zitronen waschen und abtrocknen. Die Schale fein abreiben. 100 ml Saft auspressen. Falls nötig, auch die dritte Zitrone auspressen. Die Eier mit dem Zucker aufschlagen. 100 ml Zitronensaft mit der -schale aufkochen und dazugeben. Die Eier-Zitronensaft-Mischung in einem Topf erhitzen, aber keinesfalls aufkochen, dabei ständig rühren, bis eine dickliche Creme entsteht. Das kann 5–10 Min. dauern. Den Topf dann vom Herd ziehen und die weiche Butter in Stückchen unter die warme Masse rühren. Die Gelatine ausdrücken und unterrühren. Die Lemon-Curd-Masse abkühlen lassen und kalt stellen.

4 Für die Baiserhaube die Eiweiße steif schlagen. Den Zucker mit 40 ml Wasser in einen Topf geben und bis auf 121° erhitzen und einköcheln lassen, dann den Sirup in dünnem Strahl in den Eischnee unter ständigem Weiterrühren einlaufen lassen. Die Baisermasse kalt stellen.

5 Zum Servieren den Lemon-Curd in einen Spritzbeutel geben und auf den Böden verteilen. Die Baisermasse ebenfalls in einen Spritzbeutel füllen und in Tupfen aufspritzen. Mit dem Bunsenbrenner die Baiserspitzen sehr vorsichtig abflämmen (s. Mikes Profi-Tipp). Die Shiso-Kresse vom Beet schneiden und darüberstreuen.

MIKES PROFI-TIPP
Die Eiweißschicht kann sehr schnell verbrennen – behalte die kleinen Tartes daher während des Abflämmens immer im Auge!

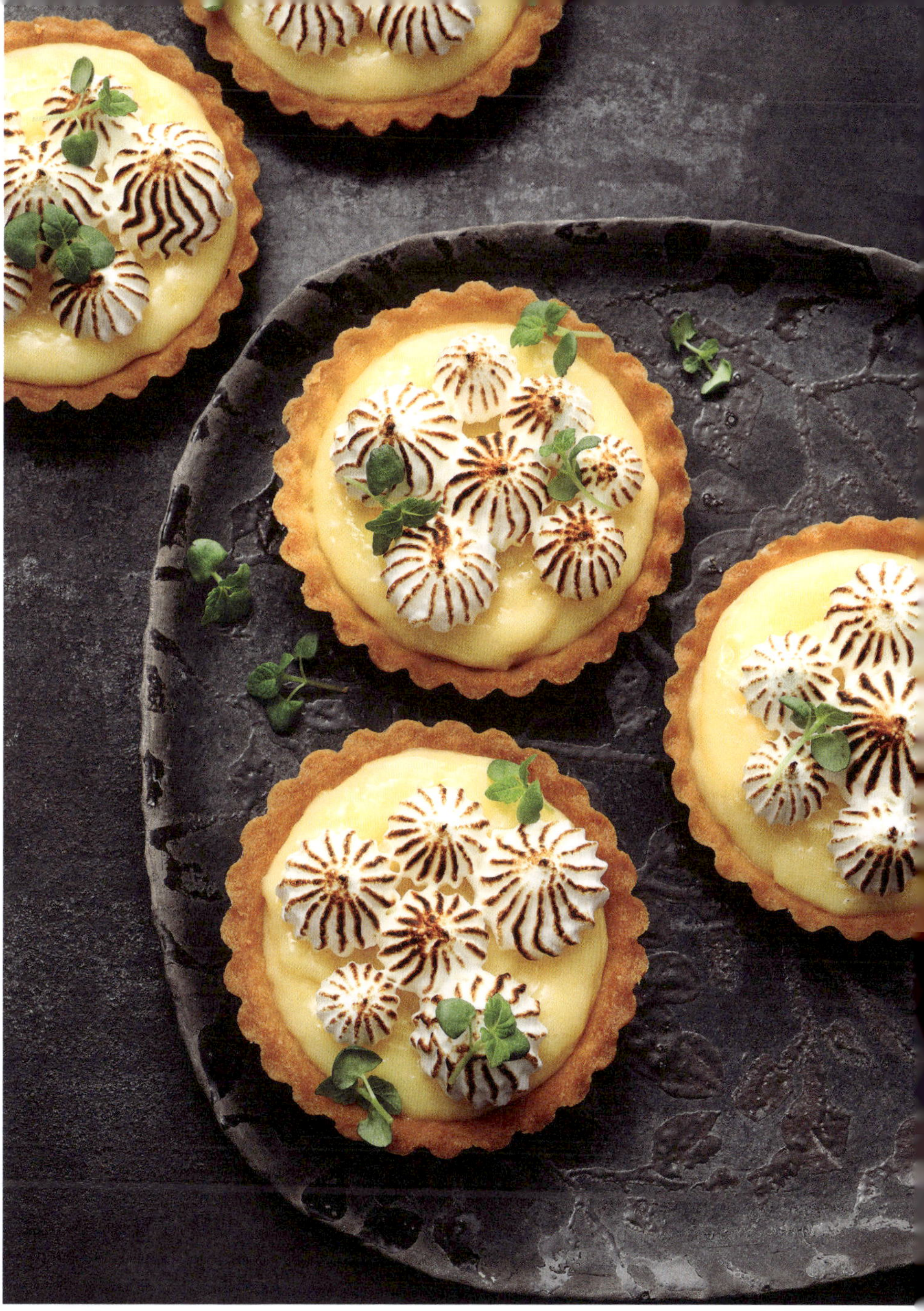

Lindenblatt
Limmerstr. 20
30451 Hannover
(0511) 45 00 88 08
https://lindenblatt-hannover.de/

Mikes Wertung: 10 Punkte

DRY AGED RINDERTATAR MIT GRANNY SMITH, PARMESAN-ESPUMA UND CHIPS

Rindfleisch vom Feinsten kommt in Walter's Pharmacy mit würzigen Chips und sahniger Espuma daher.

Für 6 Personen
Zubereitungszeit: ca. 35 Min.
Kühlzeit: mind. 1 Std.

Für die Parmesan-Espuma
500 g Sahne
125 g Parmesanrinde
Salz
Pfeffer (nach Belieben)
frisch geriebene Muskatnuss

Für die Parmesan-Chips
100 g Parmesan

Für das Tatar
1 kg Rinderfilet (s. Mikes Profi-Tipp)
1 Granny-Smith-Apfel
1 Bio-Limette
Olivenöl extra vergine (s. Mikes Profi-Tipp)
Salz | Pfeffer

Equipment
Thermo-Sahnespender
runder Ausstecher oder Servierring

1 Für die Parmesan-Espuma die Sahne mit der Parmesanrinde sowie etwas Salz, nach Belieben Pfeffer und 1 Prise Muskatnuss in einen Topf geben und aufkochen. Dann die Sahne durch ein Sieb passieren und in einen Thermo-Sahnespender geben. Mind. 1 Std. auskühlen lassen.

2 Für die Parmesan-Chips den Backofen auf knapp 200° vorheizen. Den Parmesan nicht zu fein reiben. Ein Backblech mit Backpapier belegen. Den Parmesan darauf in Häufchen verteilen und in 7–10 Min. im heißen Ofen (Mitte) schmelzen lassen, die Häufchen sollen dabei zerlaufen. Sobald der Parmesan geschmolzen und hell- bis goldbraun geworden ist, die Chips aus dem Ofen und vom Blech nehmen.

3 Für das Tatar das Rinderfilet in feine Würfel schneiden und in eine Schüssel geben. Den Apfel schälen, vierteln und entkernen. Die Viertel ebenfalls fein würfeln und zum Rindfleisch geben. Die Limette waschen und trocken tupfen. Die Schale fein abreiben, etwas Saft auspressen. Fleisch- und Apfelwürfel mit etwas Olivenöl, der Hälfte der Limettenschale, 1 Spritzer Limettensaft, Salz und Pfeffer vermengen, dann die Mischung abschmecken. Bei Bedarf mehr Öl, Limettenschale und/oder -saft sowie Salz und Pfeffer untermischen.

4 Zum Servieren das Tatar jeweils mithilfe eines runden Ausstechers oder Servierring auf sechs bzw. acht Tellern anrichten. Die Parmesan-Espuma aus dem Spender auf die Teller aufspritzen. Dann das Tatar mit den Parmesan-Chips garnieren und servieren.

MIKES PROFI-TIPP

Hier kommt es auf ausgezeichnete Qualität der Zutaten an! Das Rindfleisch sollte wirklich gut gereift sein, am besten »dry aged« wie in Walter's Pharmacy. Und es lohnt sich, kalt gepresstes, hochwertiges Olivenöl zu verwenden, auch wenn es etwas mehr kostet. »Olio extra vergine di oliva« veredelt jede Speise mit nur wenigen Tropfen.

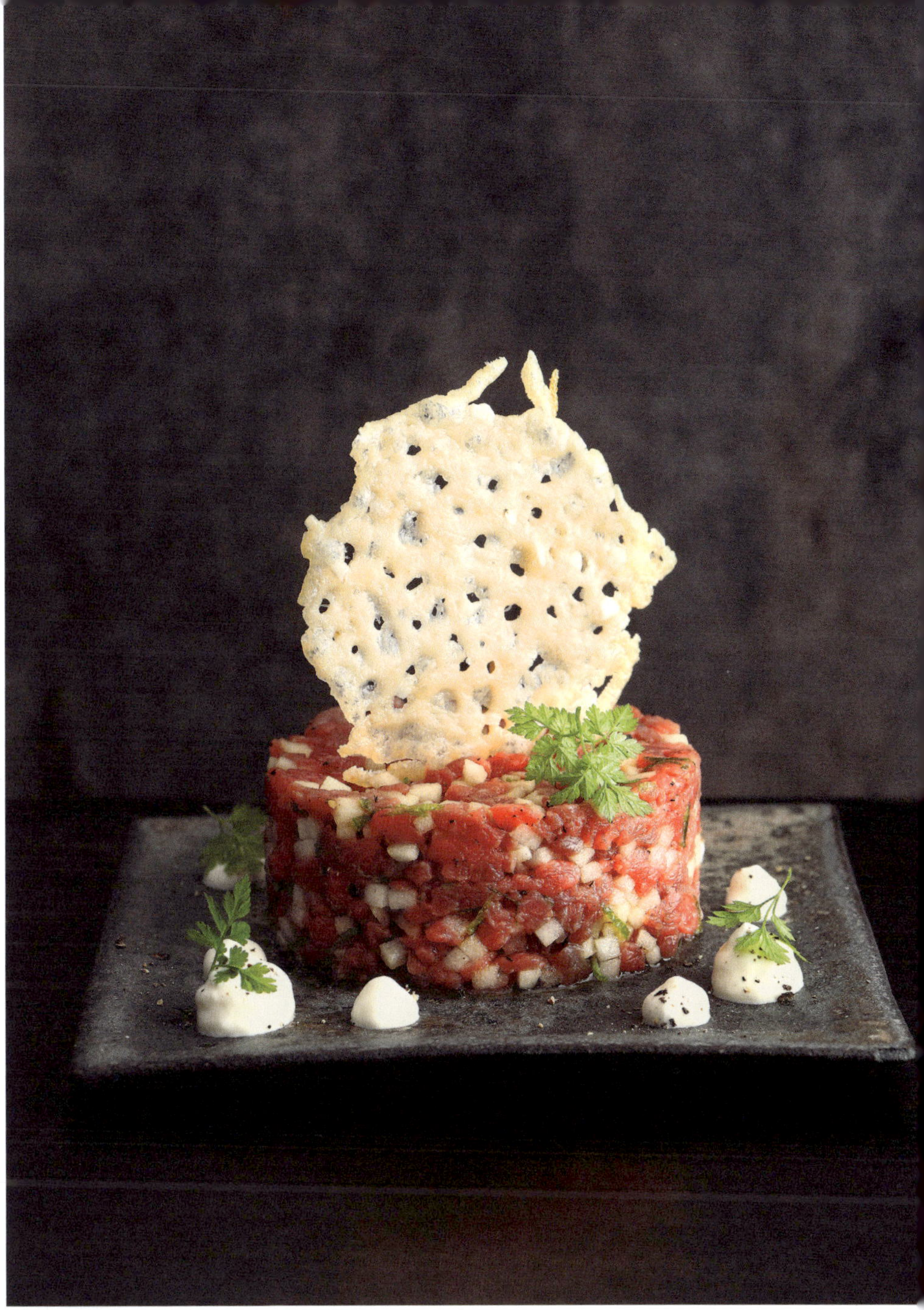

Walter's Pharmacy
Mauerstr. 1
32105 Bad Salzuflen
(05222) 53 42 96
http://www.hotel-lippischer-hof.de/

Mikes Wertung: 10 Punkte

TAGLIATELLE MIT RINDERSTREIFEN, GARNELEN UND STEINPILZ-OLIVEN-PESTO

Für 4 Personen
Zubereitungszeit: ca. 1 Std.
Ruhezeit: mind. 2 Std.

Für den Nudelteig
300 g Mehl (+ Mehl zum Bestäuben)
3 Eier (S; ca. 150 g ohne Schale)
Olivenöl
Salz

Für das Pesto
10 g getrocknete Steinpilze
30 g Parmesan
20 Blätter Basilikum
1 Knoblauchzehe
150 g grüne Oliven (entsteint)
5 g Pinienkerne
ca. 50 ml Olivenöl
Salz | Pfeffer

Für Fleisch und Garnelen
3 Schalotten
400 g Rindfleisch zum Kurzbraten (z. B. Hüftsteak oder Roastbeef)
16 rohe, geschälte Garnelen
je 1 Zweig Rosmarin und Thymian
Olivenöl zum Braten
Salz | Pfeffer
1 Schuss Grappa
Parmesan zum Servieren

Equipment
Nudelmaschine
Stabfeuerzeug

1 Für den Nudelteig Mehl und Eier verkneten, 1 Schuss Olivenöl dazugeben und den Teig weiterkneten, bis er geschmeidig ist. Sollte der Teig zu bröselig sein, noch 1 Schuss Wasser untermischen. Den Teig so lange kneten, bis er nicht mehr an den Händen klebt. Dann den Teig in Frischhaltefolie wickeln und mind. 1 Std. kühl stellen.

2 Für das Pesto die Steinpilze 20 Min. in Wasser einweichen. Inzwischen den Parmesan reiben. Die Basilikumblätter waschen und trocken tupfen. Den Knoblauch schälen und grob hacken. Die eingeweichten Steinpilze ausdrücken und mit Oliven, Pinienkernen, Basilikum, geriebenem Parmesan, Knoblauch und Olivenöl in einen hohen Rührbecher oder Mixer geben und mit dem Pürierstab oder im Mixer fein pürieren. Das Pesto mit Salz und Pfeffer abschmecken.

3 Den gekühlten Nudelteig in fingerdicke Scheiben schneiden und diese mit einer Nudelmaschine mehrmals walzen, sodass dünne Nudelplatten entstehen. Die Nudelplatten dann in schmale Bandnudeln (Tagliatelle) schneiden. Die Tagliatelle leicht mit Mehl bestäuben.

4 Für Fleisch und Garnelen die Schalotten schälen und würfeln. Das Rindfleisch in schmale Streifen schneiden. Die Garnelen waschen und trocken tupfen. Rosmarin und Thymian waschen und trocken schütteln.

5 Reichlich Salzwasser aufkochen. Die Tagliatelle darin in 3–5 Min. al dente kochen, dann herausnehmen und warm stellen. Parallel dazu für Fleisch und Garnelen etwas Olivenöl in einer Pfanne erhitzen. Die Rinderstreifen darin bei großer Hitze anbraten, die Garnelen dazugeben und unter Rühren mitbraten. Rosmarin und Thymian zum Aromatisieren dazugeben und alles salzen und pfeffern. Dann die Schalottenwürfel dazugeben und in der Pfanne schwenken, bis sie glasig sind. Den Grappa dazugießen und sofort mit einem Stabfeuerzeug entzünden. Die Pfanne mehrmals schwenken, dann alles aus der Pfanne nehmen.

6 Die warmen Tagliatelle in die Pfanne geben und kurz darin schwenken. Pesto und Fleisch-Garnelen-Mischung dazugeben und unterrühren. Die Tagliatelle mit Fleisch und Garnelen in vier Pasta-Tellern anrichten. Etwas Parmesan frisch darüberreiben und servieren.

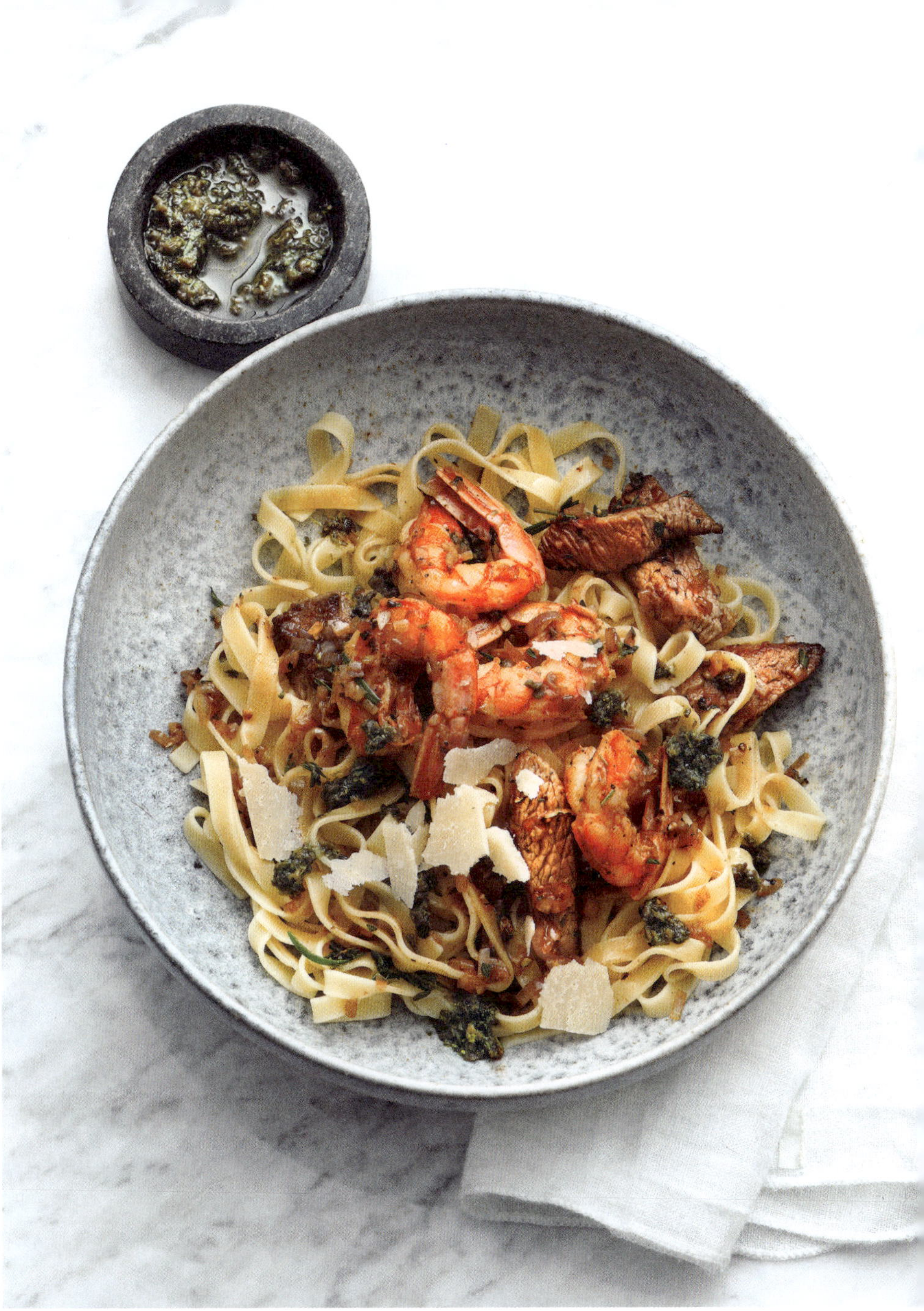

Lignante's
Bahnhofstr. 18
32584 Löhne
(05732) 681 93 56
info@lignantes.de
http://www.lignantes.de/

Mikes Wertung: 7 Punkte

RICOTTAGNOCCHI IM AUBERGINEN-MANTEL MIT SALBEINUSSBUTTER

Für 2 Personen
Zubereitungszeit: ca. 55 Min.
Ruhezeit: mind. 4 Std. oder über Nacht

Für die Gnocchi
55 g Parmesan
30 g Pinienkerne
250 g Ricotta
2 Eigelb
35 g Mehl
je 1 EL gehackte Petersilie und fein geschnittenes Basilikum
frisch geriebene Muskatnuss
Salz | Pfeffer
2 EL Butter zum Bepinseln

Für den Auberginenmantel
1 kleine bis mittelgroße Aubergine
4 EL Olivenöl + Öl für die Form

Für die Salbeibutter
100 g Butter
20 Salbeiblätter
Salz
½ EL Zitronensaft (nach Belieben)

1 Für die Gnocchi 40 g Parmesan reiben. Die Pinienkerne in einer Pfanne ohne Fett 3–4 Min. unter Rühren anrösten und in eine große Schüssel geben. Parmesan, Ricotta, Eigelbe, Mehl, Kräuter, 1 kräftige Prise Muskat, ½ TL Salz und Pfeffer hinzufügen. Alles gründlich verrühren, dann zugedeckt mind. 4 Std. oder über Nacht kalt stellen.

2 Für den Auberginenmantel den Backofen auf 180° vorheizen. Die Aubergine waschen, das obere und untere Ende abschneiden und die Aubergine längs in 8 ca. 5 mm dicke Scheiben schneiden. Die Scheiben nebeneinander auf ein mit Backpapier ausgelegtes Blech legen und großzügig mit dem Olivenöl bestreichen. Im heißen Ofen (Mitte) 10–15 Min. rösten, bis sie weich und goldbraun gefärbt sind.

3 Die Ricottamasse in 8 Portionen teilen und jede Portion mit angefeuchteten Händen zu einem länglichen Klößchen rollen. Inzwischen in einem großen Topf reichlich Salzwasser aufkochen. Die Butter zum Bepinseln zerlassen. Die Klößchen portionsweise und vorsichtig ins siedende Wasser gleiten lassen. (Nicht alle auf einmal hineingeben, sonst kleben sie zusammen!) Wenn sie nach ca. 2 Min. an die Oberfläche steigen, die Gnocchi mit einem Schaumlöffel aus dem Wasser heben und auf einem sauberen Geschirrtuch abtropfen lassn. Mit Küchenpapier abtupfen, mit der Butter bepinseln und abkühlen lassen.

4 Dann den Backofen auf 180° vorheizen. Die abgekühlten Gnocchi mit je 1 Scheibe Aubergine umwickeln und mit der Auberginen-»Naht« nach unten nebeneinander in eine gefettete ofenfeste Form setzen. Die restlichen 15 g Parmesan reiben und über die Gnocchi streuen. Die Gnocchi ca. 10 Min. im heißen Ofen (Mitte) gratinieren.

5 Inzwischen für die Salbeibutter die Butter in einem kleinen Topf erhitzen und 2–4 Min. köcheln lassen, bis sie eine hellbraune Färbung annimmt. Die Butter vom Herd nehmen und vorsichtig den Salbei, 1 Prise Salz und, falls verwendet, den Zitronensaft hinzufügen. Achtung, es kann spritzen! Den Topf kurz zurück auf den Herd stellen.

6 Die gratinierten Gnocchi auf Tellern anrichten, mit der heißen Butter und einigen Salbeiblättern übergießen und sofort servieren.

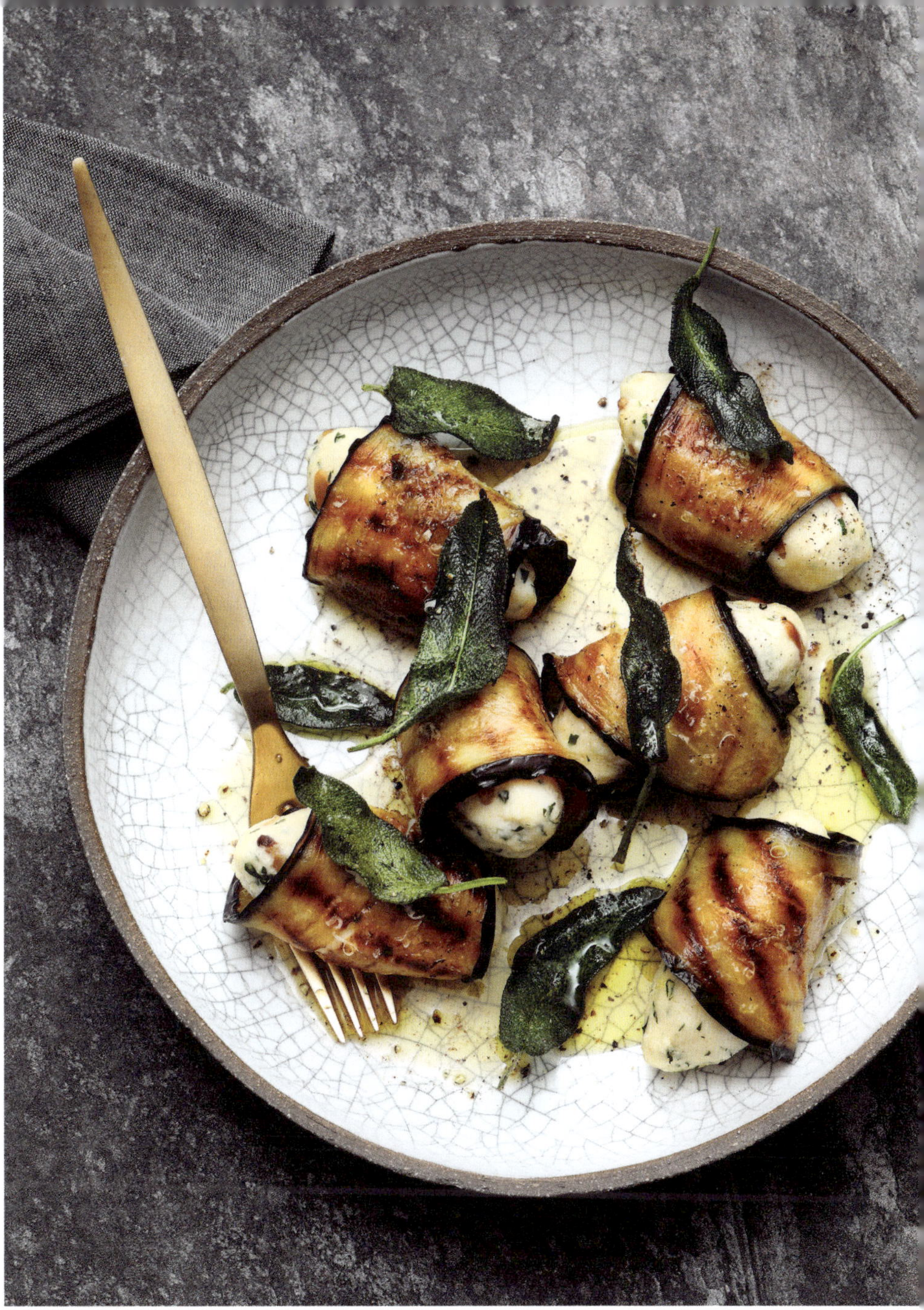

Rinklin Weidengarten
Heckershäuser Str. 28a
34292 Ahnatal-Weimar
(05609) 80 35 88
info@rinklin-weidengarten.de
https://www.rinklin-weidengarten.de/

Mikes Wertung: 9 Punkte

LAMMRÜCKEN MIT KRÄUTERKRUSTE UND RATATOUILLE

Für 4 Personen
Zubereitungszeit: ca. 50 Min.

Für die Ratatouille
2 Knoblauchzehen
1 Zwiebel
2–3 vollreife Tomaten
1–2 rote Paprika
1 kleine Aubergine
1 Zucchino
Olivenöl zum Braten
5 g getrocknete Kräuter der Provence (Basilikum, Majoran, Oregano, Rosmarin, Lavendel, Salbei, Thymian)
60 g mildes Ajvar
Salz | Pfeffer
Cayennepfeffer

Für den Lammrücken
ca. 30 g gemischte Kräuterblättchen (Basilikum, Majoran, Lavendel, Salbei, Thymian)
je ½ TL Pimentkörner, schwarze Pfefferkörner und Fenchelsamen
80 g Vollkornbrösel
3 EL weiche Butter
60 ml Buttermilch
Salz
edelsüßes Paprikapulver
1 EL Butterschmalz
500 g Lammrückenfilet (2 Lammlachse)
Pfeffer

1 Für die Ratatouille den Knoblauch schälen und hacken. Die Zwiebel schälen und würfeln. Die Tomaten mit kochend heißem Wasser überbrühen, dann mit eiskaltem Wasser abschrecken und häuten. Die Stielansätze entfernen und die Tomaten grob würfeln. Die Paprika mit einem Sparschäler schälen, längs halbieren und putzen. Die Kerne und Trennwände entfernen und die Paprikahälften in mundgerechte Stücke schneiden. Die Aubergine und den Zucchino waschen, putzen und ebenfalls in mundgerechte Stücke schneiden.

2 Das Öl zum Braten in einem Schmortopf erhitzen. Die Auberginenstücke darin unter Rühren bei großer Hitze anbraten, dann herausnehmen. Zwiebel-, Zucchini- und Paprikastücke in den Topf geben und unter Rühren anbraten. Dann Knoblauch und Tomaten dazugeben. Die gebratenen Auberginen unterrühren. Die Kräuter darüberstreuen. Alles mit Ajvar und je 1 Prise Salz, Pfeffer und Cayennepfeffer würzen und zugedeckt bei kleiner Hitze 20–30 Min. schmoren lassen.

3 Parallel dazu für den Lammrücken die Kräuter waschen und trocken schütteln. Die Blättchen bis auf einen kleinen Rest fein hacken. Piment- und Pfefferkörner mit den Fenchelsamen in einer Gewürzmühle mahlen oder in einem Mörser fein zerkleinern. Die gehackten Kräuter und gemahlenen Gewürze mit Vollkornbröseln, weicher Butter und der Buttermilch sowie je 1 kräftigen Prise Salz und Paprikapulver zügig vermengen. Die Mischung kühl stellen.

4 Den Backofen auf 150° vorheizen. Das Butterschmalz in einer Pfanne erhitzen. Das Lammfleisch rundherum mit Salz und Pfeffer würzen und im heißen Butterschmalz ca. 2 Min. bei kleiner bis mittlerer Hitze anbraten. Anschließend auf ein mit Backpapier belegtes Backblech setzen. Die gekühlte Kräutermischung darauf verteilen und das Fleisch im heißen Ofen (Mitte) in ca. 10 Min. fertig garen.

5 Die Ratatouille nochmals mit Salz, Pfeffer und Cayennepfeffer abschmecken. Das Fleisch aus dem Ofen nehmen, noch etwas ruhen lassen, dann in Scheiben schneiden und mit der Ratatouille auf vier Tellern anrichten. Mit den beiseitegelegten Kräutern garnieren. Dazu werden im Grischäfer noch gratinierte Kartoffeln gereicht.

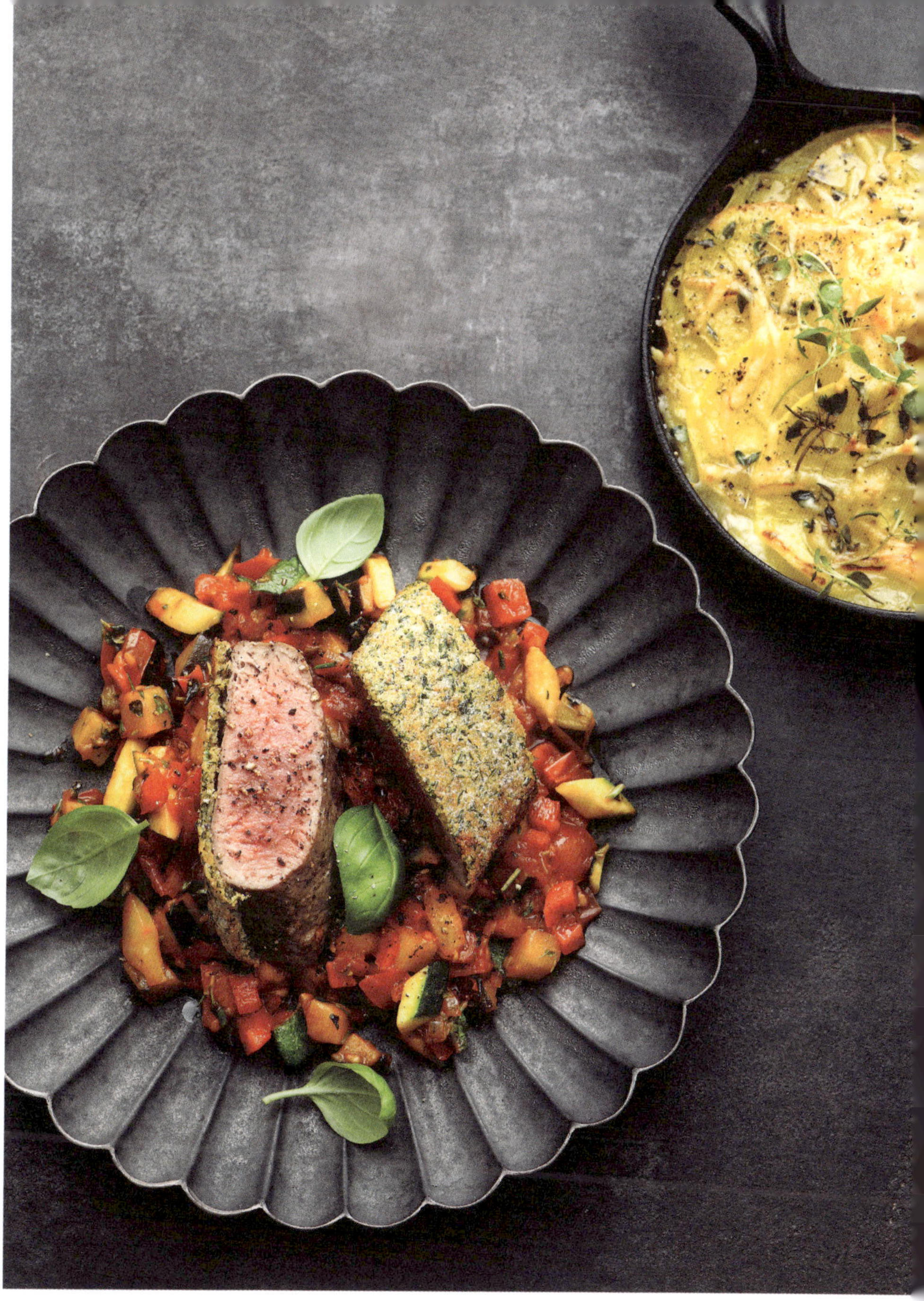

Der Grischäfer
Kasseler Str. 78
34308 Bad Emstal
(05624) 998 50
kontakt@grischaefer.de
https://grischaefer.de/

Mikes Wertung: 9 Punkte

WEISSE SCHOKOLADENMOUSSE MIT KOKOSLIKÖR AN FRISCHEN ERDBEEREN

Für 4 Personen
Zubereitungszeit: ca. 40 Min.

Für die Mousse
- 70 g weiße Kuvertüre
- 1 Eigelb
- 1 Ei (M)
- 3 EL cremiger Kokoslikör (ersatzweise Kokosmilch)
- 1 Blatt Gelatine
- 120 g Sahne

Für die Erdbeeren
- 2 TL Zitronensaft
- Zucker nach Geschmack
- 1–2 TL Orangenlikör (ersatzweise eingekochter Orangensaft)
- ca. 160 g Erdbeeren

Außerdem
- Minze zum Garnieren

Equipment
- Edelstahlschüssel und passender Topf für ein Wasserbad

1 Die Kuvertüre mit einem Messer grob hacken und in einer Schüssel über einem heißen Wasserbad schmelzen, dabei die Kuvertüre gelegentlich umrühren und nicht zu heiß werden lassen.

2 Eigelb, Ei und Kokoslikör in einer Edelstahlschüssel verrühren. Dann die Eier-Mischung zur »Rose abziehen«, d. h. über einem heißen Wasserbad bei kleiner Hitze weiterrühren, bis sie cremig geworden ist (s. Mikes Profi-Tipp). Anschließend die Mischung mit der geschmolzenen und nicht zu heißen Kuvertüre mischen, dabei gelegentlich rühren. Die Eier-Kuvertüre-Mischung etwas abkühlen lassen.

3 In dieser Zeit die Gelatine in Wasser einweichen lassen. Die Sahne steif schlagen und kalt stellen. Die eingeweichte Gelatine ausdrücken und schnell unter die Eier-Kuvertüre-Mischung rühren. Dann sofort vorsichtig die geschlagene Sahne unterheben. Die weiße Schokoladenmousse im Kühlschrank ruhen und abkühlen lassen.

4 Für die Erdbeeren den Zitronensaft mit etwas Zucker und dem Orangenlikör mischen. Einige schöne Erdbeeren abreiben und für die Deko beiseitelegen. Die übrigen Erdbeeren waschen, trocken tupfen und entkelchen. Die Erdbeeren nach Belieben in Scheiben schneiden und in der Zitronensaftmischung marinieren.

5 Zum Servieren Nocken von der Schokoladenmousse abstechen und diese nach Belieben halbieren. Die Nocken mit den marinierten Erdbeeren und den Deko-Erdbeeren auf Tellern anrichten.

MIKES PROFI-TIPP

»Zur Rose abziehen« – mit diesem Trick überprüfen Profi-Köche, ob die Creme schon die gewünschte Bindung erreicht hat. Tauche dazu einen Kochlöffel in die Masse ein und halte ihn mit dem Rücken nach oben. Dann darauf pusten – entstehen dabei wellenförmige Linien, die wie eine Rose aussehen, ist die gewünschte Cremigkeit erreicht.

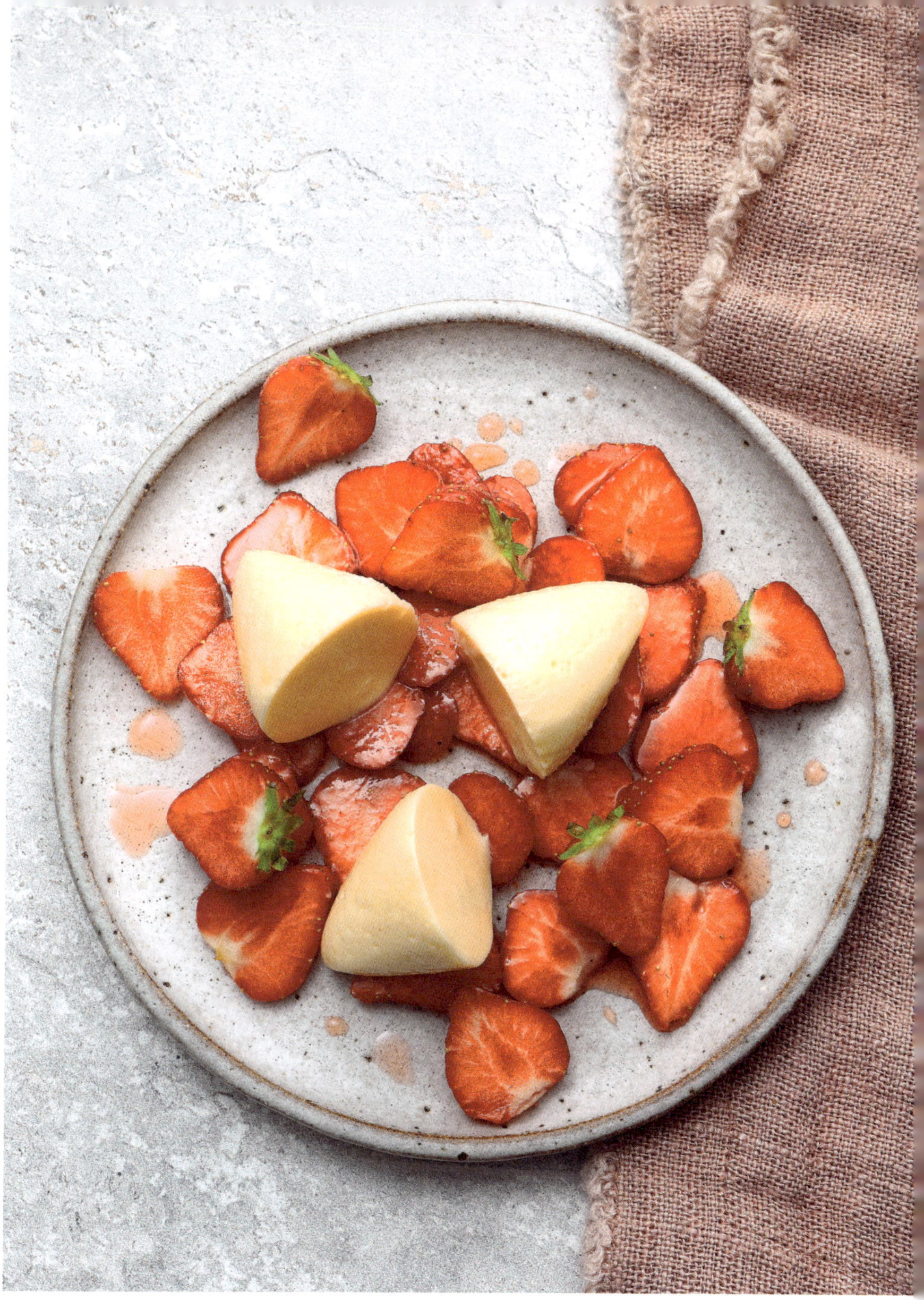

Die Reblaus
Ziegelstr. 32
34346 Hannoversch Münden
(05541) 95 46 10
info@die-reblaus.com
http://www.die-reblaus.com/

Mikes Wertung: 9 Punkte

CAKE SHARBATI

Eine afghanische Spezialität, die im Safran authentischen Geschmack durch Rosenwasser und Kardamom erhält.

Für 8–10 Personen
Zubereitungszeit: ca. 30 Min.
Backzeit: ca. 35 Min.
Kühlzeiten: über Nacht + 6 Std.

Für den Biskuitteig
6 Eier (M)
Salz
225 g Zucker
2 Päckchen Vanillezucker
1 Päckchen Backpulver
120 g Mehl

Für den Sirup
225 g Zucker
Saft von einer ½ Zitrone oder Limette
1 EL Rosenwasser
1 Messerspitze gemahlener Kardamom (nach Belieben)

Außerdem
200 g Sahne
gehackte oder gehobelte Mandeln, Pistazien- und / oder Walnusskerne zum Garnieren

Equipment
Springform (26 cm ∅)

1 Den Backofen auf 150° vorheizen. Eine Springform mit Backpapier auslegen. Für den Biskuitteig die Eier trennen. Die Eiweiße mit 1 kleinen Prise Salz mit dem Handrührgerät zu steifem Eischnee schlagen, nach und nach den Zucker und den Vanillezucker unterschlagen.

2 Dann die Eigelbe und das Backpulver unterschlagen, bis eine cremige, dickflüssige Masse entstanden ist. Zum Schluss das Mehl dazugeben und untermengen. Den fertigen Teig in die vorbereitete Springform geben und im heißen Ofen (Mitte) ca. 35 Min. backen. Die Stäbchenprobe machen. Klebt an einem hereingestochenen Holzstäbchen kein Teig mehr, den Biskuit aus dem Ofen nehmen.

3 Während der Teig im Ofen ist, den Sirup vorbereiten: Dazu 400 ml Wasser, den Zucker und den Zitronen- oder Limettensaft in einen kleinen Topf geben und aufkochen. Die Mischung unter Rühren köcheln lassen, bis sich der Zucker gelöst hat. Den Sirup dann zur Seite stellen und etwas abkühlen lassen. Das Rosenwasser und nach Belieben auch den Kardamom unter den abgekühlten Sirup rühren.

4 Sobald der gebackene Biskuit aus dem Ofen kommt, den abgekühlten Sirup darüberträufeln. Den Boden dann in der Springform abkühlen lassen. So kann der Biskuit den Sirup vollständig aufnehmen, und es kann keine Flüssigkeit auslaufen. Den beträufelten und abgekühlten Biskuitboden über Nacht im Kühlschrank ruhen lassen.

5 Am nächsten Tag die Sahne sehr steif schlagen. Den gekühlten Biskuitboden aus der Springform nehmen, dazu vorab den Biskuit mit einem spitzen Messer vom Rand lösen. Den Biskuit dann umgekehrt, d. h. mit der Deckenfläche nach unten, auf einen Teller geben und mit der Schlagsahne bestreichen. Das Dessert nochmals für ca. 6 Std. in den Kühlschrank stellen. Den fertigen Cake Sharbati mit Mandeln Pistazien- und / oder Walnüssen garnieren und servieren.

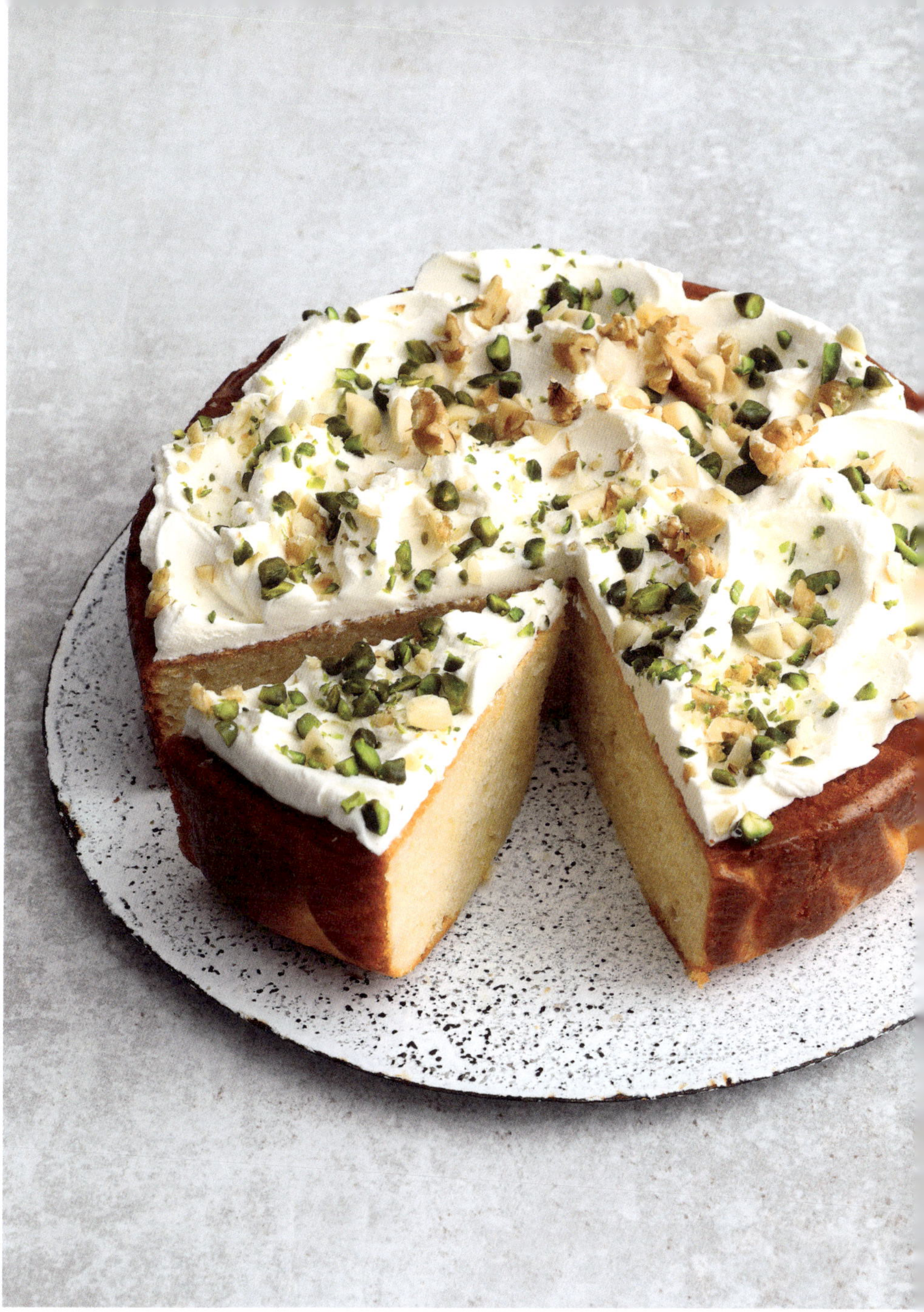

Safran
Helmstedter Str. 58e
38126 Braunschweig
(0531) 60 94 92 20
safran-bs@hotmail.de
https://www.safran-bs.de/

Mikes Wertung: 9 Punkte

GESCHMORTE RINDERROULADEN VOM HARZER HÖHENVIEH

Für 4 Personen
Zubereitungszeit: ca. 45 Min.
Schmorzeit: ca. 2 Std.

4 Scheiben Rinderroulade aus der Oberschale vom Harzer Höhenvieh (à ca. 300 g)
Salz | Pfeffer
4 EL scharfer Senf + Senf zum Abschmecken
8 dünne Scheiben durchwachsener Räucherspeck
1 große Gewürzgurke (ca. 100 g)
3 Zwiebeln
1 Möhre
½ Knollensellerie
½ Stange Lauch
4 EL Öl
50 g Speckwürfel
1 TL Zucker
1 EL Tomatenmark
¼ l trockener Rotwein
2 Lorbeerblätter
½ l leichte Rinderbrühe
1–2 TL Speisestärke (nach Belieben)

Equipment
Rouladennadeln oder Zahnstocher

1 Nacheinander je 1 Scheibe Rouladenfleisch zwischen zwei Gefrierbeutel legen und das Fleisch mit einem Plattiereisen oder einem Topfboden flach klopfen. Die Gefrierbeutel entfernen. Jede Fleischscheibe salzen und pfeffern, mit je 1 EL Senf bestreichen und mit je 2 Speckstreifen belegen. Die Gurke längs achteln, dann quer halbieren und jeweils 4 Stücke am breiteren Ende jeder Fleischscheibe auflegen.

2 2 Zwiebeln schälen und in Streifen schneiden. Über den Gurken verteilen und dabei leicht mit der flachen Hand andrücken. Die Längsseiten der Fleischscheiben nach innen einklappen. Dann die Scheiben zu Rouladen aufrollen und diese an der Nahtstelle jeweils mit Rouladennadeln oder Zahnstochern fixieren.

3 Den Backofen auf 180° vorheizen. Übrige Zwiebel, Möhre, Knollensellerie und Lauch putzen und schälen bzw. gründlich waschen. Das Gemüse grob würfeln. Das Öl in einer großen Pfanne erhitzen. Die Rouladen darin mit den Speckwürfeln bei mittlerer bis großer Hitze von allen Seiten goldbraun anbraten. Die Gemüsewürfel dazugeben und neben den Rouladen hellbraun anrösten. Zucker und Tomatenmark unterrühren und mitbraten, bis ein Bratsatz entsteht.

4 Den Bratsatz mit dem Rotwein loskochen, dann Lorbeer und Brühe dazugeben. Den gesamten Pfanneninhalt in einen Bräter umfüllen. Den Bräter mit Alufolie verschließen und in den heißen Ofen (Mitte) geben. Die Ofentemperatur auf 140° reduzieren und die Rouladen zugedeckt gut 2 Std. schmoren, dabei nach ca. 1 Std. einmal wenden.

5 Die fertig gegarten Rinderrouladen aus dem Bräter nehmen und auf einer hitzefesten Platte im ausgeschalteten Ofen warm halten. Den gesamten Inhalt des Bräters durch ein Sieb in einen Topf passieren. Die Sauce aufkochen und offen 3–5 Min. einkochen lassen, dann nach Belieben die Speisestärke mit etwas Wasser verrühren und die Sauce damit binden. Die Sauce anschließend mit etwas scharfem Senf, Salz und Pfeffer abschmecken und mit den Rouladen auf vier Tellern anrichten. Im Restaurant Zum Landsknecht werden dazu frisch zubereiteter Rotkohl und hausgemachte Kartoffelklöße gereicht.

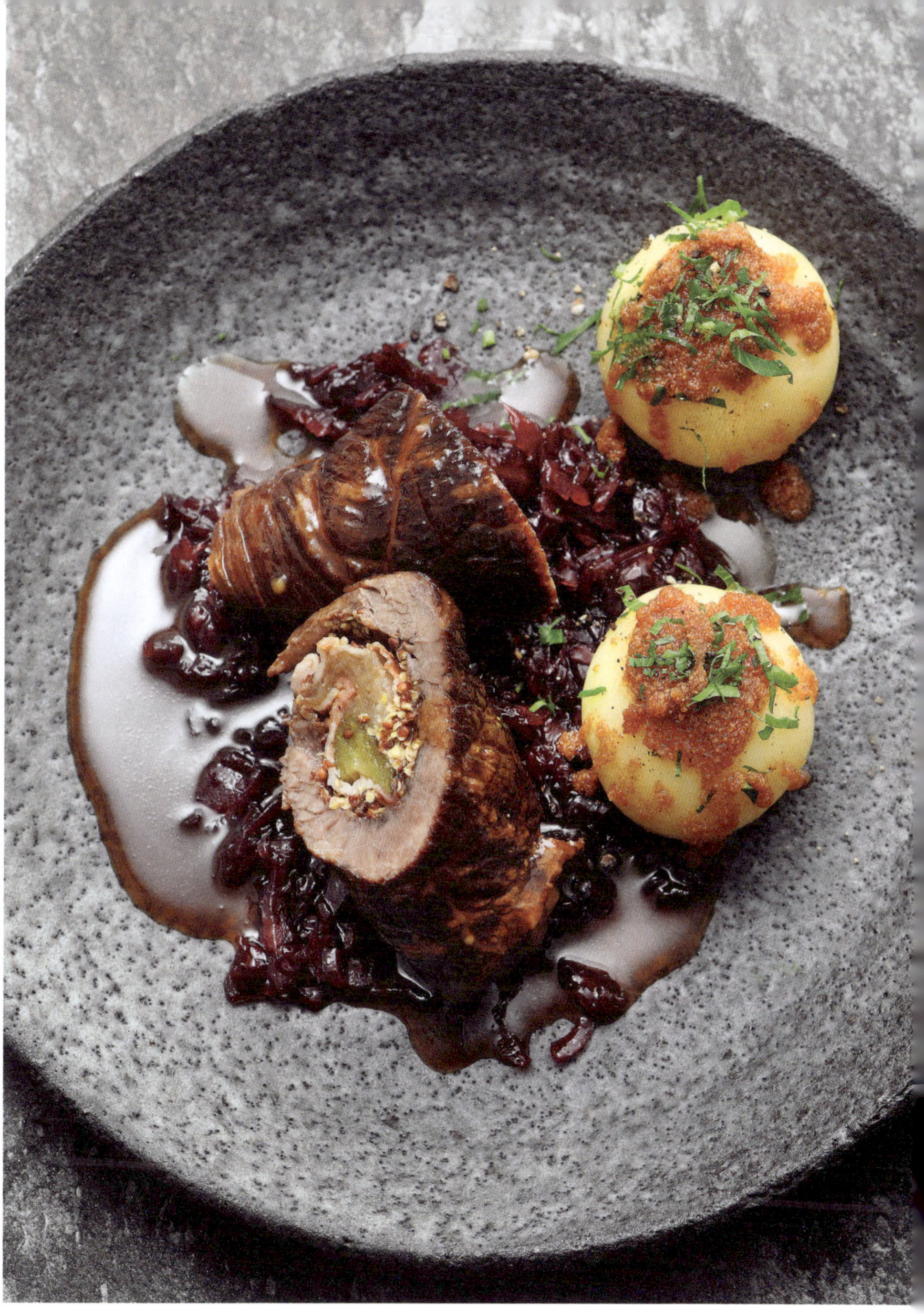

Zum Landsknecht
Gänsemarkt 6
38154 Königslutter am Elm
(05353) 97 88 61
www.zum-landsknecht-königslutter.de

Mikes Wertung: 10 Punkte

BASILIKUM-SCHAFSKÄSE-DIP

Geradlinig und schnörkellos kommt dieser Dip daher. Sein würziges Geheimnis: nur allerbeste Zutaten!

Für 4–6 Personen
Zubereitungszeit: ca. 30 Min.
Ruhezeit: ca. 5 Std.

6 Knoblauchzehen
300 g Basilikumblätter
250 ml Olivenöl
Salz
1 rote Chilischote (nach Belieben)
500 g Doppelrahm-Frischkäse
500 g milder Schafskäse (Feta)

1 Den Knoblauch schälen und grob zerschneiden. Knoblauch, Basilikumblätter, Olivenöl, 1 Prise Salz und nach Belieben etwas frische Chilischote in den Mixer oder einen hohen Rührbecher geben und mit dem Pürierstab zu einem Pesto mixen. Achtung, nur kurz pürieren, da sonst zu viele Bitterstoffe freigesetzt werden.

2 Den Frischkäse in das Pesto rühren, bis eine cremige Masse entstanden ist. Den Schafskäse würfeln und kurz untermengen oder unterrühren, bis eine homogene Masse entstanden ist. Bei Bedarf noch etwas Olivenöl dazugeben, bis die Masse »streichfest« ist. Die Creme zugedeckt in den Kühlschrank stellen und ca. 5 Std. ziehen lassen.

3 Den Basilikum-Schafskäse-Dip sofort servieren, z. B. zu Brot oder Gemüsesticks (s. Mikes Profi-Tipp). Zum Aufbewahren die Creme in kleine verschließbare Gläser füllen und mit Olivenöl bedecken. Gut verschlossen bleibt sie im Kühlschrank 10–14 Tage frisch.

MIKES PROFI-TIPP

Dieser Dip passt super zu Weiß-, Grau- oder Körnerbrot – gern auch in Kombination mit Oliven. Oder man reicht ihn zu halbierten Kirschtomaten und anderen Gemüsesticks. Unschlagbar lecker schmeckt er zu Pasta: Pro Teller 3 gehäufte EL Dip mit 2 EL Nudelkochwasser verrühren. Die frisch gekochte Pasta dazugeben und mit Kirschtomaten und reichlich Rucolasalat vermischen.

Landhaus Freemann
Unterdorfstr. 60/Ecke Kalkumer Schlossallee 100
40489 Düsseldorf
(0211) 17 30 40
info@free-mann.de
https://landhaus-free-mann.eatbu.com/

Mikes Wertung: 10 Punkte

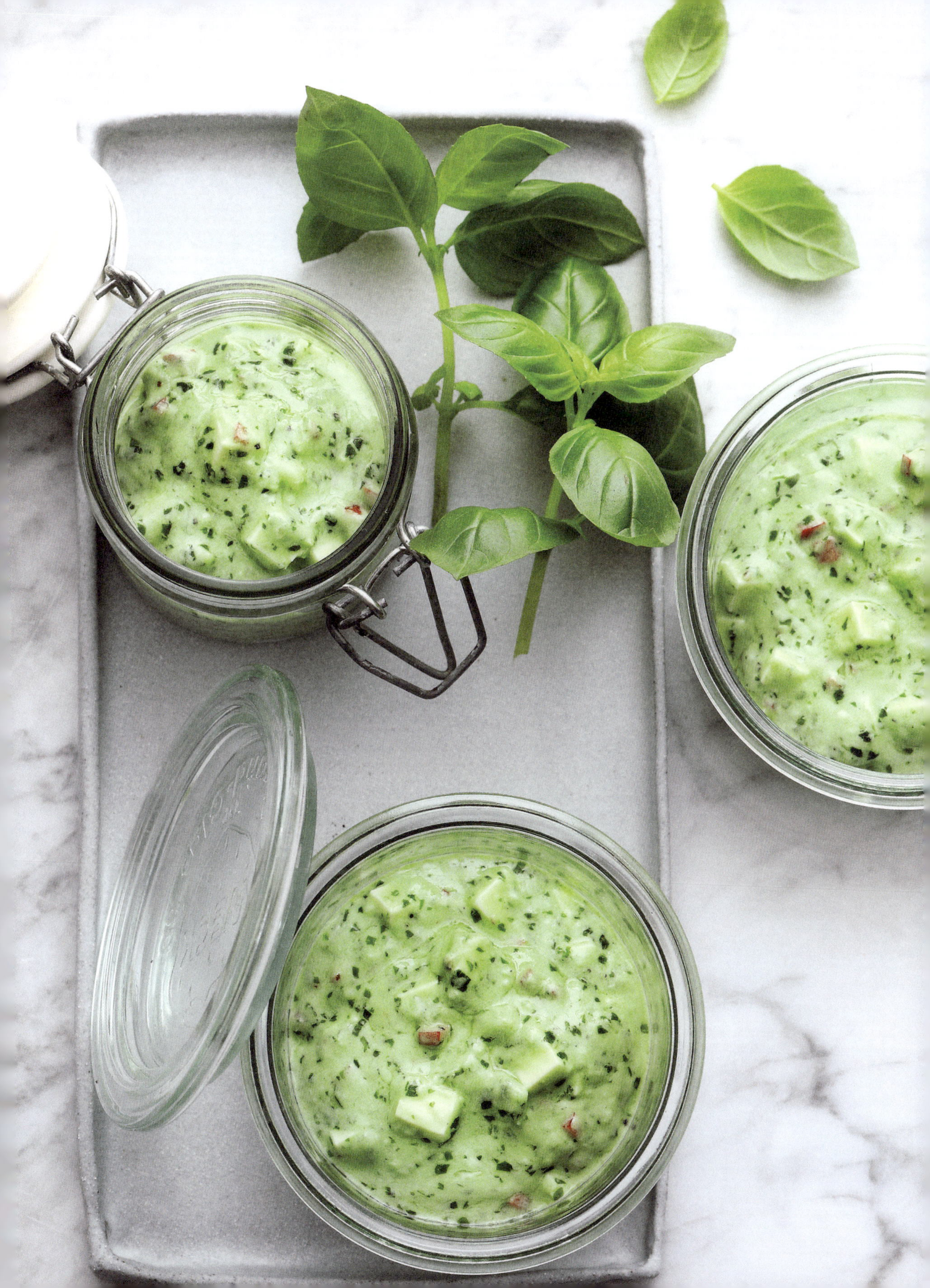

WALNUSS-MACADAMIA-PARFAIT MIT BLUTORANGEN-INGWER-KOMPOTT

Für 8–10 Personen
Zubereitungszeit: ca. 30 Min.
Gefrierzeit: 4–6 Std.

Für das Parfait
20 g Walnusskerne
20 g Macadamianusskerne
350 g Sahne
1 Ei (M)
1 Eigelb
60 ml Läuterzucker (selbst gemacht oder Fertigprodukt; s. Mikes Profi-Tipp)
25 g Zucker

Für das Kompott
1 kleines Stück Ingwer (ca. ½–1 cm lang)
2 Saftorangen
3 Blutorangen + evtl. noch etwas Orangensaft
15 g Vanillepuddingpulver

Außerdem
Schokoladenornamente (nach Belieben)
Minzeblättchen (nach Belieben)

Equipment
Edelstahlschüssel und passender Topf für ein Wasserbad
Schüssel und Eiswürfel für ein Eiswasserbad
8–10 kältefeste Portionsformen

1 Für das Parfait die Nüsse hacken und in einer Pfanne ohne Fett leicht anrösten, dann abkühlen lassen. Die Sahne steif schlagen.

2 Das Ei trennen. Das Eigelb mit dem zusätzlichen Eigelb und dem Läuterzucker in eine Edelstahlschüssel geben und über einem heißen (nicht kochenden) Wasserbad cremig aufschlagen, anschließend vom Wasserbad nehmen und auf einem Eiswasserbad kalt schlagen. Das Eiweiß mit dem Zucker zu einem steifen Schnee schlagen. Die abgekühlte Eigelbmasse vorsichtig mit dem Eischnee vermengen und dann unter die steif geschlagene Sahne ziehen. Die Nüsse ebenfalls unterziehen. Die Parfaitmasse in die Förmchen geben und im Tiefkühlfach oder -gerät in 4–6 Std. gefrieren lassen.

3 Für das Kompott den Ingwer schälen und sehr fein reiben. Die Orangen und Blutorangen schälen und dabei auch die weiße Haut entfernen. Die Orangen filetieren, d.h. die Filets mit einem spitzen Messer aus den Segmenten schneiden. Den austretenden Saft dabei auffangen. Es werden 150 ml Saft gebraucht. Den gewonnenen Saft, falls nötig, mit zusätzlichem Orangensaft ergänzen und mit dem Ingwer in einen Topf geben. Den Saft aufkochen und kurz köcheln lassen. Das Vanillepuddingpulver mit etwas Wasser oder Orangensaft anrühren und in den köchelnden Saft rühren, bis die Mischung leicht bindet. Die Saftmischung leicht abkühlen lassen und mit den Orangenfilets vermengen. Das Kompott abkühlen lassen.

4 Zum Servieren die Parfaits etwas antauen lassen, dann aus den Formen nehmen und auf Tellern mit dem Kompott anrichten. Nach Belieben mit Schokoladenornamenten und Minzeblättchen garnieren.

MIKES PROFI-TIPP

Flüssiger Läuterzucker kommt dort zum Einsatz, wo man normalen Zucker bei der Zubereitung nicht auflösen kann, aber auch keine krümeligen Kristalle im Essen haben möchte, wie hier in der Parfaitmasse. Für selbst gemachten Läuterzucker Wasser mit derselben Menge Zucker in einen Topf geben, aufkochen und ca. 15 Min. köcheln lassen, bis sich der Zucker auflöst hat und ein Sirup entstanden ist.

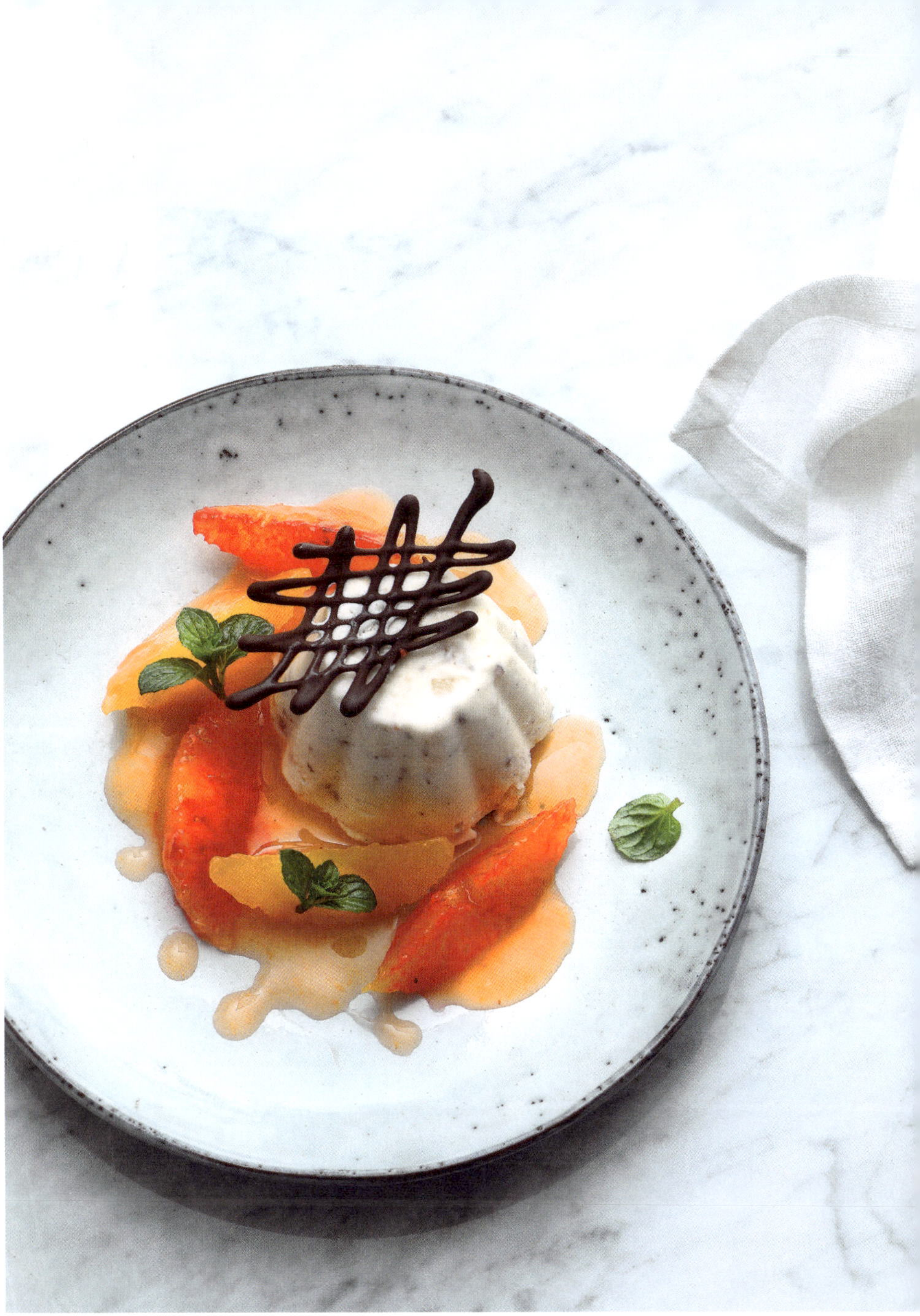

Zum Alten Markt
Markt 3
44137 Dortmund
(0231) 57 22 17
info@altermarkt-dortmund.de
https://altermarkt-dortmund.de/

Mikes Wertung: 8 Punkte

LAMMRÜCKEN KUZU SIRTI

Im La Turka in der Essener »Rü« wird das Fleisch mit türkischem Lor-Käse gefüllt, es schmeckt auch mit Mozzarella sehr gut.

Für 2 Personen
Zubereitungszeit: ca. 1 Std.
Marinierzeit: 2–3 Std.

Für den Lammrücken
1 Knoblauchzehe
je 1 Zweig Thymian und Rosmarin
4 EL Olivenöl
1 TL edelsüßes Paprikapulver
Salz | Pfeffer
400 g Lammrückenfilet (2 kleine Lammlachse)
2 EL Pistazienkerne
150 g salzfreier Lor-Käse oder Mozzarella

Für die Sesam-Kümmel-Kartoffeln
400 g Drillinge
1 EL Butter | 1 TL Sesam
1 TL Schwarzkümmel
Salz (nach Belieben)

Für das Gemüse
1 Zwiebel | 1 Zucchino
1 milde, grüne Chilischote (»Charleston Paprika«)
2 rote Spitzpaprika
4 Zweige Thymian oder Rosmarin
1 Schuss Olivenöl
Salz | Pfeffer

Equipment
Zahnstocher oder Spieße

1 Für den Lammrücken Knoblauch schälen und halbieren. Thymian und Rosmarin waschen und trocken schütteln. Die Blättchen bzw. Nadeln fein hacken und mit Knoblauch, Olivenöl, Paprikapulver und je 1 kräftigen Prise Salz und Pfeffer vermengen. Die Lammlachse rundherum mit der Marinade bestreichen und 2–3 Std. ziehen lassen.

2 Für die Sesam-Kümmel-Kartoffeln die Drillinge waschen und in wenig Wasser gar kochen, dann abgießen und abkühlen lassen.

3 Für das Gemüse die Zwiebel schälen, halbieren und in Streifen schneiden. Den Zucchino waschen, putzen und längs halbieren. Die Hälften quer in dünne Scheiben schneiden. Die Chili waschen, putzen und in Ringe schneiden. Die Spitzpaprika waschen, putzen und längs halbieren. Die Kerne und Trennwände entfernen und die Hälften quer in Streifen schneiden. Die Kräuter waschen und trocken schütteln.

4 Die marinierten Lammlachse in ca. 10 cm lange Stücke teilen. In jedes Stück längs eine Tasche einschneiden, dabei das Fleisch aber nicht durchschneiden. Die Pistazienkerne hacken, den Käse zerkleinern. Die Fleischtaschen leicht öffnen und mit je 1 TL Pistazien und etwas Käse füllen. Die Taschen mit Zahnstochern oder Spießen verschließen, sodass beim Braten die Füllung nicht austreten kann. Eine Grillpfanne erhitzen, die gefüllten Lammstücke darin portionsweise bei mittlerer Hitze auf jeder Seite 4–5 Min. braten.

5 Parallel dazu das vorbereitete Gemüse in einer Pfanne in etwas Olivenöl bei mittlerer Hitze schwenken, salzen und pfeffern. Die gegarten Kartoffeln halbieren und in der Butter in einer weiteren Pfanne auf den Schnittflächen anbraten. Kartoffeln mit Sesam, Schwarzkümmel und nach Belieben auch mit etwas Salz würzen.

6 Das Gemüse mit den Kartoffeln anrichten. Die Lammstücke halbieren und daraufsetzen. Die Kräuterzweige in einer Pfanne in Olivenöl wenden und dazulegen. Die restlichen Pistazien darüberstreuen.

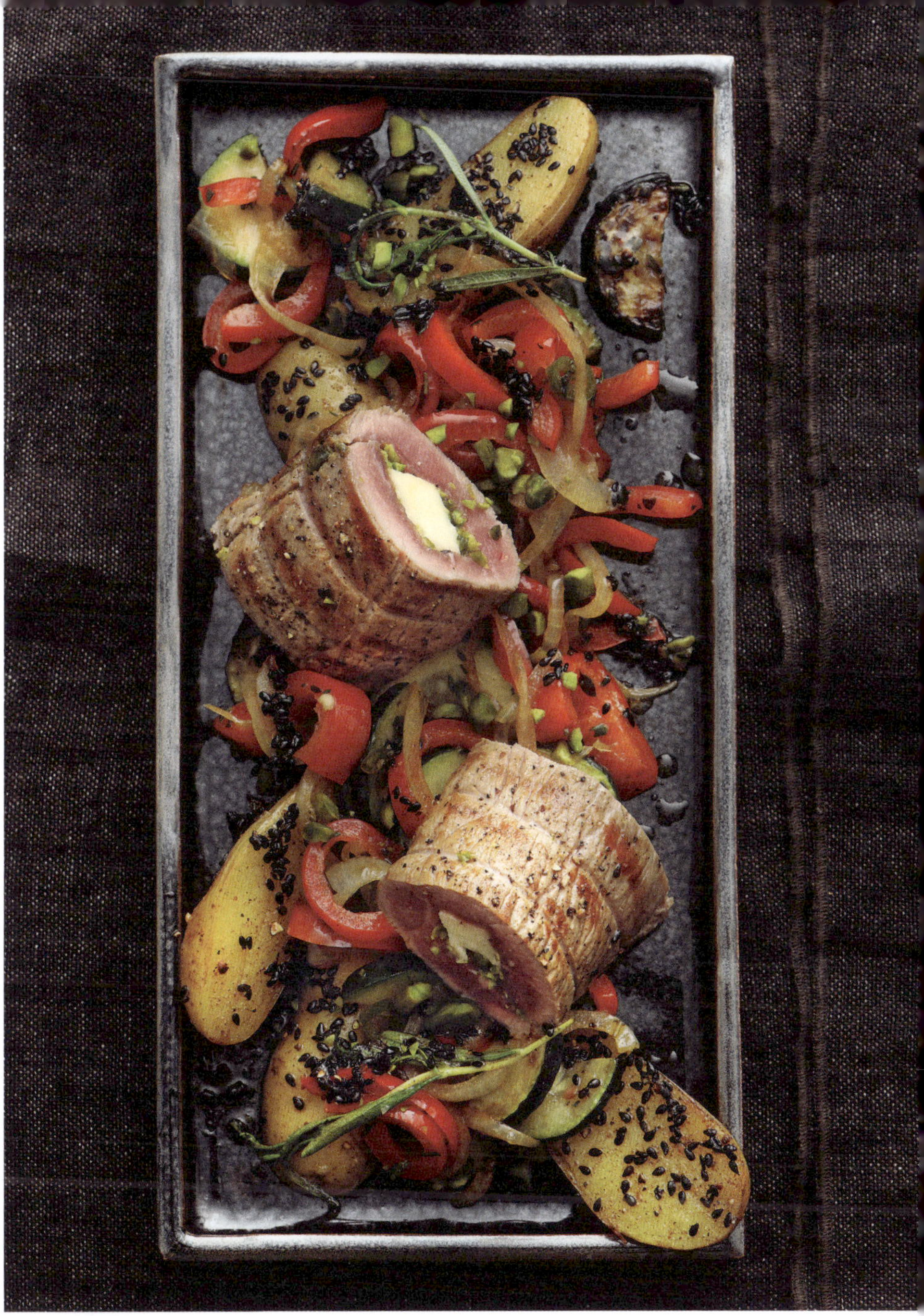

La Turka
Rüttenscheider Str. 176
45131 Essen
(0201) 873 23 90
info@laturka-essen.de
https://www.laturka-essen.de/

Mikes Wertung: 10 Punkte

SALTIMBOCCA MIT ROSENKOHL UND DRILLINGEN

Für 4 Personen
Zubereitungszeit: ca. 55 Min.

Für die Drillinge
250 g Drillinge
Salz
1 Knoblauchzehe
3–4 Zweige Rosmarin
2 EL Olivenöl

Für den Rosenkohl
300 g Rosenkohl
Salz
2 EL Olivenöl
Pfeffer

Für die Saltimbocca
12 kleine, sehr dünne Kalbsschnitzel (aus dem Rücken, à ca. 60 g)
20 Blätter Salbei
12 hauchdünne Scheiben Parmaschinken
Mehl zum Wenden
Öl zum Anbraten
2 EL Butter
400 ml trockener Weißwein
4 EL Demi-Glace (Fertigprodukt)
Salz

1 Für die Drillinge die Kartoffeln unter fließendem kaltem Wasser gründlich abbürsten und in Salzwasser in ca. 15 Min. gar kochen. Wenn man sie zwischen Daumen und Zeigefinger leicht zerdrücken kann, sind sie fertig. Dann die Kartoffeln abgießen, kurz ausdampfen lassen und nach Belieben halbieren. Während der Kochzeit den Knoblauch schälen und in sehr dünne Scheiben schneiden. Die Rosmarinzweige waschen und trocken schütteln.

2 Parallel dazu für den Rosenkohl in einem Topf Wasser aufkochen und salzen. Die Rosenkohlröschen waschen und die Strünke kreuzweise einschneiden. Die Röschen im kochenden Salzwasser in ca. 6 Min. gar kochen, abgießen und abtropfen lassen.

3 Für die Saltimbocca die Schnitzel trocken tupfen. Auf jedes Schnitzel je 1 Blatt Salbei und je 1 Scheibe Schinken legen. Den Schinken gut andrücken, sodass keine Luft zwischen Fleisch und Schinken ist. Etwas Mehl auf einen flachen Teller geben und die Schnitzel darin wenden, überschüssiges Mehl abschütteln. Jeweils etwas Öl in zwei großen Pfannen erhitzen und die Schnitzel darin anbraten: zuerst ca. 1 Min. auf der Schinkenseite, dann 1 weitere Min. auf der Fleischseite. Die Schnitzel herausnehmen und zugedeckt warm halten.

4 Die restlichen Salbeiblätter klein schneiden. In einer kleinen Pfanne die Butter zerlassen und den Salbei darin kurz anrösten. Dann den Salbei mit dem Weißwein ablöschen und die Demi-Glace einrühren. Die Weißwein-Salbei-Sauce einmal aufkochen und auf ein Viertel reduzieren, nach Belieben zum Schluss durch ein Sieb gießen. Die Sauce nur wenig salzen, da der Schinken schon salzig ist.

5 Das Olivenöl für die Drillinge in einer Pfanne erhitzen und die Kartoffeln darin anbraten. Sobald sie leicht gebräunt sind, Knoblauch und Rosmarin dazugeben und alles 5–10 Sek. durchschwenken.

6 Das Olivenöl für den Rosenkohl ebenfalls in einer Pfanne erhitzen. Den vorgegarten Rosenkohl darin schwenken und erhitzen. Die Rosenkohlröschen mit Salz und Pfeffer würzen und mit den Drillingen und den Schnitzelchen auf vier Tellern anrichten.

Ristorante Capofino
Ruhrstr. 18
45219 Essen
(02054) 93 51 31
info@capofino.com
www.capofino.com

Mikes Wertung: 10 Punkte

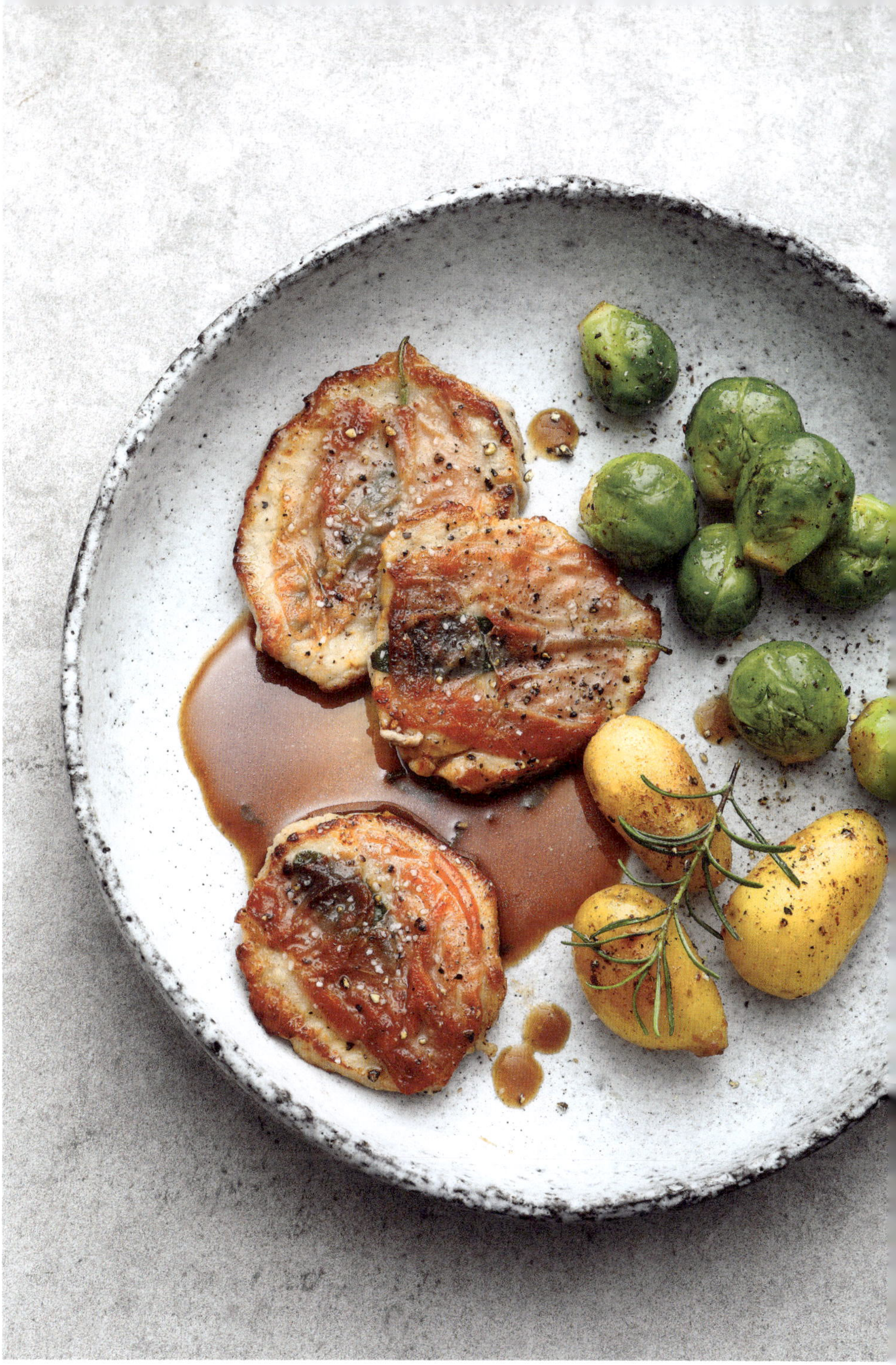

MIKES PROFI-TIPP

Die Gemüsebeilage à la Saison auswählen: Rosenkohl ist im Winter eine gute Begleitung für Saltimbocca und Kartoffeln. Im Frühling passt grüner Spargel perfekt. Im Sommer und Herbst hast du freie Auswahl beim Freilandgemüse – von Aubergine bis Zucchini.

KOLOKITHOKEFTEDES MIT ZUCCHINI

Mit einem Joghurt-Dip machen die Zucchiniküchlein zwei Genießer satt. Als kleine Vorspeise oder Beilage reichen sie für vier.

Für 4 Personen
Zubereitungszeit: ca. 40 Min.
Ruhezeit: ca. 2 Std.

3 Zucchini (600–700 g)
Salz
1 geschälte, in Öl eingelegte Knoblauchzehe (ersatzweise 1 Knoblauchzehe)
Olivenöl
½ Bund Dill
½ Bund Petersilie
3–4 Stängel Minze
150 g Schafskäse (Feta)
1 Ei
2–4 EL Semmelbrösel
Pfeffer

1 Die Zucchini waschen, putzen und auf einer Reibe grob raspeln. Die Zucchiniraspel mit etwas Salz mischen, in ein Sieb über eine Schüssel geben und ca. 2 Std. ziehen lassen.

2 Nach der Ruhezeit den Backofen auf 220° vorheizen. Falls frischer Knoblauch verwendet wird, die Knoblauchzehe schälen, fein hacken und in Olivenöl weich dünsten, dann abkühlen lassen. Eingelegten Knoblauch nur fein hacken. Ein Backblech mit Backpapier auslegen oder mit etwas Olivenöl bestreichen. Die Zucchiniraspel mit den Händen ordentlich auspressen, dann, falls nötig portionsweise, in einem Geschirrtuch kräftig ausdrücken und in eine große Schüssel geben.

3 Die Kräuter waschen, trocken schütteln und fein hacken. Die gehackten Kräuter mit dem Knoblauch zu den Zucchiniraspeln geben.

4 Den Feta zerkrümeln und mit dem Ei und 2 EL Semmelbrösel zur Zucchinimischung geben. Alles sehr gut verrühren. Falls die Mischung zu feucht ist, noch 1–2 EL Semmelbrösel unterrühren. Falls sie zu trocken ist, noch 1 Spritzer Olivenöl dazugeben.

5 Die Zucchinimischung mit Salz und Pfeffer abschmecken und zu knapp handtellergroßen, flachen Bratlingen formen. Die Bratlinge nebeneinander auf das Backblech setzen und jeweils mit etwas Olivenöl bepinseln. Im heißen Ofen (oben) in ca. 10 Min. goldbraun backen, dann die Kolokithokeftedes wenden und weitere 10 Min. im heißen Ofen backen, bis beide Seiten goldbraun sind. Die Kolokithokeftedes herausnehmen und vor dem Servieren ein wenig abkühlen lassen.

Pegasos
Paul-Reusch-Str. 22
45045 Oberhausen
(0208) 620 05 88
http://pegasos-oberhausen.de/

Mikes Wertung: 10 Punkte

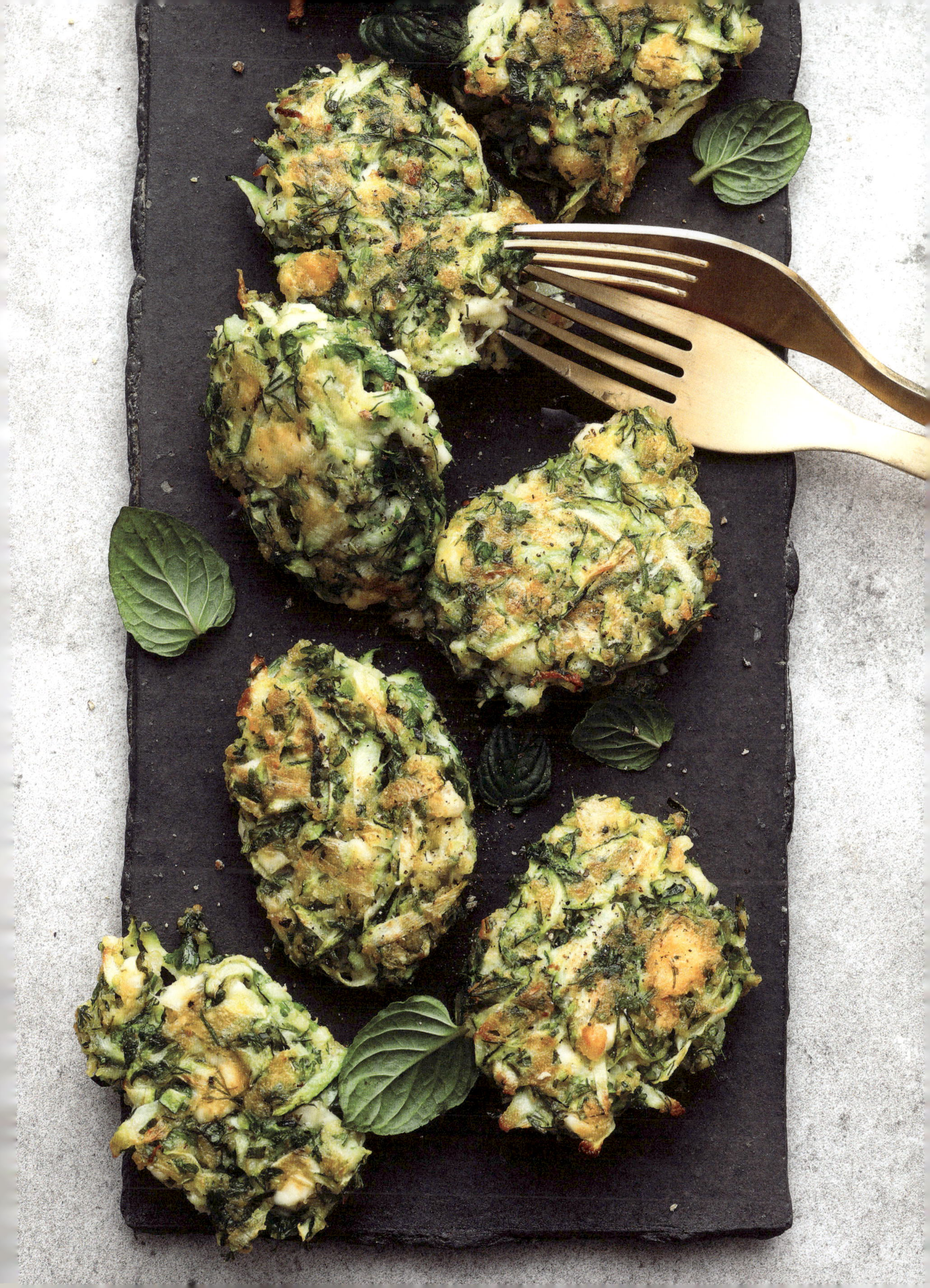

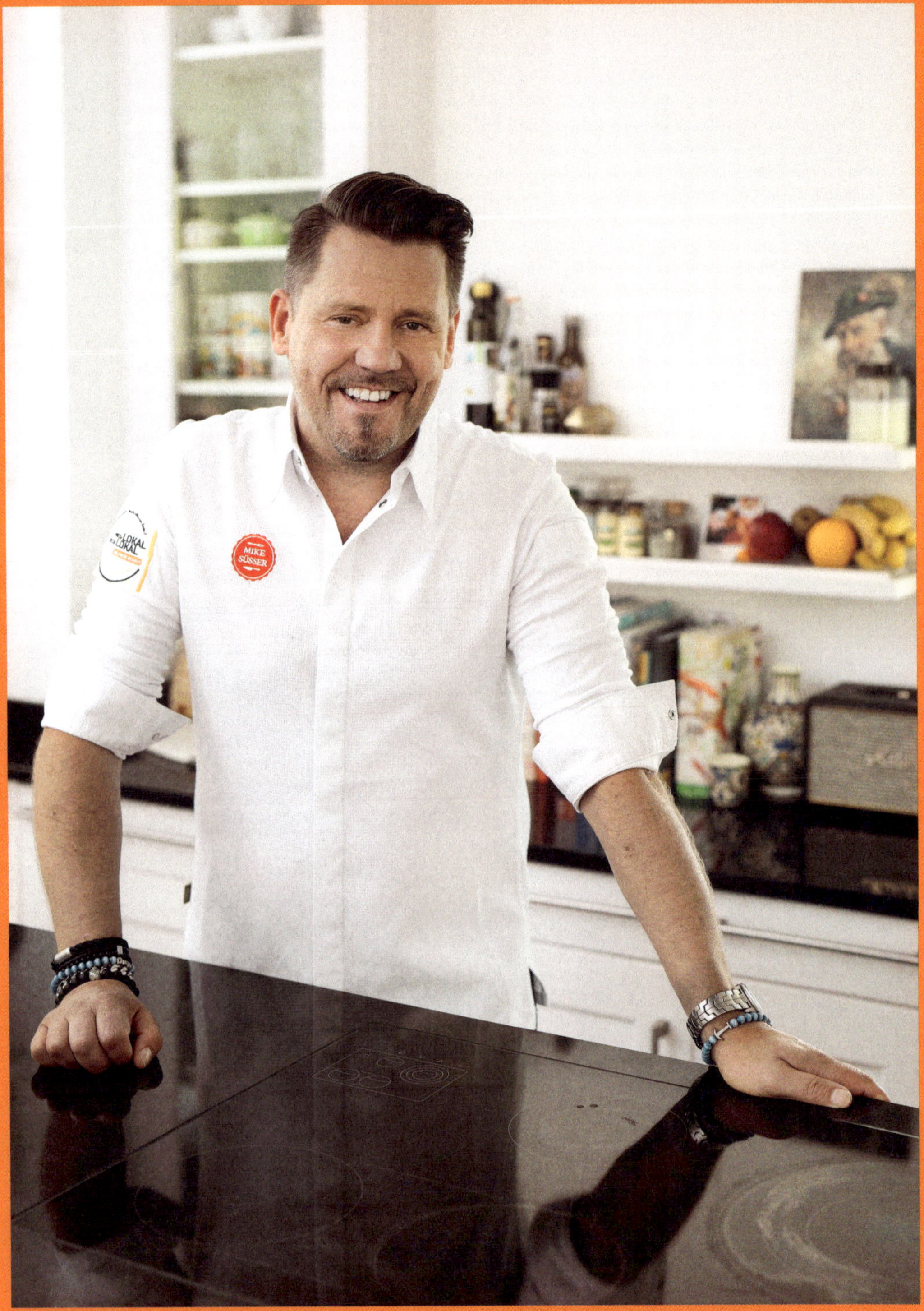
MIKE SÜSSER

VON 50678

KÖLN

BIS 56841

TRABEN-TRARBACH

Im Westen wird gern raffiniert-mediterran gekocht. An Rhein und Mosel begeistern aber auch Lieblingsgerichte wie Kürbisgräwes oder Senfsüppchen. Und Süßschnäbel können Champagnermousse und Karthäuserklößchen schlemmen.

SCHOLLENFILET | BULGUR | PAPRIKA

Ein feines Gericht, das im WIPPN'BK in der Kölner Südstadt durch die Paprikamarmelade eine besondere Note bekommt.

Für 2 Personen
Zubereitungszeit: ca. 1 Std.

Für die Paprikamarmelade
1 rote Paprika
20 g Zucker | 1 TL Honig
100 ml Apfelessig | Salz

Für den Bulgur
Je ½ kleine rote und gelbe Paprika
1 Tomate
1 kleine Schalotte
1 kleine Knoblauchzehe
100 g Bulgur
100 ml Gemüsebrühe
50 ml Tomatensaft
Salz | Pfeffer | Cayennepfeffer

Für das Paprikagemüse
je 1 rote und gelbe Paprika
1 Schuss Gemüsebrühe
etwas Paprikamarmelade
Salz | Pfeffer

Für die Scholle
2 Schollenfilets (à 200 g)
Salz | Pfeffer
1 Zweig Thymian
4 EL Mehl

Außerdem
Öl zum Dünsten und Braten

Equipment
Spritzbeutel

1 Für die Marmelade die Paprika waschen, putzen und längs halbieren. Die Kerne und Trennwände entfernen und die Hälften grob schneiden. Die Würfel mit Zucker, Honig, Apfelessig, 50 ml Wasser und 1 Prise Salz in einen Topf geben. Alles aufkochen und die Paprika in 15–20 Min. offen weich köcheln lassen, dabei ständig rühren und nach und nach esslöffelweise weitere 50 ml Wasser dazugeben. Dann alles im Mixer fein pürieren und nach Belieben auch noch durch ein Sieb passieren. Die Paprikamischung kalt stellen.

2 Für den Bulgur die Paprikahälften waschen und putzen. Die Kerne und Trennwände entfernen und die Hälften würfeln. Die Tomate waschen und halbieren. Die Kerne und den Stielansatz entfernen. Die Tomatenhälften würfeln. Schalotte und Knoblauch schälen und ebenfalls fein würfeln. Etwas Öl in einem Topf erhitzen. Schalotten-, Knoblauch-, Paprika- und Tomatenwürfel dazugeben und unter Rühren leicht andünsten. Den Bulgur unterrühren. Nach und nach die Gemüsebrühe angießen, dabei ständig mit einem Kochlöffel umrühren, damit nichts anbrennt. Den Tomatensaft hinzufügen und alles so lange unter ständigem Rühren köcheln lassen, bis die Flüssigkeit aufgesogen ist. Den Bulgur mit Salz, Pfeffer und etwas Cayennepfeffer abschmecken.

3 Für das Gemüse die Paprika waschen, putzen und längs halbieren. Die Kerne und Trennwände entfernen und die Hälften in mundgerechte Stücke schneiden. Etwas Öl in einem Topf erhitzen. Die Paprikastücke darin anschwitzen. Gemüsebrühe und etwas Paprikamarmelade hinzugeben und das Gemüse mit Salz und Pfeffer abschmecken.

4 Parallel dazu die Schollen waschen, trocken tupfen und mit Salz und Pfeffer würzen. Thymian waschen und trocken schütteln. Die Blättchen abstreifen, hacken und mit dem Mehl mischen. Die Schollen darin wenden und mehlieren. Öl in zwei Pfannen erhitzen. Die mehlierten Schollen darin auf beiden Seiten bei mittlerer Hitze in jeweils 2–3 Min. goldbraun braten. Die Schollen auf zwei Teller verteilen und mit dem Bulgur und dem Gemüse anrichten. Die gekühlte Paprikamarmelade in einen Spritzbeutel geben und aufspritzen.

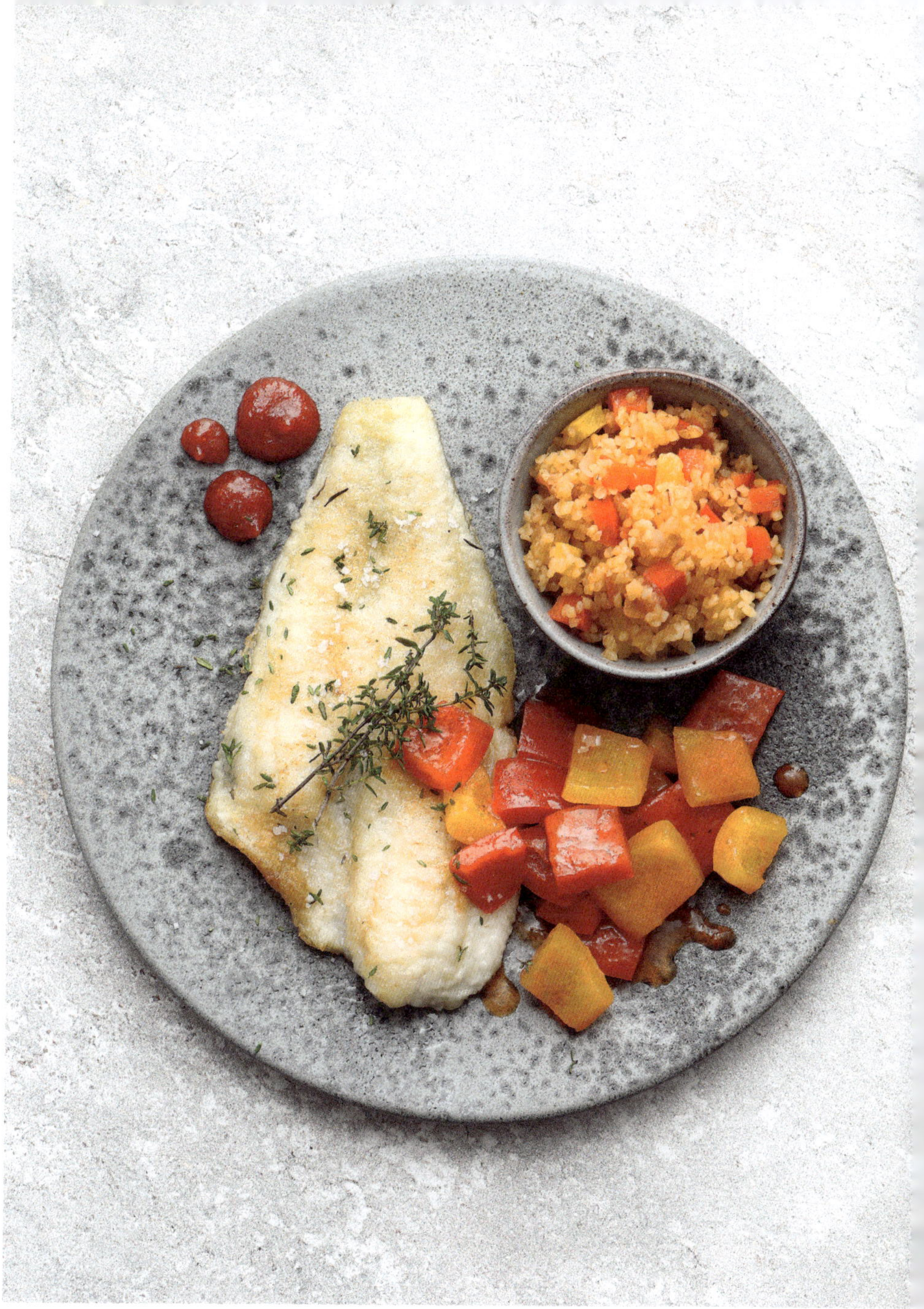

WIPPN'BK
Ubierring 35
50678 Köln
(0221) 32 61 33
welcome@wippnbk-koeln.de
https://www.lecker-essen-suedstadt.de/

Mikes Wertung: 9 Punkte

KARTOFFEL-TRÜFFEL-RAVIOLI

Für 4 Personen
Zubereitungszeit: ca. 1 ½ Std.
Kühlzeit: ca. 2 Std.

Für den Teig
120 g Hartweizengrieß
100 g Mehl
Salz
4 Eigelb + Eigelb zum Bepinseln

Für die Füllung
400 g Kartoffeln
1 Gemüsezwiebel
Öl zum Braten
Salz | Pfeffer
150 ml Gemüsebrühe
100 g Sahne
frisch geriebene Muskatnuss
ca. 50 g schwarzer Wintertrüffel (ersatzweise »crema di tartufo nero«)

Für den Lauch
2 Stangen Lauch
Butter zum Schwenken
Salz | Pfeffer

Equipment
Nudelmaschine
Spritzbeutel
runder Ausstecher (6–7 cm ∅)

1 Für den Teig Hartweizengrieß, Mehl und 1 Prise Salz vermengen. Nach und nach und im Wechsel die 4 Eigelbe und insgesamt 30 ml Wasser unterkneten, bis ein fester Teig entsteht. Den Nudelteig fest in Klarsichtfolie wickeln und ca. 2 Std. kalt stellen.

2 Für die Füllung Kartoffeln und Gemüsezwiebel schälen, würfeln und in einem Topf in etwas Öl goldbraun anbraten, dann salzen, pfeffern und mit der Brühe ablöschen. Die Kartoffeln in 10–15 Min. gar kochen. Die Sahne dazugeben und alles bei kleiner Hitze weitere 5 Min. köcheln lassen. Dann die Kartoffel- und Zwiebelwürfel mit einem Schaumlöffel aus der Flüssigkeit nehmen und in einem Mixer pürieren, dabei nach und nach etwas Flüssigkeit aus dem Topf hinzufügen, bis eine cremige, pastenartige Masse entsteht. Die Kartoffelmasse mit Salz, Pfeffer und Muskatnuss abschmecken. 50 g Trüffel in sehr feine Würfel schneiden oder fein reiben und unterrühren. Die Masse auskühlen lassen und in einen Spritzbeutel geben.

3 Den Backofen auf 180° vorheizen. Den Lauch putzen und waschen und auf ein mit Backpapier belegtes Backblech geben. Im heißen Ofen (Mitte) ca. 20 Min. backen, bis der Lauch schwarz ist. Dann die Stangen herausnehmen, die ersten beiden Schichten vom Lauch einritzen und entfernen. Übrigen Lauch in ca. 5 cm breite Stücke schneiden.

4 Den gekühlten Teig mit einer Nudelmaschine knapp 1 ½ mm dünn ausrollen. Aus der Teigplatte Kreise mit ca. 7 cm ∅ ausstechen. Auf die Hälfte der Kreise je ca. 1 TL Kartoffelmasse in die Mitte spritzen. Übrige Teigkreise mit verquirltem Eigelb bepinseln, mit der bepinselten Seite auf die belegten Teigkreise legen und die Kartoffelmasse damit abdecken. Die Ravioli an den Seiten fest zusammendrücken.

5 In einem großen Topf reichlich Wasser aufkochen. Ravioli portionsweise hineingeben und in ca. 4 Min. gar kochen, dann herausheben.

6 Parallel dazu die Lauchstücke in etwas Butter schwenken und erhitzen, mit Salz und Pfeffer würzen. Die Lauchstücke mit den Ravioli auf vier Tellern anrichten, mit etwas Butter beträufeln. Nach Belieben noch evtl. übrig gebliebene Kochsahne darüberträufeln und zusätzlich Trüffel in hauchdünnen Spänen darüberhobeln.

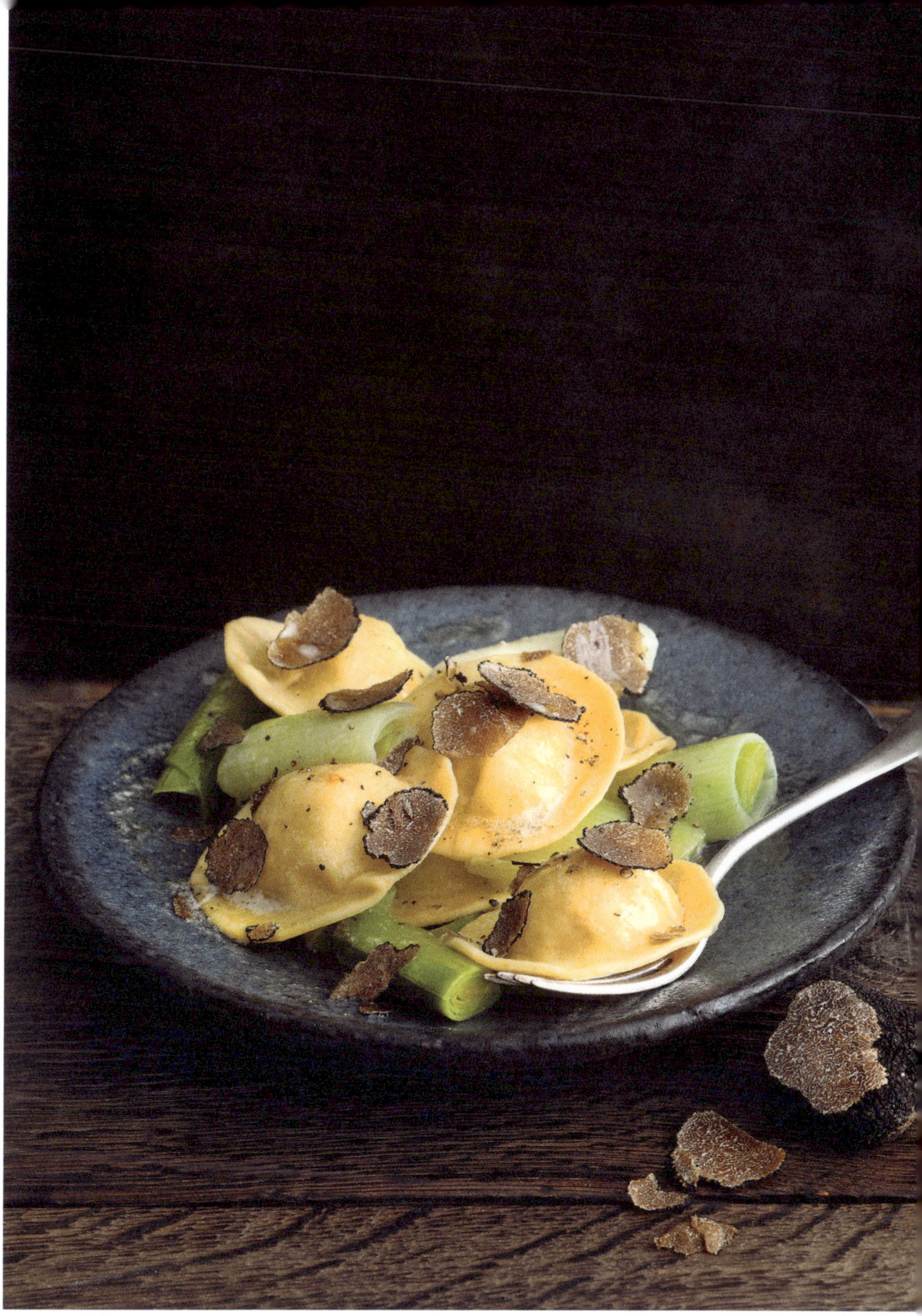

Yi Fine Dining
aktuell: Yi Chinese Cuisine
Seilgraben 39
52062 Aachen
https://yi-aachen.de/

Mikes Wertung: 10 Punkte

PRAGER SAFTBRATEN MIT KARLSBADER KNÖDEL

Für 4 Personen
Zubereitungszeit: ca. 1 Std.
Schmorzeit: mind. 2 Std.

Für den Braten
¼ Knollensellerie
2 Petersilienwurzeln
2 Möhren
2 Zwiebeln
800 g Rindfleisch (aus der Hüfte)
1 dicker Streifen fetter Speck (ca. 80 g)
Schmalz zum Braten
Salz | Pfeffer
20 g Mehl
1 TL brauner Zucker
2 Zweige Thymian
2 Scheiben von 1 Bio-Zitrone
2 Lorbeerblätter
5 Pimentkörner
500 ml Rinderbrühe
250 g Sahne

Für die Knödel
4 altbackene Brötchen
150 ml Milch
Butter zum Anbraten
2 Eier (M)
Salz | Pfeffer
frisch geriebene Muskatnuss
2 EL gehackte Petersilie

Außerdem
80 g Wildpreiselbeeren (aus dem Glas)

1 Für den Braten Sellerie, Petersilienwurzeln, Möhren und Zwiebeln putzen, schälen und würfeln. Mit einem schmalen langen Messer längs durch die Mitte des Fleischs stechen. Den Speckstreifen der Länge nach in die entstandene Öffnung drücken.

2 Das Schmalz zum Braten in einem Topf erhitzen. Das Fleisch salzen, pfeffern, mit dem Mehl bestäuben und im heißen Fett rundherum bei großer Hitze anbraten. Das Gemüse dazugeben und kurz mitbraten, dann mit dem Zucker bestreuen. Thymian waschen und trocken schütteln und mit Zitronenscheiben, Lorbeer und Pimentkörnern dazugeben. Die Brühe angießen und das Fleisch zugedeckt bei kleiner Hitze 2–3 Std. schmoren lassen. Anschließend das Fleisch aus dem Topf nehmen. Die Bratflüssigkeit durch ein Sieb in einen Topf passieren. Die Sahne dazugießen. Die Sauce aufkochen und noch etwas einköcheln lassen, dann mit Salz und Pfeffer abschmecken.

3 Für die Knödel die Brötchen in Würfel schneiden. Die Milch erwärmen. Die Butter in einer Pfanne zerlassen. Die Brötchenwürfel darin unter Rühren anbraten, dann in eine Schüssel geben. Die warme Milch darübergießen, untermischen und die Mischung gut 5 Min. ruhen lassen. Inzwischen die Eier trennen. Die Eiweiße zu festem Schnee schlagen. Die Eigelbe mit je 1 kräftigen Prise Salz, Pfeffer und Muskat sowie der gehackten Petersilie zu den Brötchen geben und untermengen. Dann den Eischnee untermischen.

4 Den Knödelteig in eine hitzefeste Folie wickeln und in einem Dampfgarer oder in einem Topf mit Dämpfeinsatz (s. Mikes Profi-Tipp) über Wasser 25–30 Min. im Dampf garen. Dann den Knödel aus der Folie nehmen und in Scheiben schneiden. Den Braten ebenfalls in Scheiben schneiden und auf Tellern mit der Sauce, den Knödelscheiben und je 1 Klecks Wildpreiselbeeren anrichten.

MIKES PROFI-TIPP
Klassische Hilfsmittel fürs Dämpfen auf dem Herd sind ein gut schließender Topf und ein passender Siebeinsatz oder ein Wok mit Dämpfkorb. Megagut eignen sich Dim-Sum-Körbe aus dem Asia-Shop.

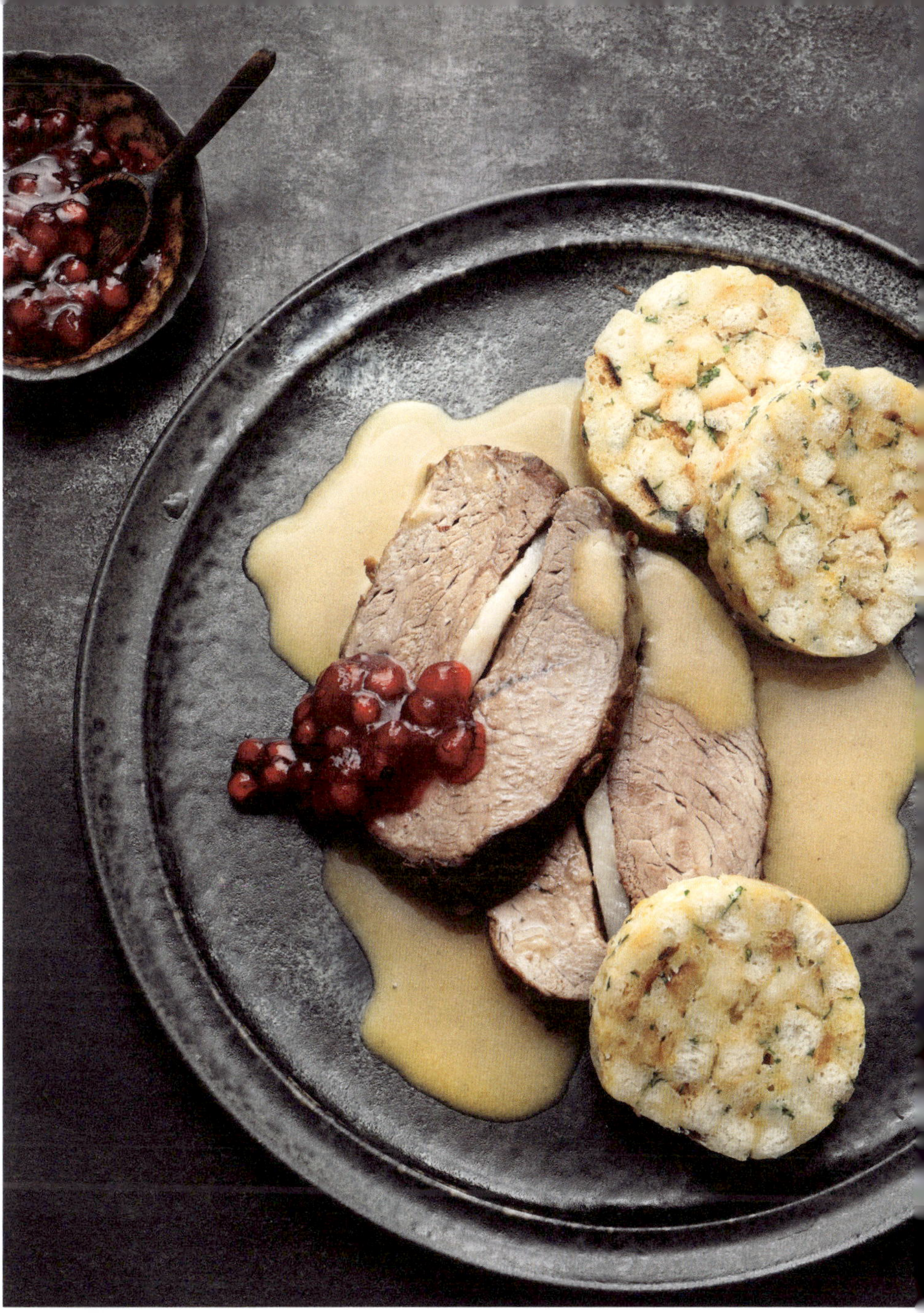

Bistro Il Cavallo
Kellershausstr. 40
52078 Aachen
(0241) 44 52 77 44
info@ilcavallo-aachen.de
http://www.il-cavallo.de/

Mikes Wertung: 9 Punkte

SCHAUMSÜPPCHEN MIT PASTINAKEN

Schnell gemacht und ganz was Feines: Im Haus am Turm wird das Süppchen als kleine Vorspeise gereicht.

Für 2–4 Personen
Zubereitungszeit: ca. 35 Min.

200 g Pastinaken
1 Schalotte
Butter zum Anschwitzen
Salz
1 Schuss Wermut
800 ml Gemüsebrühe
100 g Sahne
½ Zitrone
Pfeffer

1 Die Pastinaken schälen und in kleine Würfel schneiden. Die Schalotte schälen und ebenfalls würfeln. Die Butter in einem Topf erhitzen und die Schalottenwürfel darin anschwitzen. Die Pastinakenwürfel und 1 Prise Salz hinzufügen und bei kleiner Hitze andünsten. Alles mit dem Wermut ablöschen und diesen kurz einköcheln lassen.

2 Dann die Gemüsebrühe angießen und das Gemüse in ca. 20 Min. zugedeckt weich kochen. Die Sahne angießen und alles noch einmal aufkochen, dann die Suppe im Mixer oder mit dem Pürierstab fein pürieren, falls nötig etwas Brühe oder Wasser hinzugießen. Nach Belieben die Suppe noch durch ein Sieb passieren.

3 Die Zitronenhälfte auspressen. Die Suppe mit Salz, Pfeffer und Zitronensaft abschmecken, nach Belieben noch einmal schaumig aufmixen und in Suppenschalen anrichten. Im Haus am Turm wird das Schaumsüppchen noch mit ein paar Klecksen Pesto garniert.

MIKES PROFI-TIPP

Die mild-würzigen Pastinaken sehen den kräftig-aromatischen Petersilienwurzeln zum Verwechseln ähnlich. Der Unterschied ist am dickeren Ende der Wurzeln zu sehen: Der Blattansatz bei einer Pastinake ist gerade oder eingesunken, bei der Petersilienwurzel wölbt er sich nach oben. Petersilienwurzeln erkennst du auch am intensiveren Duft.

Haus im Turm
Drachenfelsstr. 4–7
53604 Rhöndorf / Bad Honnef
(02224) 779 99 11
gasthaus@hausimturm.de
http://www.hausimturm.de/

Mikes Wertung: 10 Punkte

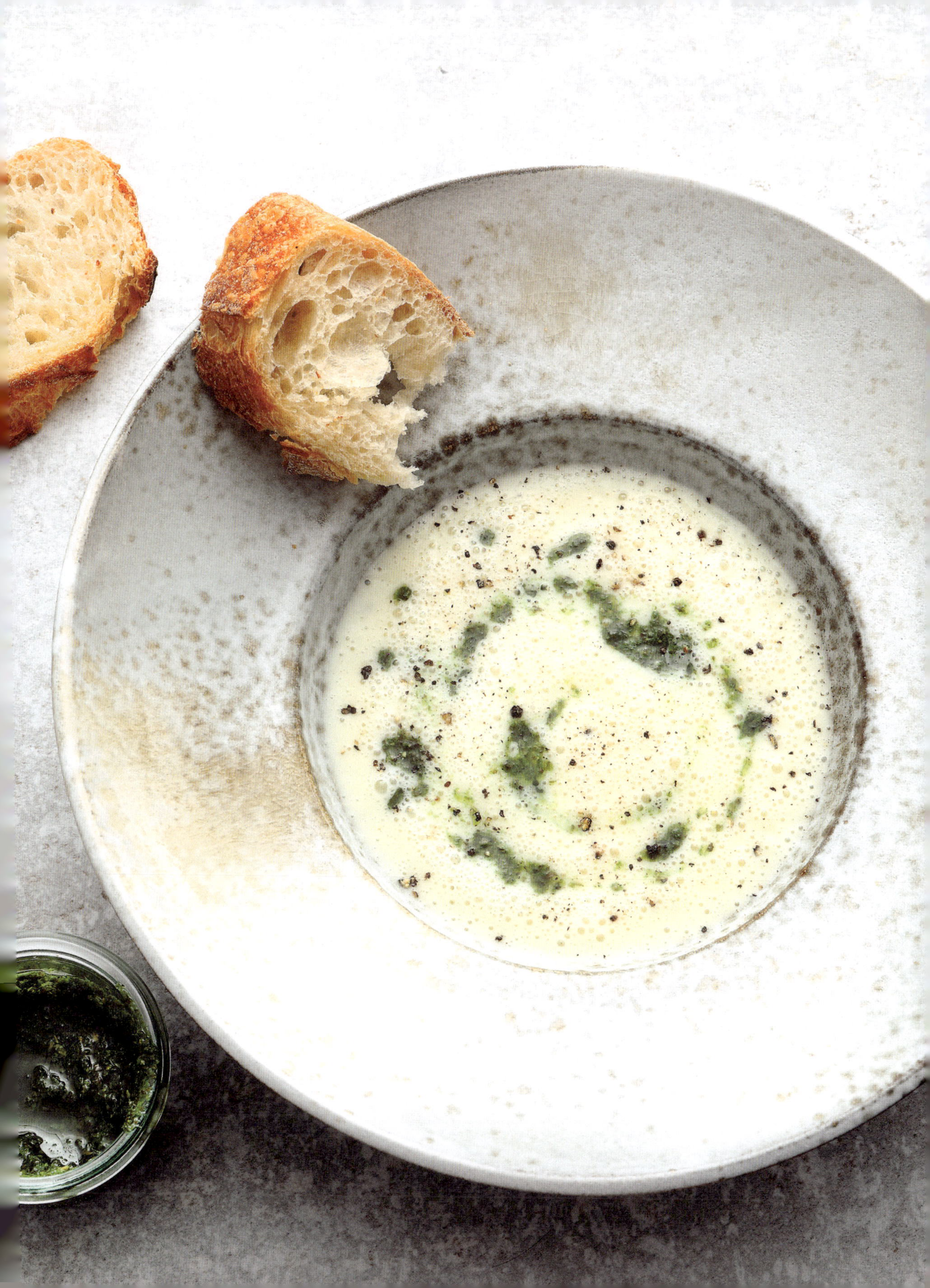

KACHELFLEISCH VOM SCHWEIN MIT BUNTEN TOMATEN AUF EIFELER KNUDELN

Für 2 Personen
Zubereitungszeit: ca. 45 Min.

Für die Knudeln
170 g Mehl
2 Eier (M)
Salz
1 kleiner Schuss Milch
2–4 Schuss Mineralwasser

Für das Fleisch und die Tomaten
2–3 Handvoll kleine bunte Tomaten (ersatzweise Kirschtomaten)
1 kleine weiße Zwiebel
1 Knoblauchzehe
2–3 Stängel Bohnenkraut
4 Kachelfleisch-Schnitzelchen (ca. 300 g)
Salz | Pfeffer
Olivenöl zum Braten
3 gute Schuss Apfelwein
2 TL eiskalte Butter

1 Für die Knudeln das Mehl in eine Schüssel oder Küchenmaschine geben. Die Eier, gut ½ TL Salz, 1 kleinen Schuss Milch und 2 Schuss Mineralwasser dazugeben. Alles mit einem robusten Schneebesen oder in der Küchenmaschine verrühren, dabei, falls nötig, mehr Mineralwasser hinzufügen, bis der Teig glatt, glänzend und zähflüssig ist.

2 Die Tomaten waschen und halbieren. Die Zwiebel und den Knoblauch schälen und fein hacken. Das Bohnenkraut waschen und trocken schütteln, die Blättchen hacken. Für die Knudeln reichlich Salzwasser in einem großen Topf zum Kochen bringen.

3 Den Backofen auf 80° vorheizen. Die Schnitzelchen leicht salzen und pfeffern. Reichlich Olivenöl zum Braten in einer unbeschichteten Pfanne (aus Eisen oder Edelstahl) stark erhitzen. Die Fleischstücke hineingeben und die Hitze reduzieren. Die Schnitzelchen in 2–4 Min. goldbraun braten, dann wenden und auf der anderen Seite goldbraun durchbraten. Das Kachelfleisch aus der Pfanne nehmen, locker in Alufolie einschlagen und im heißen Ofen warm halten.

4 Tomaten, Zwiebeln und Knoblauch in die Pfanne geben, falls nötig auch noch etwas Olivenöl dazugeben. Tomaten, Zwiebeln und Knoblauch bei kleiner bis mittlerer Hitze in der Pfanne schwenken, bis die Zwiebeln glasig sind, die Tomaten aber noch nicht komplett auseinanderfallen. Dann das Bohnenkraut dazugeben. Alles mit dem Apfelwein ablöschen und den Bratsatz vom Pfannenboden lösen. Den Apfelwein etwas einköcheln lassen, dann die Pfanne vom Herd nehmen und die eiskalte Butter in kleinen Stückchen dazugeben und einrühren, bis sich die Butterstückchen aufgelöst haben und die Sauce gebunden ist.

5 Parallel dazu mit zwei angefeuchteten Teelöffeln kleine Nocken aus dem Knudelteig formen, in das sprudelnd kochende Salzwasser geben und darin garen. Die Knudeln sind fertig, wenn sie an die Wasseroberfläche steigen. Die Knudeln dann aus dem Topf nehmen, abtropfen lassen, kurz in der Pfanne schwenken und mit der Sauce überziehen. Zum Servieren das Kachelfleisch auf vier Teller verteilen und mit den Tomaten und den Knudeln samt Sauce anrichten.

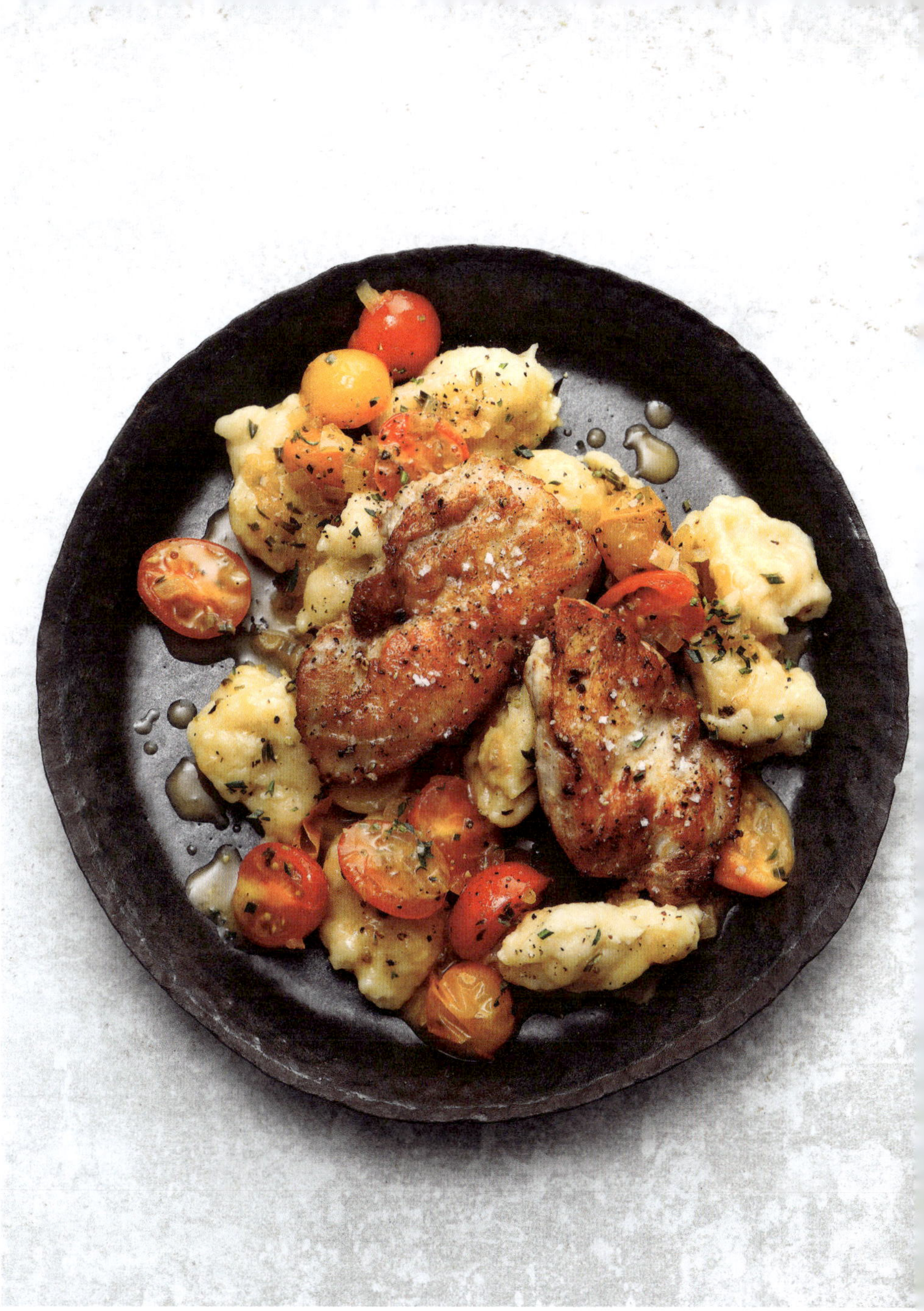

Freistaat Eifel
Steinfelder Str. 9
53947 Nettersheim
(02486) 802 75 63
mahlzeit@freistaat-eifel.de
http://freistaat-eifel.de/

Mikes Wertung: 9 Punkte

KÜRBISGRÄWES MIT SAUERKRAUT

Ein Gericht aus der traditionellen Moselküche! Der Klassiker wird im Zeltinger Hof natürlich mit Moselriesling zubereitet.

Für 4 Personen
Zubereitungszeit: ca. 50 Min.

1 Zwiebel
500 g mehligkochende Kartoffeln
350 g Kürbis-Fruchtfleisch (geputzt)
2 EL Schmalz
100 g Rauchfleisch (ersatzweise Räucherschinken)
500 g Sauerkraut
½ l Rinder- oder Gemüsebrühe
100 ml Moselriesling
Salz | Pfeffer

1 Die Zwiebel schälen und würfeln. Die Kartoffeln schälen und in Würfel schneiden. Das Kürbis-Fruchtfleisch in Stücke schneiden.

2 Das Schmalz in einem Schmortopf erhitzen. Das Rauchfleisch würfeln und mit den Zwiebelwürfeln im Schmalz goldgelb anschwitzen. Das Sauerkraut hinzugeben, Brühe und Riesling angießen. Das Kraut zugedeckt bei kleiner Hitze in 30–40 Min. leicht bissfest kochen.

3 Parallel dazu die Kartoffeln und den Kürbis zugedeckt in wenig Wasser in 20–30 Min. weich kochen, dann mit einem Kartoffelstampfer zerstampfen. Das fertige Kraut untermischen und den Gräwes mit Salz und Pfeffer abschmecken. Kürbisgräwes schmeckt solo serviert als kleines Hauptgericht, ist aber auch eine schöne Beilage. Im Restaurant Zeltinger Hof wird dazu Fisch serviert (s. Mikes Rezept-Tipp).

MIKES REZEPT-TIPP

Zum Kürbisgräwes passt auch auf der Haut gebratenes Fischfilet sehr gut. Dazu 600 g Zanderfilet mit Haut in 4 Portionsstücke schneiden. Die Haut leicht mit Mehl bestäuben. Die Fischstücke salzen und auf der Haut in zerlassener Butter kurz anbraten, bis die Haut kross geworden ist. Die Stücke wenden und nur noch wenige Sekunden auf der Fleischseite weiterbraten, dann sofort auf dem Gemüse anrichten. Der Fisch sollte innen auf jeden Fall glasig sein.

Zeltinger Hof
Kurfürstenstr. 76
54492 Zeltingen-Rachtig
(06532) 653 29 38 20
info@zeltinger-hof.de
https://www.zeltinger-hof.de/

Mikes Wertung: 10 Punkte

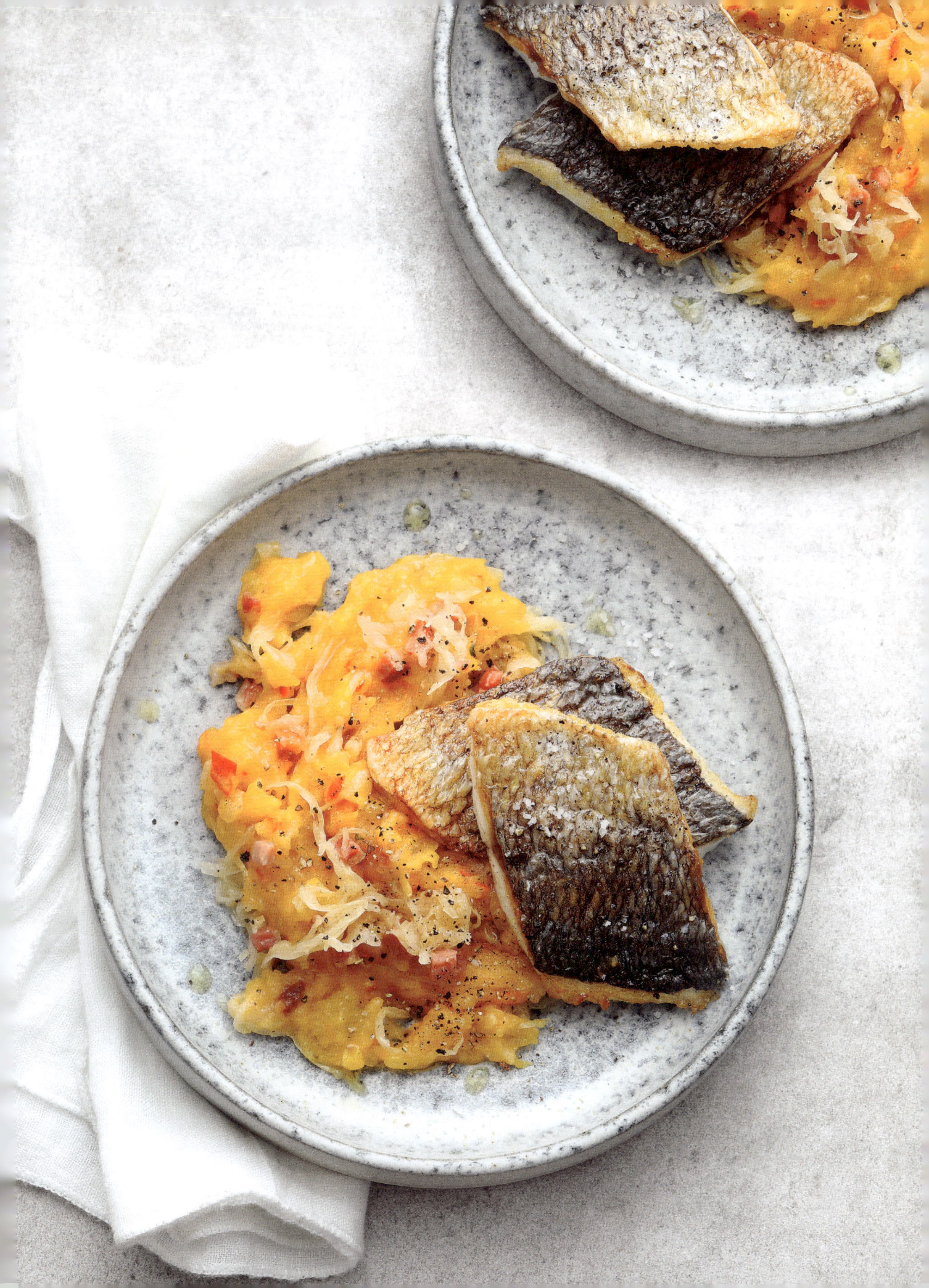

LAMM MIT ROSMARINJUS

Für 4 Personen
Zubereitungszeit: ca. 1 Std.
Kochzeit: 2–3 Std. (Jus)

Für die Rosmarinjus
2 Zwiebeln
1 Möhre
1/4 Knollensellerie
1 Stange Lauch
3 Zweige Rosmarin
Öl zum Braten
600 g Lammknochen (beim Metzger vorbestellen und hacken lassen)
8 Pfefferkörner
2 Lorbeerblätter
3 EL Tomatenmark
50 ml Madeira
50 ml Portwein
100 ml Rotwein

Für Lamm und Kruste
2 Knoblauchzehen
8 Scheiben Toastbrot
2 Zweige Rosmarin
1–2 Zweige Thymian
125 g weiche Butter
2 Eigelb (M)
Salz | Pfeffer
8 Lammkoteletts
4 kleine Lammlachse à 130 g (Lammrückenfilet)
Öl zum Braten

1 Für die Rosmarinjus Zwiebeln, Möhre, Knollensellerie und Lauch putzen, schälen bzw. gründlich waschen und grob zerkleinern. Rosmarin waschen und trocken schütteln, nach Belieben kleiner zupfen.

2 Etwas Öl zum Braten in einem großen Topf erhitzen. Die Lammknochen darin bei großer Hitze anbraten, dabei öfter umrühren. Wenn die Knochen Farbe angenommen haben, das vorbereitete Gemüse, Rosmarin, Pfefferkörner und Lorbeer dazugeben und unter Rühren anrösten. Das Tomatenmark hinzufügen und bei kleinerer Hitze unter ständigem Rühren Farbe annehmen lassen. Alles mehrmals mit Madeira, Portwein und jeweils 1 Schuss Rotwein ablöschen. Dann 1 l Wasser angießen. Alles aufkochen und 2–3 Std. köcheln lassen, dabei immer wieder abschäumen. Zum Schluss die Rosmarinjus durch ein Tuch passieren, reduzieren und bereithalten.

3 Für das Fleisch den Knoblauch schälen und fein hacken. Das Toastbrot entrinden, toasten und reiben. Die Kräuter waschen und trocken schütteln. Die Nadeln von 1 Rosmarinzweig und die Blättchen vom Thymianzweig sehr fein hacken. Die Butter schaumig schlagen, Toastbrösel, Eigelbe und Kräuter unterrühren. Die Mischung salzen und pfeffern. Die Lammkoteletts und die Lammlachse ebenfalls mit Salz und Pfeffer kräftig würzen. Den Backofen auf 100° vorheizen.

4 Etwas Öl zum Braten in einer großen Pfanne erhitzen. Zuerst die Lammlachse darin rundherum und gleichmäßig anbraten, dann im heißen Ofen (Mitte) 6–7 Min. weitergaren. Die Lammlachse herausnehmen und kurz ruhen lassen. Den Backofengrill vorheizen. Die zimmerwarme Butter-Brösel-Mischung auf den Lammlachsen verteilen, dann unter dem heißen Grill goldbraun gratinieren.

5 Parallel dazu etwas Öl mit übrigem Rosmarin in einer Pfanne erhitzen. Die Lammkoteletts darin von beiden Seiten bei mittlerer bis großer Hitze braten. Die Jus erhitzen und nochmals abschmecken.

6 Die gratinierten Lammlachse aus dem Ofen nehmen, in Scheiben schneiden und mit den Lammkoteletts und der Rosmarinjus anrichten. Dazu serviert Albrecht Land in seiner Landküche Speckbohnen, die in einer Panade frittiert werden, und hausgemachte Kartoffelrösti.

Landküche
Leopoldstr. 32
54550 Daun
(06592) 95 82 10
info@landkueche-daun.de
https://landkueche-daun.de/

Mikes Wertung: 9 Punkte

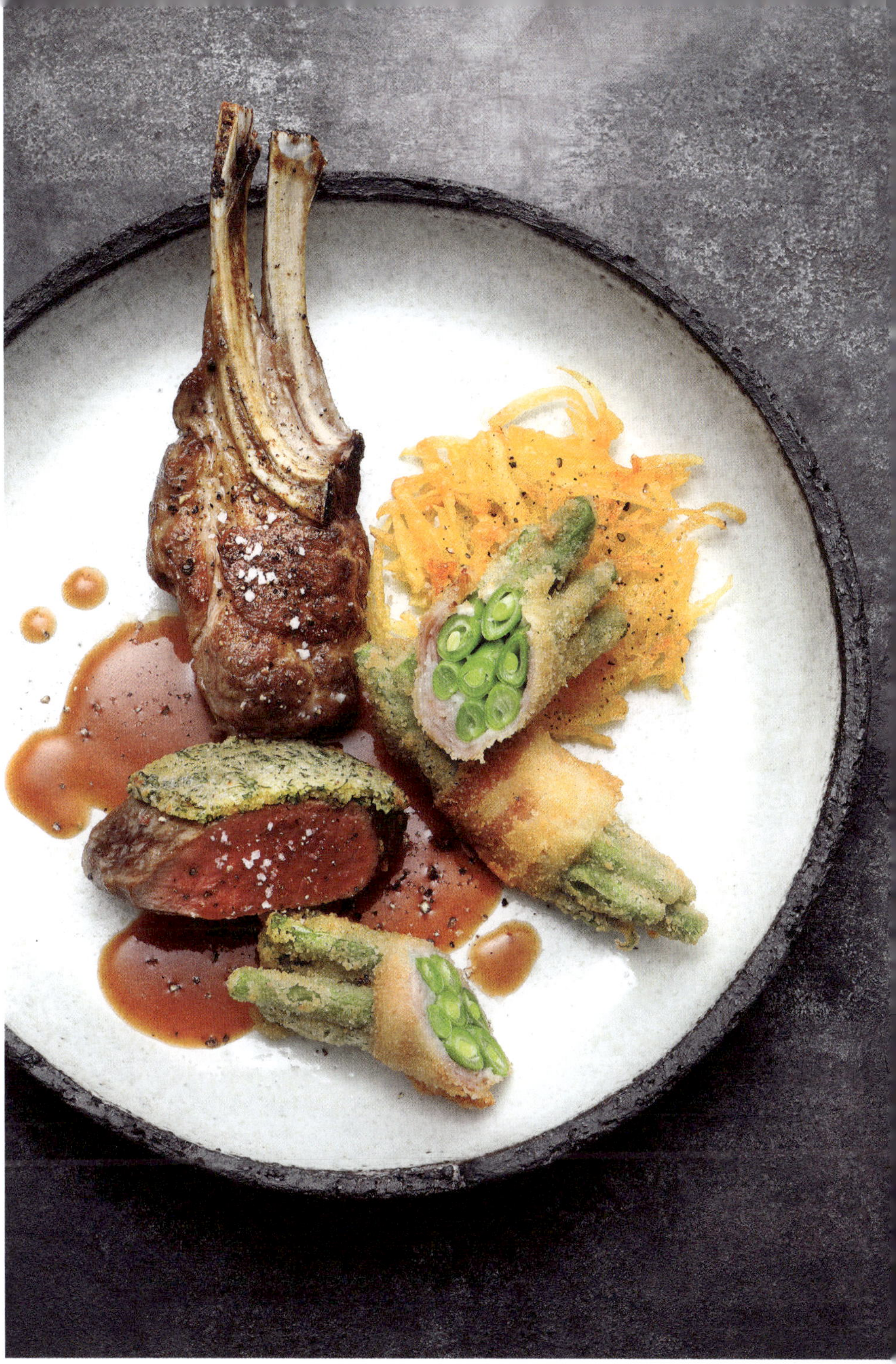

MIKES INSIDER-INFO

Lämmer ernähren sich ganz natürlich auf Wiesen und Almen – das wirkt sich positiv auf die Fleischqualität aus. Viele Feinschmecker ziehen deshalb Lamm allen anderen Fleischsorten vor. Als Lämmer gelten laut EU-Richtlinie Schafe mit einem Lebensalter unter einem Jahr.

RINDERFILET MIT MEDITERRANEM GEMÜSE UND KARTOFFEL-TRÜFFEL-PÜREE

Für 4 Personen
Zubereitungszeit: ca. 1 Std.

Für Rinderfilet und Püree
1 l Rotwein
250 g weiche Butter
Salz | Pfeffer
500 g Kartoffeln
800 g Rinderfilet
Öl zum Braten
200 g Sahne
2 EL Trüffelöl
1 EL Trüffelpaste
Salz | Pfeffer
frisch geriebene Muskatnuss

Für das Gemüse
je 1 rote, gelbe und grüne Paprika
1 Zucchino
1 Fenchel
je 1–2 Zweige Rosmarin und Thymian
Öl zum Braten
Salz | Pfeffer

Equipment
Kartoffelpresse

1 Für eine Rotweinbutter zum Rinderfilet den Rotwein aufkochen, auf 100 ml einköcheln und abkühlen lassen, dann mit 200 g weicher Butter verrühren. Butter mit Salz und Pfeffer würzen, in Portionen teilen und kühl stellen. Für eine Rotweinsauce s. Mikes Rezept-Tipp.

2 Für das Püree die Kartoffeln schälen, würfeln und in Salzwasser in ca. 20 Min. gar kochen, dann abgießen. Während der Kochzeit für das Gemüse die Paprika waschen, putzen und längs halbieren. Kerne und Trennwände entfernen, Hälften in Streifen schneiden. Den Zucchino waschen, putzen und in Stücke schneiden. Den Fenchel putzen, waschen und längs halbieren. Den Strunk entfernen, die Hälften in Streifen schneiden. Die Kräuter waschen, trocken schütteln und hacken.

3 Für das Rinderfilet den Backofen auf 120° vorheizen. Das Fleisch von Fett und Häuten befreien und in 4 Stücke à 200 g teilen. Die Scheiben in einer beschichteten Pfanne in Öl bei großer Hitze rundherum anbraten, dann auf ein mit Backpapier belegtes Blech legen und im heißen Ofen (Mitte) in ca. 15 Min. »medium« garen. Je nach gewünschter Garstufe das Fleisch länger oder kürzer im Ofen lassen und anschließend nach Belieben salzen und pfeffern.

4 Für das Gemüse das Öl zum Braten in einer Pfanne erhitzen. Das klein geschnittene Gemüse darin bei großer Hitze unter Rühren al dente braten. Rosmarin und Thymian dazugeben und kurz mitbraten. Das Gemüse mit Salz und Pfeffer abschmecken und ggf. warm stellen.

5 Die übrige Butter (50 g) mit Sahne, Trüffelöl und -paste schmelzen lassen. Die Kartoffeln durch eine Kartoffelpresse dazudrücken und unterrühren. Das Püree mit Salz, Pfeffer und Muskat abschmecken und mit Fleisch, Gemüse und Rotweinbutter oder Mikes Sauce anrichten.

MIKES REZEPT-TIPP

Ebenfalls aromatisch, aber weniger butterlastig: Für eine feine Sauce 200 ml Rotwein mit 50 ml Portwein um gut die Hälfte einkochen lassen. Dann ca. 100 g eiskalte Butter in Flöckchen unterrühren und die Sauce damit binden, mit Salz und Pfeffer abschmecken.

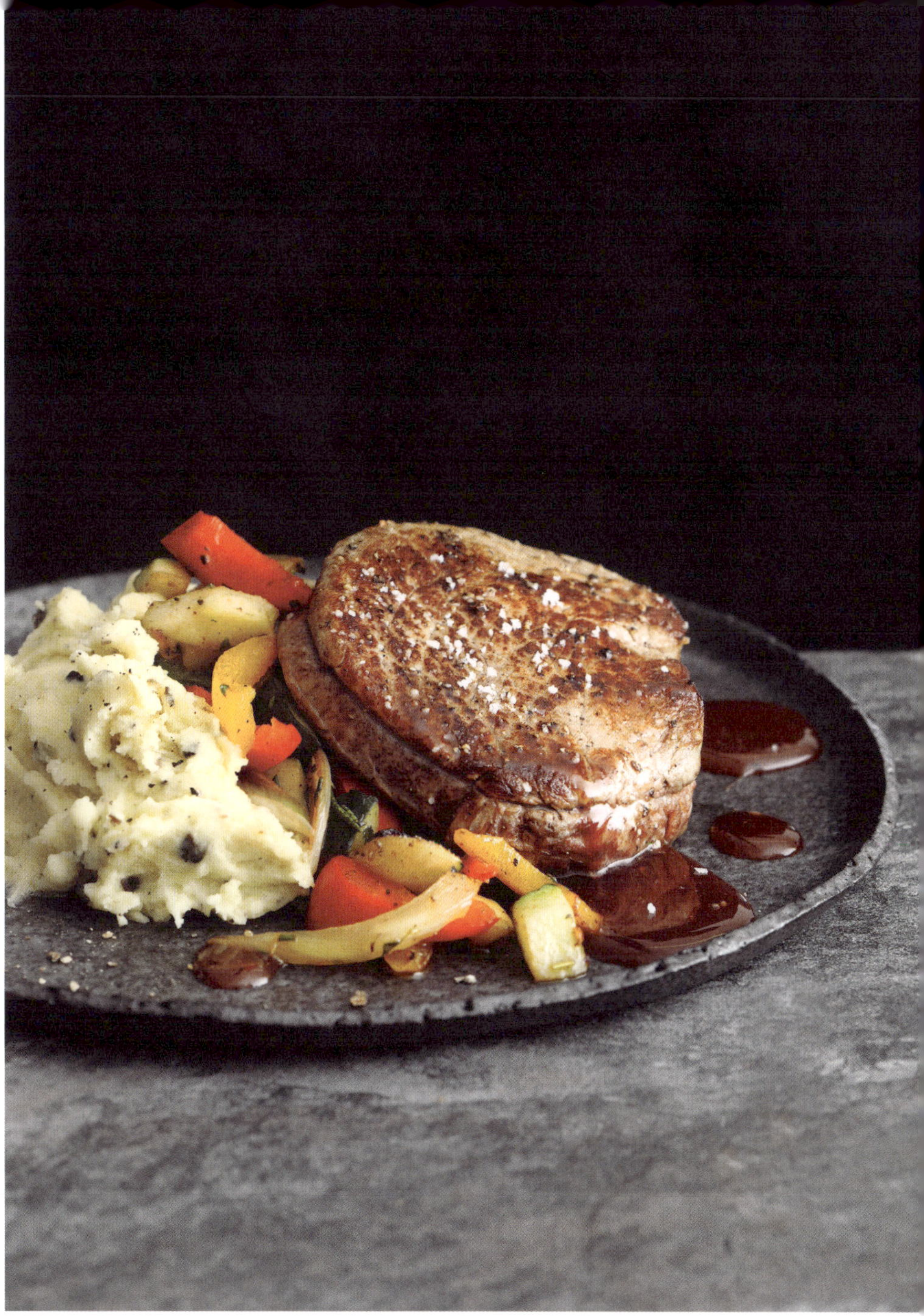

Zollamt
Hafenstr. 3
55411 Bingen
(06721) 186 96 66
info@zollamtbingen.de
https://zollamtbingen.de/

Mikes Wertung: 9 Punkte

KOBLENZER SENFSÜPPCHEN

Dreierlei Senfsorten geben dem schnellen Süppchen aromatische Schärfe und typischen Geschmack.

Für 4 Personen
Zubereitungszeit: ca. 25 Min.

1 große Stange Lauch
2 EL Butter
2 EL Mehl
1 l Gemüsebrühe
6–8 Stängel Petersilie
80 g durchwachsener Räucherspeck (nach Belieben)
250 g Crème fraîche
2 EL extrascharfer Senf (z. B. Dijon-Senf oder Löwen-Senf)
1 EL mittelscharfer Senf
1 EL grobkörniger süßer Senf
Salz
2 TL Zucker
Senfkörner (nach Belieben)

1 Den Lauch putzen, gründlich waschen und in Ringe schneiden. Die Butter in einem Topf erhitzen und die Lauchringe kurz darin farblos anschwitzen. Dann das Mehl darüberstäuben und die Brühe angießen. Alles unter Rühren aufkochen, die Hitze reduzieren und den Lauch ca. 15 Min. bei kleiner Hitze garen.

2 Inzwischen die Petersilie waschen, trocken schütteln und fein hacken. Den Speck, falls verwendet, ohne Schwarte und Knorpel in sehr kleine Würfel schneiden und kurz in einer beschichteten Pfanne bei mittlerer Hitze von allen Seiten anbraten.

3 Die Crème fraîche und alle Senfsorten unter die Suppe rühren und die Suppe mit 2–4 TL Salz und Zucker pikant abschmecken. Die Suppe mit der Petersilie und nach Belieben auch mit den Senfkörnern sowie den Speckwürfelchen garnieren und servieren.

MIKES PROFI-TIPP

Besonders aromatisch schmecken die Senfkörner, wenn sie zuvor in einer Pfanne ohne Fett angeröstet werden, bis sie duften.

Deutscher Kaiser
Kastorstr. 3
56068 Koblenz
(0261) 973 37 10 40
Info@restaurant-deutscher-kaiser.de
https://www.restaurant-deutscher-kaiser.de/

Mikes Wertung: 8 Punkte

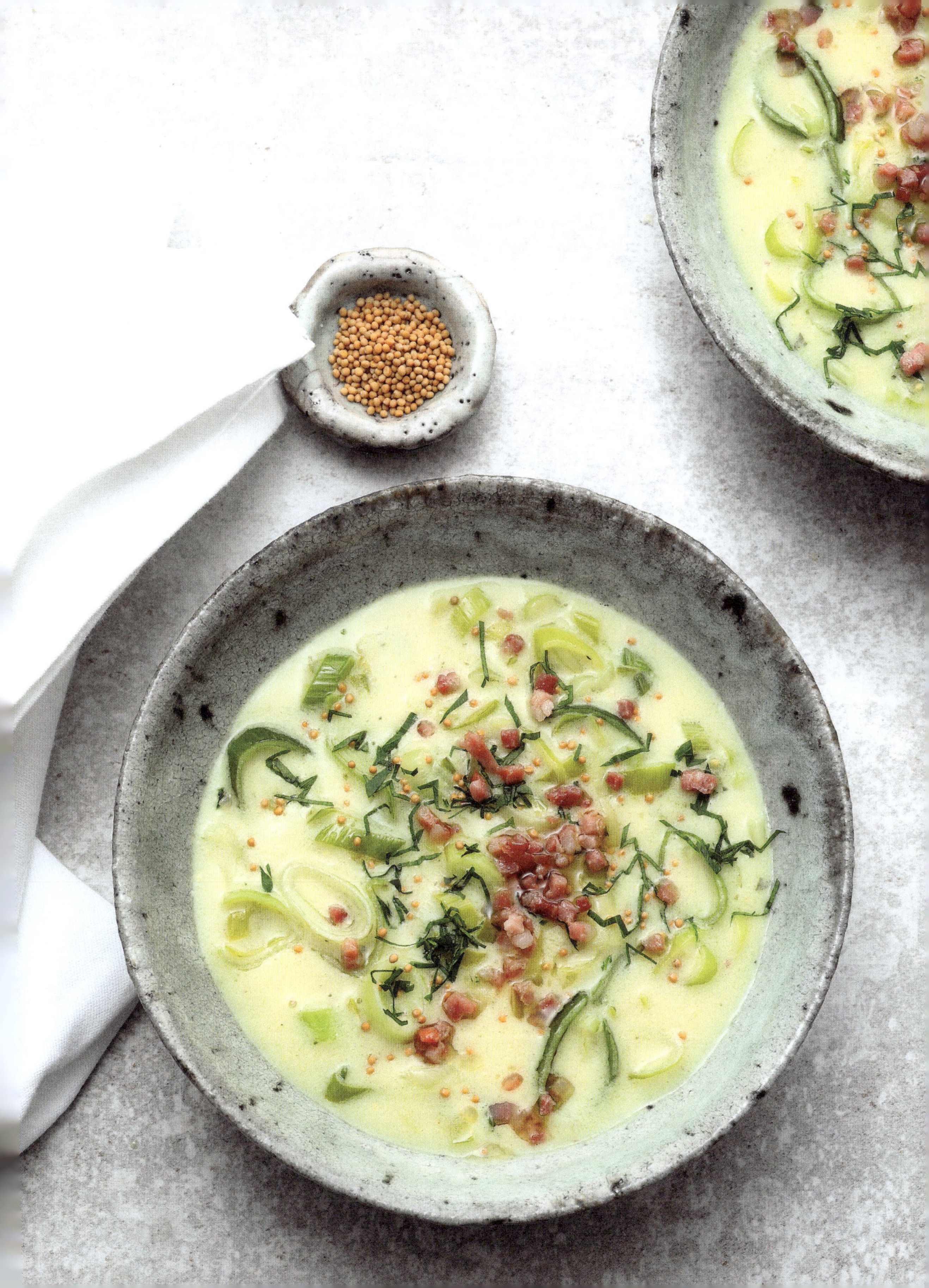

CHAMPAGNERMOUSSE MIT KARDAMOM

Eine Prise Kardamom verfeinert die edle Mousse und regt den Kreislauf an – für den perfekten Abschluss eines Menüs!

Für 6 Personen
Zubereitungszeit: ca. 1 Std.

½ Bio-Zitrone
4 Blatt Gelatine
2 Eier (M)
2 Eigelb
80 g Zucker
150–200 ml Champagner
Salz
200 g Sahne
1 Prise gemahlener Kardamom

Außerdem
1 kleine Handvoll gemischte Beeren (nach Belieben)
6 Minzeblättchen (nach Belieben)

Equipment
Edelstahlschüssel und passender Topf für ein Wasserbad
Schüssel und Eiswürfel für ein Eiswasserbad

1 Zitronenhälfte waschen und abtrocken, ca. 1 TL Schale abreiben und 2 EL Saft auspressen. Die Gelatine in kaltem Wasser einweichen.

2 Die beiden Eier trennen, die beiden Eiweiße kühl stellen. Die 4 Eigelbe mit 70 g Zucker, 2 EL Zitronensaft, der abgeriebenen Zitronenschale und 150 ml Champagner in einer Metallschüssel verrühren. Die Mischung über einem heißen (nicht kochenden) Wasserbad mit dem Handrührgerät (für Könner mit einem Schneebesen) cremig aufschlagen. Achtung, wenn die Masse zu heiß wird, flockt sie aus! Bevor sie zu heiß wird, evtl. noch etwas Champagner unterrühren. Die fertige Eigelb-Champagner-Creme kurz beiseitestellen.

3 Die eingeweichte Gelatine ausdrücken und in einem Topf bei kleiner Hitze auflösen. (Nicht kochen, da sonst die Gelatine ihre Gelierfähigkeit verliert!) Etwas Eigelb-Champagner-Creme unter die aufgelöste Gelatine rühren. Diese Mischung unter die übrige Eigelb-Creme rühren. Die Gelatine-Eigelb-Masse dann auf einem Eiswasserbad mit einem Schneebesen schlagen (s. Mikes Profi-Tipp).

4 Die beiden Eiweiße mit dem restlichen Zucker (10 g) und 1 kleinen Prise Salz zu steifem Eischnee schlagen. Die Sahne in einer zweiten Schüssel ebenfalls steif schlagen. Eischnee und Sahne nacheinander unter die Eigelb-Creme ziehen, den Kardamom mit unterziehen.

5 Die Mousse auf sechs Gläser verteilen und im Kühlschrank fest werden lassen. Zum Servieren die Beeren und Minzeblättchen, falls verwendet, vorsichtig waschen und trocken tupfen. Die Mousse damit nach Belieben garnieren. Wer beides von Anfang an mit unter die Mousse mischen möchte, bereitet die Champagner-Eigelb-Masse am besten mit 1 zusätzlichen Blatt Gelatine zu.

Panorama im Yachthafen
An der Fähre 4b
56072 Koblenz
(0261) 219 85
http://panorama-koblenz.de/

Mikes Wertung: 8 Punkte

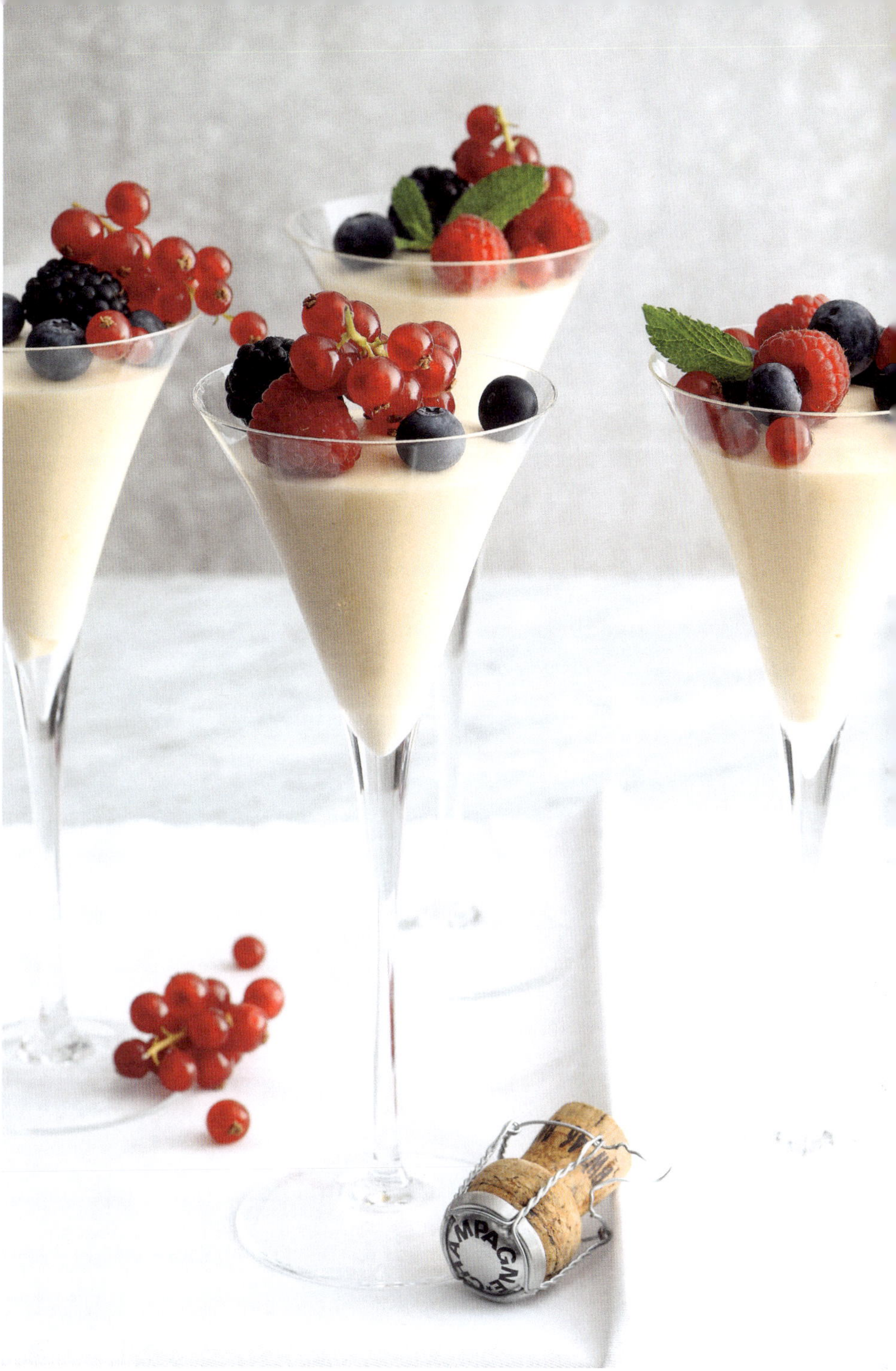

MIKES PROFI-TIPP

Das Eiswasserbad dient hier dazu, die Eigelb-Champagner-Creme schnell runterzukühlen. Dafür in eine größere Schüssel reichlich Eiswürfel geben. Die Edelstahlschüssel mit der Creme dann daraufsetzen, die Creme mit einem Schneebesen zügig schlagen.

KARTHÄUSERKLÖSSCHEN MIT HIMBEEREN UND RIESLINGSCHAUM

Ein traumhaftes Dessert mit luftig-feiner Sauce, das nach einem üppigen Menü auch acht Genießer glücklich macht.

Für 4 Personen
Zubereitungszeit: ca. 40 Min.
Kühlzeit: 2 × ca. 2 Std.

Für die Karthäuserklößchen
4 getrocknete Rosinenbrötchen
50 g Amarettini
3 EL Zucker
200 ml Milch
1 Ei
3 EL Butterschmalz

Für den Rieslingschaum
knapp 6 Eigelb (M; ca. 100 g)
170 ml gereifter restsüßer Riesling
70 g Zucker

Außerdem
200 g Himbeeren
Puderzucker zum Bestäuben

Equipment
Edelstahlschüssel und passender Topf für ein Wasserbad

1 Für die Karthäuserklößchen die Kruste der getrockneten Rosinenbrötchen mit einer Reibe entfernen. Die abgeriebene Kruste mit den Amarettini in einen Mixer oder Blitzhacker geben und zu einer feinen Panade zerkleinern. Den Zucker mit der Milch und dem Ei zu einer glatten Masse verrühren. Die Milchmischung über die abgeriebenen Rosinenbrötchen gießen. Die Brötchen zugedeckt ca. 2 Std. kalt stellen. Dann die Brötchen wenden und nochmals 2 Std. kalt stellen. Die Brötchen sollten nun die Milchmischung aufgesaugt haben.

2 Nach der Kühlzeit zum Fertigstellen der Klößchen die Amarettini-Panade auf einen Teller geben. Die eingelegten Brötchen halbieren. Falls noch etwas Milchmischung übrig ist, die Schnittstellen hineintunken. Die Brötchenhälften jeweils mehrmals in der Panade wenden. Inzwischen das Butterschmalz in einer Pfanne erhitzen. Die panierten Klößchen darin in ca. 8 Min. von beiden Seiten goldgelb ausbacken.

3 Parallel dazu für den Rieslingschaum die Eigelbe mit dem Riesling und dem Zucker in einer Schüssel verrühren, dann über einem heißen (nicht kochenden) Wasserbad schaumig aufschlagen (s. Mikes Profi-Tipp). Den Schaum, falls nötig, bis zum Anrichten warm stellen.

4 Zum Anrichten die Himbeeren vorsichtig waschen und trocken tupfen. Die ausgebackenen Karthäuserklößchen auf vier tiefe Teller verteilen, den Rieslingschaum und die Himbeeren dazugeben. Karthäuserklößchen und Himbeeren leicht mit Puderzucker bestäuben.

MIKES PROFI-TIPP

Eigelbe, Zucker und Riesling sehr vorsichtig und bei kleiner Temperatur (unter 80°!) in einer Edelstahlschüssel über dem heißen Wasserbad aufschlagen. Der Schüsselboden darf dabei keinesfalls das Wasser berühren. Werden die Zutaten zu stark erhitzt, gerinnen die Eigelbe, und im feinen Rieslingschaum befindet sich plötzlich Rührei.

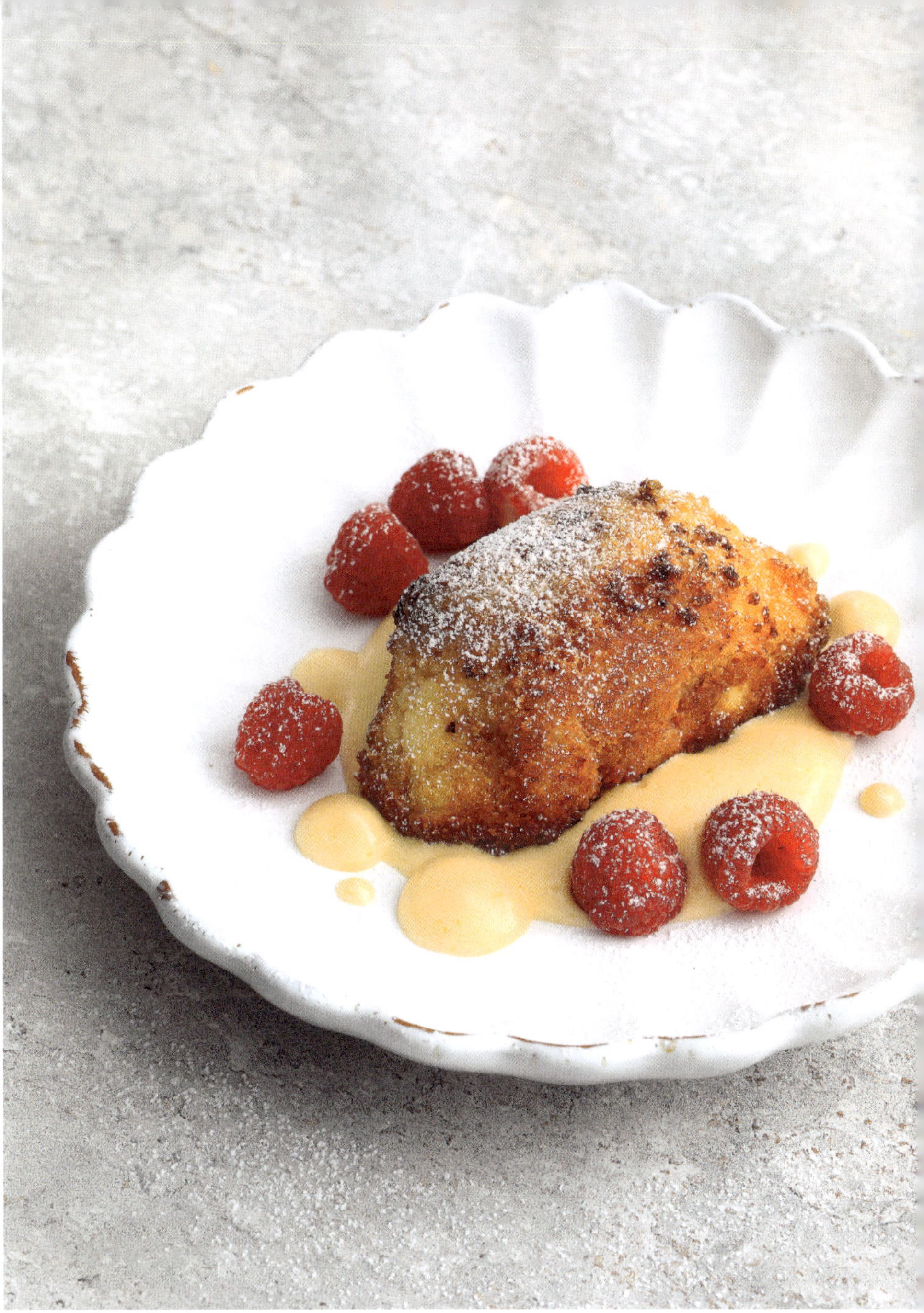

Belle Epoque im Jugendstilhotel Bellevue
An der Mosel 11
56841 Traben-Trarbach
(06541) 70 30
info@bellevue-hotel.de
https://www.bellevue-hotel.de/

Mikes Wertung: 10 Punkte

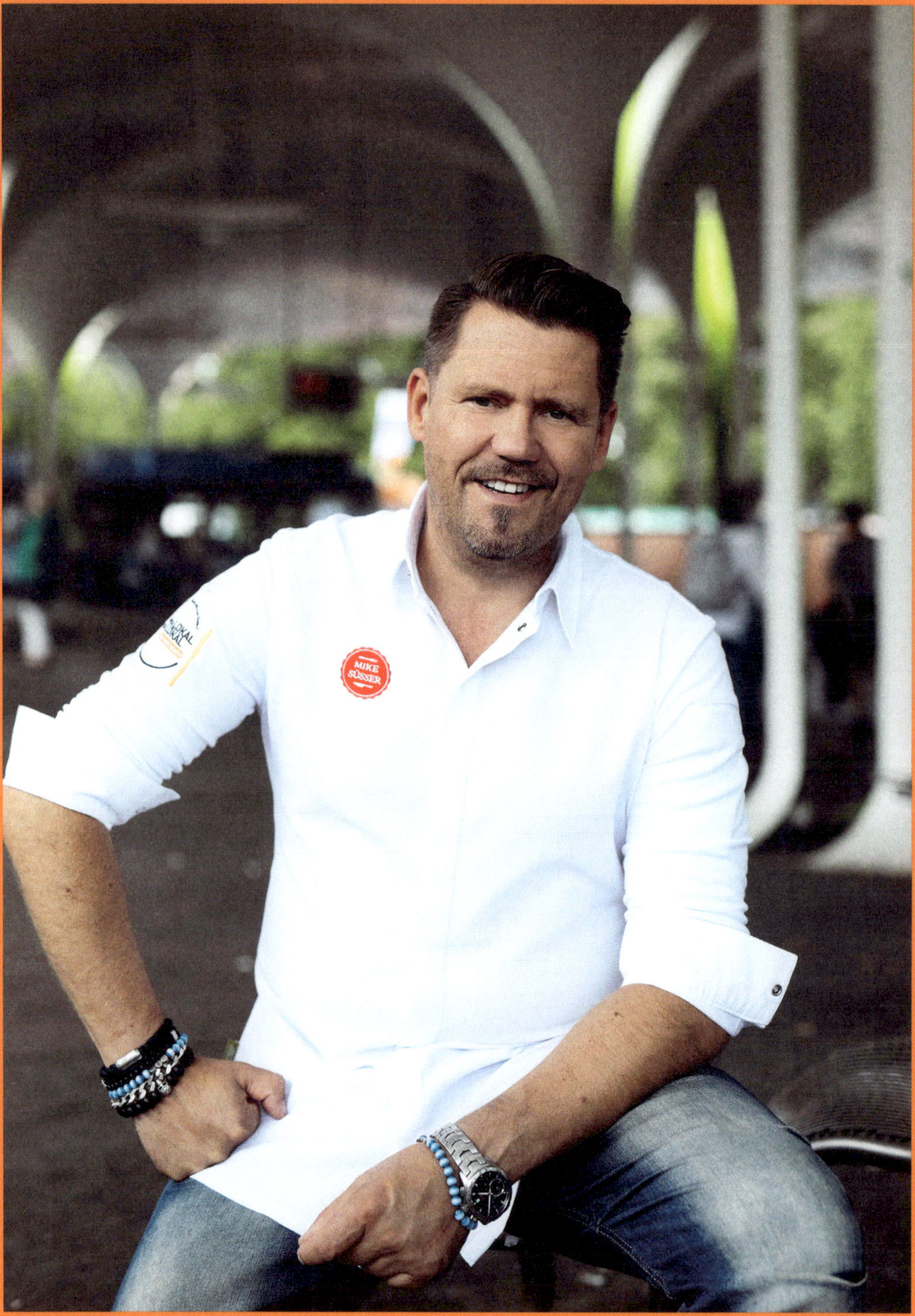
MIKE
SÜSSER

VON 60529

FRANKFURT

BIS 77815

BÜHL

Zu Gast in Hessen und Unterfranken, Rheinland-Pfalz und Baden-Württemberg: Neben Frankfurter »Grie Soß« gibt es hier italienisch inspirierte und internationale Spezialitäten. Und wunderbare Desserts sind ebenfalls mit von der Partie.

TAFELSPITZ MIT BOUILLONGEMÜSE UND FRANKFURTER GRÜNER SAUCE

Das Rindfleisch wird in der Mainlust in gewürzduftender Brühe sanft gegart und mit klassischer »Grie Soß« serviert.

Für 4 Personen
Zubereitungszeit: ca. 1 Std. 15 Min.
Garzeit: 1 ½ –2 Std.
Ruhezeiten: ca. 24 Std. + 4 Std.

Für Fleisch und Gemüse
5 Möhren | 1 Knollensellerie
1 Zwiebel | 2 Lorbeerblätter
¼ TL Pfefferkörner
½ TL Pimentkörner
2–3 Nelken
½ TL grüne Kardamomkapseln
Salz | 2 Scheiben Bio-Zitrone
1 Stück Meerrettich (ca. 2 cm lang)
1,5 kg Tafelspitz (s. Mikes Insider-Info)
½ l Apfel- oder Weißwein
3 Petersilienwurzeln
1–2 gegarte Rote Beten (vakuumverpackt)

Für die Grüne Sauce
1 dickes Bund Kräuter für Grüne Sauce (Borretsch, Kerbel, Kresse, Petersilie, Pimpinelle, Sauerampfer, Schnittlauch)
750 g saure Sahne | ½ EL Senf
1 kleines Stück Meerrettich (ca. ½ cm lang)
½ Bio-Zitrone
Salz | Pfeffer | Zucker

1 2 Möhren und knapp ½ Knollensellerie putzen, schälen und grob zerkleinern. Die Zwiebel mit der Schale halbieren und mit den Schnittflächen in einer Pfanne ohne Fett dunkel anrösten. Das Gemüse mit 2 l Wasser in einen großen Topf geben. Lorbeer, Pfefferkörner, Pimentkörner, Nelken, Kardamomkapseln, 1 EL Salz und Zitronenscheiben dazugeben. Den Meerrettich putzen, schälen und hinzufügen. Alles bei großer Hitze aufkochen. Das Fleisch in die kochende Flüssigkeit geben. Die Hitze reduzieren und den Tafelspitz in der leicht simmernden Brühe 1 ½–2 Std. bei kleiner Hitze garen. Dann den Wein angießen. Alles kurz aufkochen und vom Herd nehmen. Das Fleisch in der Brühe 24 Std. abkühlen lassen. Am nächsten Tag das Fleisch aus der Brühe nehmen und die Brühe durch ein Sieb gießen.

2 Für die Grüne Sauce die Kräuter waschen und trocken schütteln oder tupfen. Die Kräuter mit einem Wiegemesser fein schneiden, evtl. austretenden Saft auffangen. Kräuter, saure Sahne und Senf zu einer homogenen Masse verrühren. Den Meerrettich schälen und frisch dazureiben. Die Zitronenhälfte heiß waschen, die Schale fein abreiben, den Saft auspressen. Schale und Saft zu der Kräutermischung geben. Die Grüne Sauce mit Salz, Pfeffer und Zucker abschmecken und ca. 4 Std. kühl stellen, dann nochmals abschmecken.

3 Für das Bouillongemüse die übrigen 3 Möhren, restlichen Sellerie und Petersilienwurzeln putzen, schälen und fein schneiden. Knapp 750 ml Tafelspitzbrühe aufkochen. Das Gemüse darin ca. 30 Min. offen bei kleiner Hitze köcheln lassen. Zum Schluss die Roten Beten würfeln und 5 Min. mitköcheln lassen. Parallel dazu die übrige Brühe erhitzen, den erkalteten Tafelspitz quer zur Muskelfaser in max. 1 cm dicke Scheiben schneiden und in der Brühe heiß werden lassen.

4 Zum Anrichten das Wurzelgemüse mit reichlich Bouillon in tiefe Teller geben. Den heißen Tafelspitz auf dem Gemüse anrichten. Die Grüne Sauce separat dazu servieren.

Mainlust
Hegarstr. 1
60529 Frankfurt am Main
(069) 35 65 09

Mikes Wertung: 9 Punkte

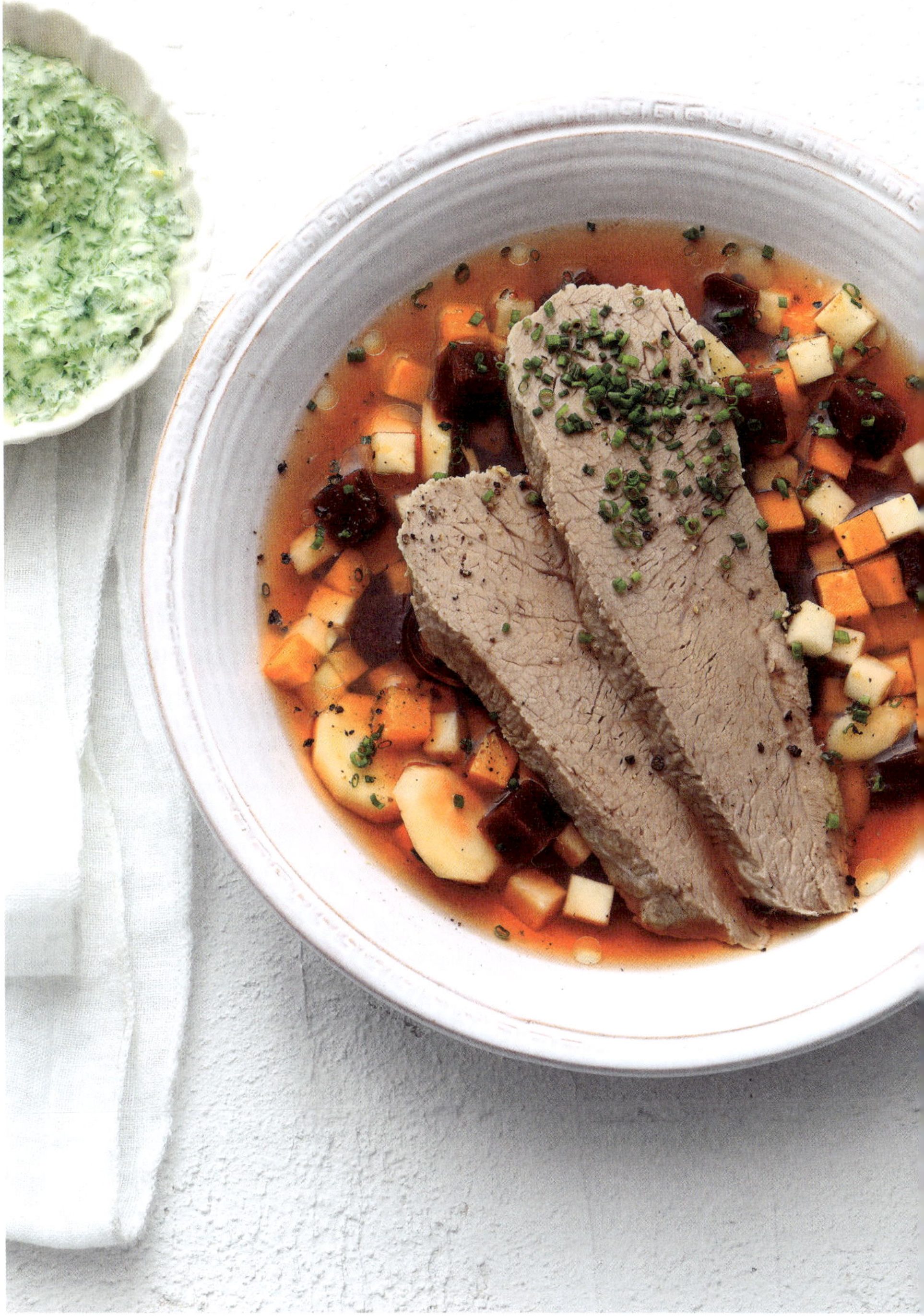

MIKES INSIDER-INFO

Das Fleisch für den Tafelspitz stammt aus der dünn zulaufenden Spitze des Schwanzstücks vom Rind. Es gilt als besonders zart und sehnenfrei. Sein Erkennungsmerkmal ist eine dünne Fettauflage, die beim Kochen ruhig auf dem Fleisch bleiben darf. Sie hält den Tafelspitz saftig.

STEINBEISSERFILET AUF BLUMENKOHL-PÜREE MIT CASSISGEL UND MANDELMILCH

Für 4 Personen
Zubereitungszeit: ca. 1 ½ Std.

Für das Cassisgel
80 ml Cassis
4 ml Johannisbeermark
8 ml Johannisbeersaft
160 ml Johannisbeersirup
2 kleine Handvoll Brombeeren
3 g Agar-Agar (gut 1 TL Agar-Agar)

Für das Blumenkohlpüree
4 mehligkochende Kartoffeln
Salz
1 großer Blumenkohl oder 2 kleine
200 g Crème fraîche
Pfeffer
Cajun-Gewürzmischung

Für Fisch und Sauce
600 g Steinbeißerfilet
Salz
1 l Mandelmilch (Mandeldrink)
2–3 EL geschälte Mandeln
1 Schuss Amaretto (nach Belieben)
Pfeffer
Zucker
2 EL Butter

Equipment
Spritzflasche oder -beutel

1 Für das Gel Cassis, Johannisbeermark, -saft und -sirup mit den Brombeeren in einem Topf kurz aufkochen, dann leicht abkühlen lassen. Die Mischung im Mixer pürieren, durch ein Sieb passieren und erneut in einen Topf geben. Nun das Agar-Agar unterrühren. Alles aufkochen und ca. 2 Min. köcheln lassen (s. Mikes Insider-Info). Dann abkühlen lassen und in Spritzflasche oder -beutel geben.

2 Für das Blumenkohlpüree die Kartoffeln waschen und in Salzwasser in 20–30 Min. gar kochen. Den Blumenkohl waschen und putzen. Die Röschen vom Strunk schneiden und in einem Dampfgarer oder in einem Topf mit Dämpfeinsatz über Wasser 15–20 Min. im Dampf garen.

3 Einen Teil der gedämpften Blumenkohlröschen in den Mixer geben und mit Crème fraîche, Salz, Pfeffer sowie 1 Prise Cajun-Gewürzmischung pürieren. Die gekochten Kartoffeln durch eine Kartoffelpresse drücken und mit dem Blumenkohlpüree verrühren. Die restlichen Blumenkohlröschen in einer Pfanne bei großer Hitze anrösten und mit Salz, Pfeffer und Cajun-Gewürz abschmecken.

4 Parallel dazu für Fisch und Sauce den Ofen auf 180° vorheizen. Das Steinbeißerfilet waschen und trocken tupfen, in 4 Portionen teilen und salzen. Die Fischstücke in eine ofenfeste Form geben, mit ca. 500 ml Mandelmilch begießen und etwas darin ziehen lassen.

5 Die Mandeln grob hacken und in einer Pfanne ohne Fett anrösten. Mit dem Amaretto und der restlichen Mandelmilch (500 ml) in einen Topf geben. Die Mischung aufkochen und bei großer Hitze einköcheln lassen. Mit etwas Salz, Pfeffer und Zucker würzen. Die Mischung in einem Mixer fein pürieren und nochmals abschmecken. Dann die Fischstücke mit je 1 EL Butter belegen und in der Mandelmilch im heißen Ofen (Mitte) 10–12 Min. garen. Sie sollen innen noch leicht glasig sein.

6 Zum Servieren das Blumenkohlpüree auf zwei Teller verteilen. Die Fischstücke und die gerösteten Blumenkohlröschen darauf anrichten. Die Mandelmilch-Sauce nach Belieben noch mit einem Pürierstab aufschäumen und dazugeben. Das Cassisgel dekorativ aufspritzen.

DEINS
Ulanenplatz 2
63452 Hanau
(06181) 304 60 75
info@deins-hanau.de
https://deins-hanau.de/

Mikes Wertung: 8 Punkte

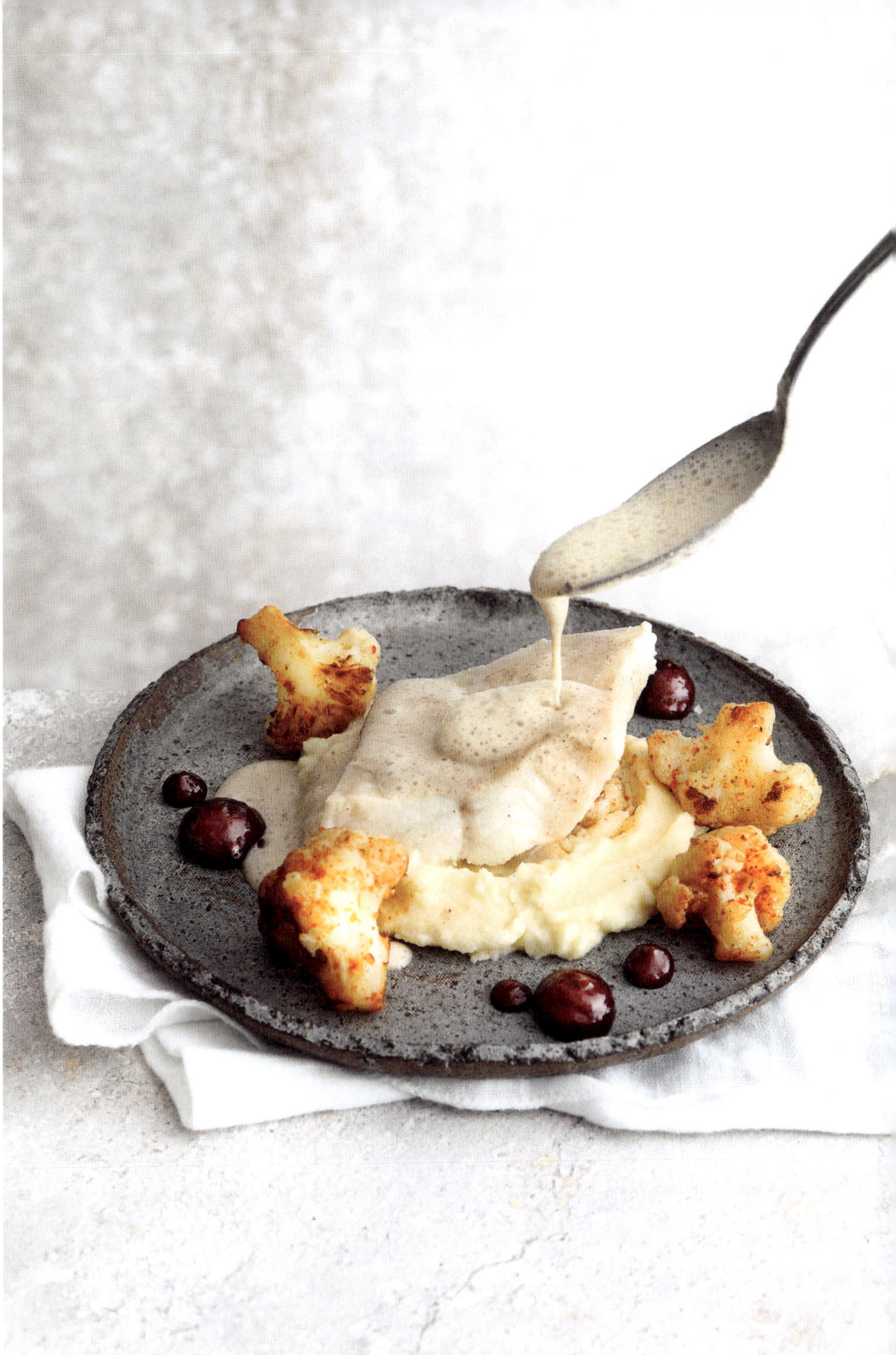

MIKES INSIDER-INFO

Agar-Agar ist ein pflanzliches Geliermittel, das aus roten Algen gewonnen wird. Im Gegensatz zu Gelatine, die nicht stark erhitzt werden darf, muss eine Agar-Agar-Mischung zunächst kochen und dann vollständig abkühlen. Erst danach wird sie fest.

BOUILLABAISSE À LA FAÇON PATRICK

Für 4 Personen
Zubereitungszeit: ca. 1 Std.
Kochzeit: 2–3 Std.

1 Fenchel
2 Möhren
1 Zucchino
1 Zwiebel
4 rohe Riesengarnelen mit Schale
Olivenöl zum Braten
1 TL schwarze Pfefferkörner
1 TL Fenchelsamen
5–6 EL Tomatenmark
200 ml trockener Weißwein
20 ml Pastis
300 g Fischkarkassen (beim Fischhändler erhältlich; am besten von Plattfischen)
2 Knoblauchzehen
je 1 Zweig Rosmarin und Thymian
½ TL getrockneter Estragon
Salz | Pfeffer
200 g Wolfsbarschfilet mit Haut
200 g Steinbuttfilet
200 g Rotbarsch- oder Seeteufelfilet (s. Mikes Profi-Tipp)
4 Jakobsmuscheln
2 EL Zitronensaft

1 Den Fenchel putzen, waschen und längs halbieren, den Strunk entfernen. Die Möhren putzen und schälen. Den Zucchino waschen, putzen und halbieren. Die Hälfte des Gemüses zugedeckt beiseitelegen. Den Rest grob würfeln. Die Zwiebel schälen und grob würfeln.

2 Die Riesengarnelen schälen, am Rücken einritzen und den Darm entfernen. Die Garnelen kühl stellen. Die Schalen aufheben.

3 Das Öl zum Braten in einem Topf erhitzen. Gemüse- und Zwiebelwürfel darin bei kleiner Hitze anschwitzen. Pfeffer und Fenchelsamen dazugeben, die Hitze erhöhen. Dann das Tomatenmark dazugeben und alles leicht anrösten. Mit Weißwein und Pastis ablöschen.

4 Parallel dazu die Fischkarkassen und Garnelenschalen in einer Pfanne anrösten, dann mit in den Topf geben. Alles mit kaltem Wasser bedecken. Den Knoblauch schälen, anquetschen und dazugeben. Rosmarin und Thymian waschen und mit dem Estragon hinzufügen. Die Flüssigkeit aufkochen und alles 2–3 Std. offen köcheln lassen, dann in einen zweiten Topf absieben. Die Flüssigkeit erneut aufkochen und so lange einköcheln lassen, bis sie eine saucenähnliche Bindung erhält. Den Fond mit Salz und Pfeffer abschmecken.

5 Das beiseitegelegte Gemüse in feine Würfel (»brunoise«) schneiden. Den Backofen auf 100° vorheizen. Die Fischfilets waschen, trocken tupfen und in 4 Portionen teilen. Die Wolfsbarschstücke in etwas Olivenöl in einer Pfanne auf der Haut anbraten. Die übrigen Fischfilets, Garnelen und Jakobsmuscheln von beiden Seiten leicht im Olivenöl anbraten. Sie sollen innen glasig bleiben. Nach dem Braten Fisch, Garnelen und Jakobsmuscheln auf ein Blech legen, mit Zitronensaft, Salz und Pfeffer würzen und im heißen Ofen kurz nachziehen lassen. Währenddessen erneut etwas Olivenöl in die Pfanne geben. Möhren-, Fenchel- und Zucchinibrunoise nacheinander in die Pfanne geben und kurz unter Wenden bissfest braten (»sautieren«).

6 Die Fischfilets auf tiefen Tellern verteilen. Garnelen, Jakobsmuscheln und Gemüsewürfel daneben anrichten. Alles mit dem Fond beträufeln. Chefkoch Patrick garniert im Fleur de Sel alles mit frischem Dill, Kerbel und Petersilie und serviert Aioli dazu.

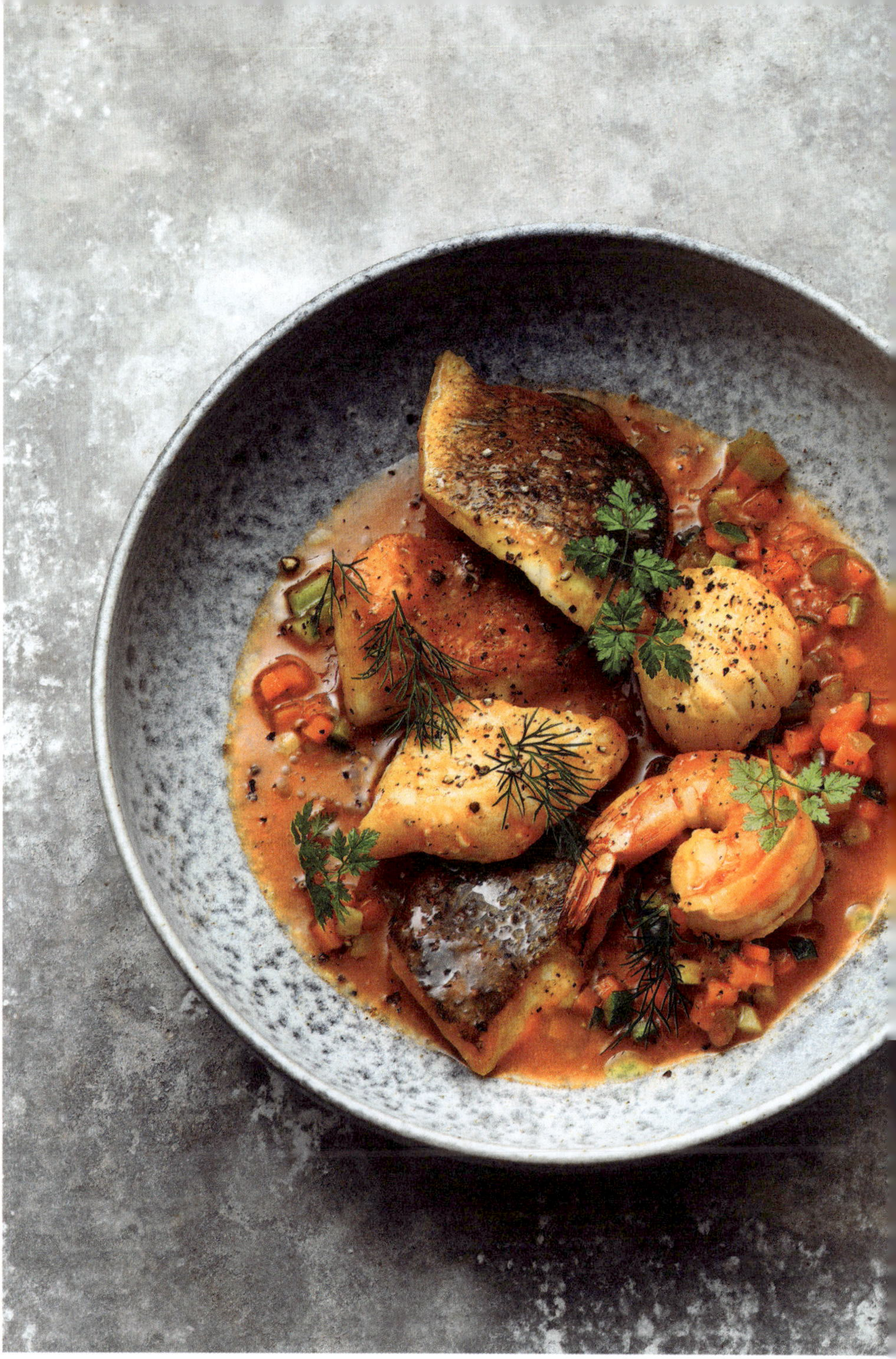

Fleur de Sel
Florscheidstr. 19
63477 Maintal
(06181) 968 33 85
info@restaurant-fleurdesel.de
http://www.restaurant-fleurdesel.de/

Mikes Wertung: 10 Punkte

MIKES PROFI-TIPP

Es gibt keinen Star unter den Fischen, es gibt nur den Tagesfang! Für die Bouillabaisse kannst du deshalb sehr gut auch anderes Filet von mediterranen Fischen einkaufen – Hauptsache es ist frisch! Lass dich am besten vom Fischhändler beraten.

GESCHMORTE OCHSENBÄCKCHEN MIT GEBRATENEN WURZELN

Für 4 Personen
Zubereitungszeit: ca. 50 Min.
Marinierzeit: ca. 18 Std.
Schmorzeit: 3–4 Std.

Für die Ochsenbäckchen

600 g Ochsenbäckchen (beim Metzger vorbestellen; s. Mikes Profi-Tipp)
750 ml kräftiger Rotwein
2 Möhren
¼ Knollensellerie
2–3 Zwiebeln
2 Lorbeerblätter
1 Zimtstange
frisch geriebene Muskatnuss
½ TL Pfefferkörner, Wacholderbeeren, Korianderkörner (nach Belieben)
1 Sternanis (nach Belieben)
Öl zum Braten
Salz | Zucker
3–5 Tomaten
ca. 250 ml Rinderbrühe

Für die gebratenen Wurzeln

250 g rote und gelbe Möhren
250 g Schwarzwurzeln
125 g Knollensellerie
2 Stangen Staudensellerie
½ Bund Petersilie
1 EL Butter
ca. 150 ml Rinder- oder Gemüsebrühe
Salz | Zucker

1 Die Ochsenbäckchen in ein verschließbares Gefäß legen. Den Rotwein dazugießen. Möhren, Sellerie und Zwiebeln putzen, schälen und würfeln. Gemüsewürfel zu den Ochsenbäckchen geben. Lorbeer, Zimtstange und 1 Prise Muskatnuss hinzufügen. Nach Belieben noch einige Pfefferkörner, Wacholderbeeren, Korianderkörner und den Sternanis dazugeben. Das Gefäß verschließen. Das Fleisch ca. 18 Std. marinieren. Dann das Fleisch aus der Marinade nehmen und trocken tupfen. Die Marinade durch ein Sieb in einen Topf gießen. Gewürze und Gemüse aus dem Sieb nehmen und separat aufheben.

2 Die Ochsenbäckchen in etwas Öl in einem Schmortopf von allen Seiten anbraten, leicht salzen und herausnehmen. Anschließend das Marinadegemüse in dem Topf anbraten, leicht salzen und zuckern. Die Tomaten waschen, grob zerkleinern und dazugeben.

3 Nun einige Male etwas Rotweinmarinade zum Ablöschen in den Topf zum Gemüse geben, den Wein dabei immer wieder einköcheln lassen. Den Backofen auf 160° vorheizen. Das Fleisch zurück in den Topf legen. Den restlichen Wein und etwas Brühe angießen, sodass alles mit Flüssigkeit bedeckt ist. Die Gewürze aus dem Sieb dazugeben. Alles nochmals aufkochen, zugedeckt in den heißen Ofen (Mitte) geben und die Bäckchen, je nach Größe, in 3–4 Std. weich schmoren. Den Topf nach der Schmorzeit aus dem Ofen nehmen. Das Fleisch herausnehmen. Die heiße Schmorflüssigkeit samt Gemüse durch ein Sieb in einen Topf passieren, abschmecken und nach Belieben noch etwas einköcheln lassen. Die Bäckchen wieder in die Sauce legen.

4 Für die gebratenen Wurzeln Möhren, Schwarzwurzeln, Knollensellerie und die Selleriestangen putzen und schälen. Das Gemüse in feine, mundgerechte Stücke schneiden. Die Petersilie waschen, trocken schütteln und fein hacken. Eine Pfanne erhitzen. Butter, Brühe, Salz und Zucker hereingeben. Das Gemüse hinzufügen und leicht köcheln lassen, bis die Flüssigkeit verdampft und das Gemüse gar ist.

5 Zum Servieren die Ochsenbäckchen nochmals in der Sauce erhitzen, dann auf vier Tellern mit der Sauce anrichten. Die gebratenen Wurzeln dazugeben und alles mit Petersilie bestreuen.

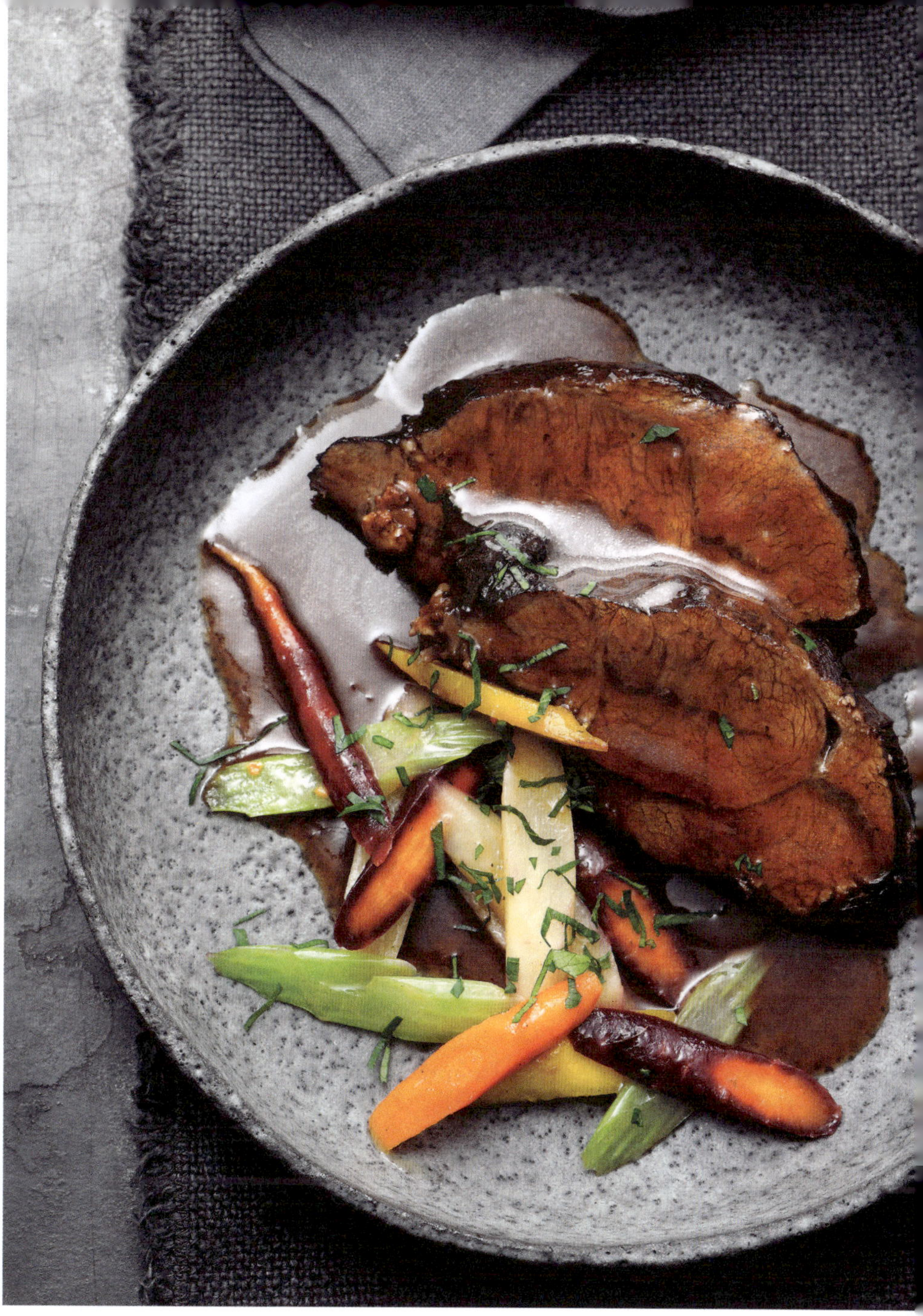

Schöntal-Weinstuben
Lindenallee 3
63739 Aschaffenburg
(06021) 134 16
info@schoental-weinstuben.de
https://schoental-weinstuben.de/

Mikes Wertung: 9 Punkte

RISOTTO MIT HUMMERSAUCE, GARNELEN UND GRÜNEM SPARGEL

Für 4 Personen
Zubereitungszeit: ca. 1 ½ Std.

Für die Hummersauce
2 Schalotten
80 g Möhren
10 g Knollensellerie
1 Knoblauchzehe
2 Hummerkarkassen (beim Fischhändler vorbestellen)
2 EL Olivenöl
30 g Butter
2 EL Cognac
1 EL Tomatenmark
5 EL Weißwein
1 Zweig Thymian
1 Stängel Estragon
1 Msp. Kümmel
150 ml Fischfond
150 ml Kokosmilch

Für Risotto, Garnelen und Spargel
1 kleine Zwiebel
50 g Butter
200 g Risotto-Reis
125 ml Weißwein
450 ml Gemüsebrühe
20–30 g Parmesan
500 g grüner Spargel (nach Belieben auch mehr)
Olivenöl zum Braten
Salz | Pfeffer
4–8 rohe Garnelen mit Schale

1 Für die Hummersauce Schalotten, Möhren, Knollensellerie und Knoblauch schälen und zerkleinern. Die Karkassen in einem großen Topf im Olivenöl anrösten, bis sich am Topfboden ein hellbrauner Bratsatz bildet. Butter, Knoblauch und das vorbereitete Gemüse dazugeben und mit anrösten. Wenn das Gemüse goldbraun ist, alles mit dem Cognac ablöschen. Das Tomatenmark dazugeben. Alles kurz köcheln lassen, dann den Weißwein angießen und einköcheln lassen. Thymian und Estragon waschen und mit dem Kümmel dazugeben. 150 ml Wasser und Fischfond dazugießen, aufkochen und bei kleiner Hitze 30 Min. köcheln lassen. Zum Schluss die Kokosmilch dazugeben. Alles noch einmal aufkochen, dann durch ein Sieb passieren.

2 Für den Risotto die Zwiebel schälen, würfeln und in 1 EL Butter glasig dünsten. Den Risotto-Reis dazugeben, kurz anschwitzen lassen und mit Weißwein ablöschen. Etwas Gemüsebrühe hinzufügen und alles unter stetigem Rühren aufkochen. Wenn der Risotto-Reis die Flüssigkeit aufgesogen hat, erneut Brühe angießen, dabei beständig rühren. Nach und nach die gesamte Brühe unterrühren und den Risotto bei kleiner Hitze unter gelegentlichem Umrühren in ca. 20 Min. garen. Zum Schluss die restliche Butter (ca. 40 g) unter den Risotto rühren. Den Parmesan nach Geschmack dazureiben und untermischen.

3 Während der Risotto-Garzeit reichlich Wasser in einem großen Topf aufkochen. Den grünen Spargel waschen, die holzigen Enden entfernen. Die Stangen ca. 2 Min. im kochenden Wasser blanchieren, dann eiskalt abschrecken. Etwas Olivenöl in einer Pfanne erhitzen. Den blanchierten Spargel darin leicht anbraten, salzen und pfeffern.

4 Parallel dazu die Garnelen schälen, am Rücken einritzen und den schwarzen Darm entfernen. Die Garnelen in etwas Olivenöl ca. 2 Min. von jeder Seite anbraten und mit Salz und Pfeffer würzen.

5 Zum Servieren den Risotto auf vier Teller verteilen und jeweils in der Tellermitte anrichten. Die Garnelen und Spargelstangen dekorativ daraufsetzen und zum Schluss die Hummersauce dazugeben.

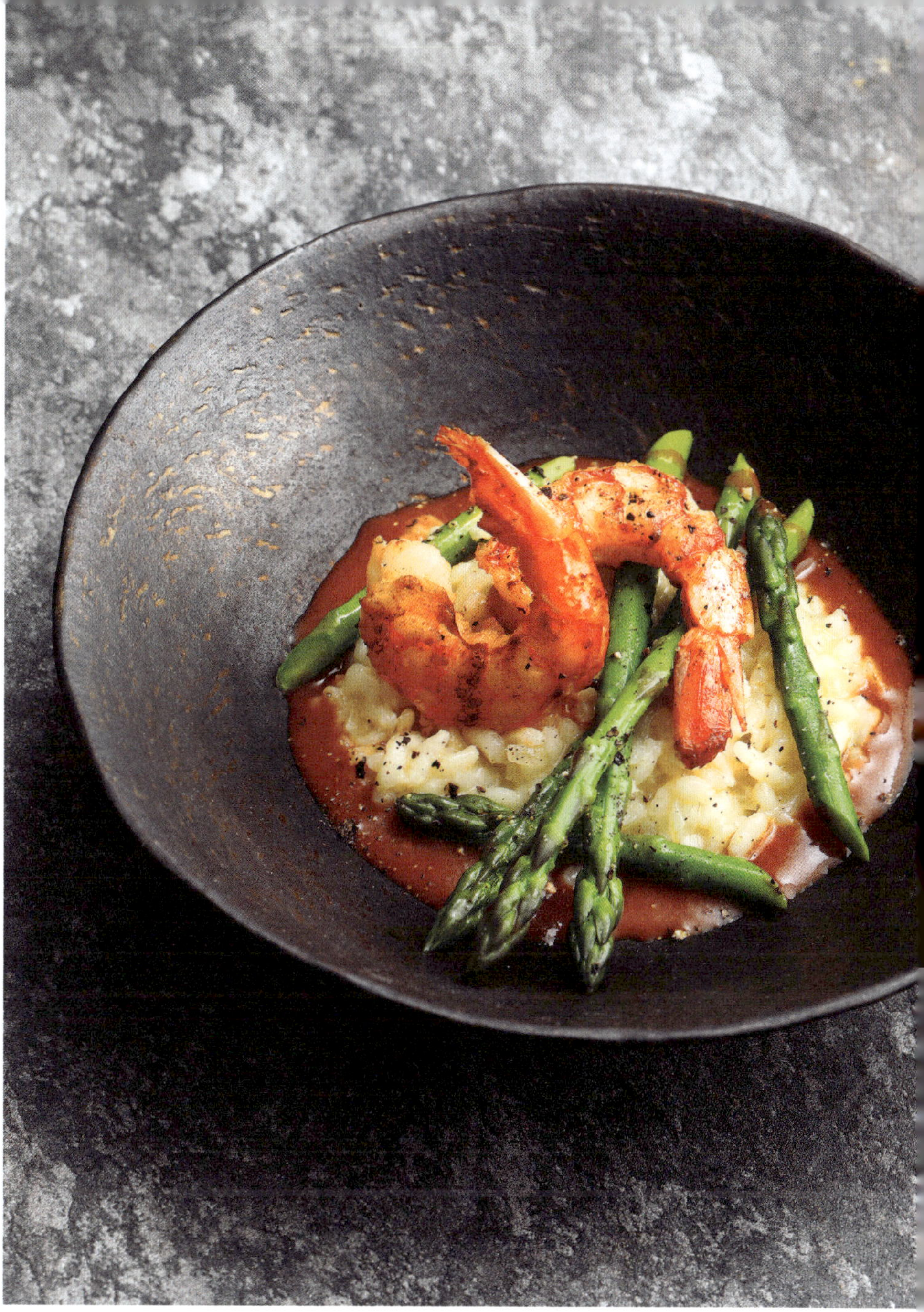

Due Amici
Goldgasse 15–17
65183 Wiesbaden
(0611) 50 59 58 66
https://www.dueamici.kitchen/

Mikes Wertung: 10 Punkte

TAGLIATA VOM ROASTBEEF MIT TOMATEN, RUCOLA UND ROSMARINKARTOFFELN

Für 4 Personen
Zubereitungszeit: ca. 20 Min.
Kochzeit: 15–20 Min.

16 kleine Grenaille-Kartoffeln
Meersalz
12 Kirschtomaten
4 Zweige Rosmarin
Pfeffer
Olivenöl zum Marinieren und Braten
1–2 TL Aceto balsamico
640 g Roastbeef (oder 4 dünne Rumpsteaks à 160 g)
1 Knoblauchzehe
2 Bund Rucola
100 g Parmesan

1 Die kleinen Kartoffeln gründlich waschen und zugedeckt in einem Topf in wenig kochendem Salzwasser in 15–20 Min. gar kochen. Dann die Kartoffeln abgießen und ausdampfen lassen.

2 Die Kirschtomaten waschen. Die Rosmarinzweige waschen und trocken schütteln. Die 4 Spitzen abschneiden und als Dekoration in je 1 Kirschtomate stecken. Die 4 Deko-Tomaten bis zum Anrichten beiseitelegen. Die Nadeln vom restlichen Rosmarin abstreifen. Die übrigen Tomaten vierteln und in einer Schüssel mit etwas Meersalz, Pfeffer, 1–2 EL Olivenöl und dem Aceto balsamico anmachen.

3 Das Roastbeef von Fett und Sehnen befreien und in 4 Scheiben à 160 g schneiden. Die Scheiben flacher klopfen. Etwas Olivenöl mit ein paar Rosmarinnadeln in eine flache Schale geben. Die Fleischscheiben darin wenden und marinieren.

4 Die Knoblauchzehe schälen und leicht andrücken. Den Rucola waschen und trocken schütteln oder schleudern.

5 Die Kartoffeln nach Belieben pellen und halbieren. Etwas Olivenöl in einer Pfanne erhitzen. Die Kartoffeln darin rundherum goldgelb braten, Knoblauch und restliche Rosmarinnadeln zum Aromatisieren hinzufügen und die Kartoffeln mit Meersalz und Pfeffer würzen.

6 Parallel dazu etwas Olivenöl in einer zweiten großen Pfanne erhitzen. Die Fleischscheiben darin portionsweise bei mittlerer bis großer Hitze jeweils von beiden Seiten ca. 1 Min. anbraten und danach ca. 4 Min. bei kleiner Hitze ziehen lassen, dabei die Scheiben immer wieder wenden. Das Fleisch soll schön zart und innen rosafarben sein.

7 Die gebratenen Fleischscheiben auf vier vorgewärmte Teller verteilen. Die Rosmarinkartoffeln daneben anrichten. Die Tomaten mit dem Rucola auf dem Fleisch anrichten. Den Parmesan in dünnen Spänen darüberhobeln. Jeden Teller mit 1 Deko-Tomate garnieren.

Frenks Ristorante
Q7, 18
68161 Mannheim
(0621) 10 42 22
info@frenks.de
https://www.frenks.de/

Mikes Wertung: 10 Punkte

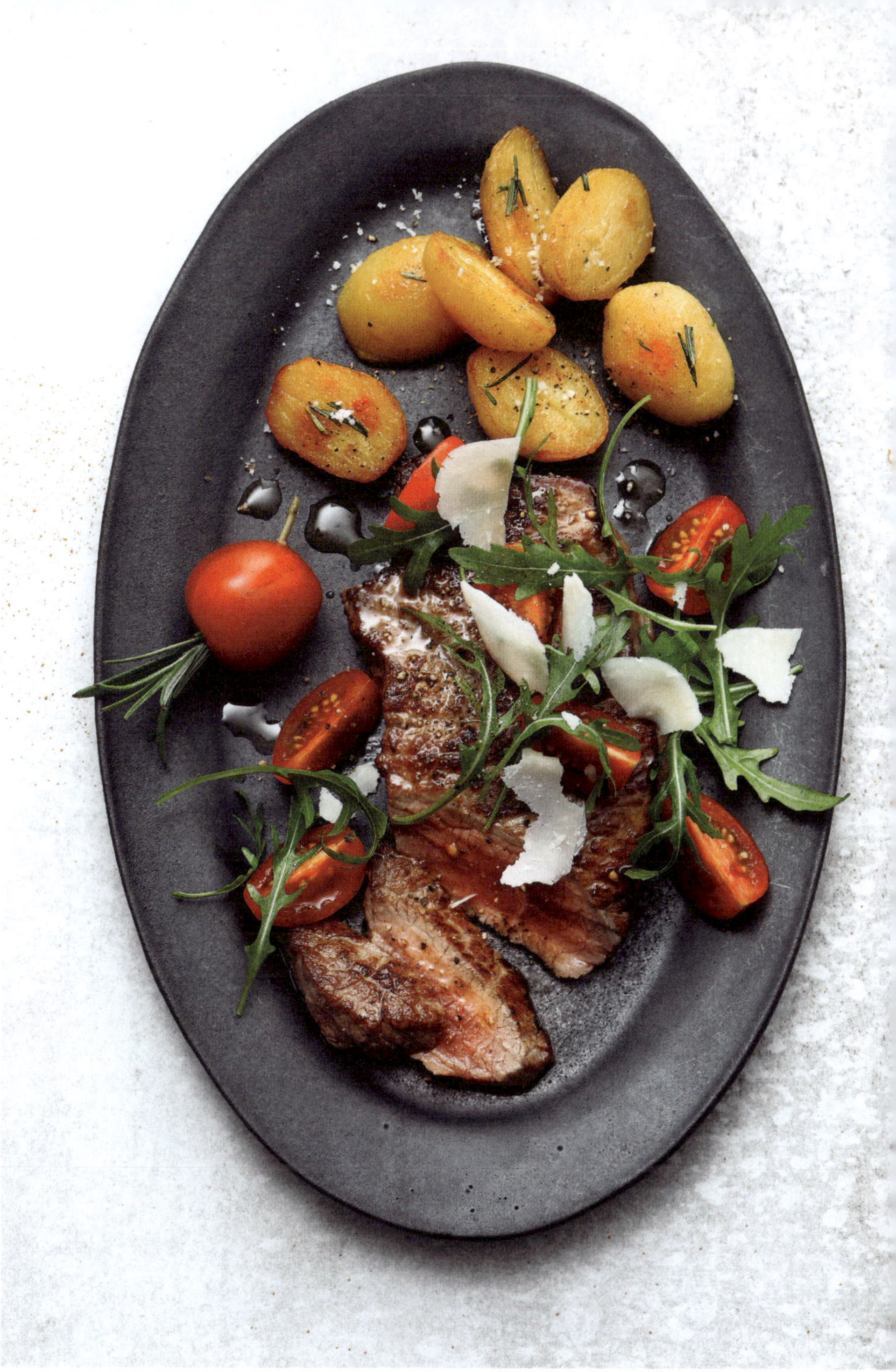

MIKES PROFI-TIPP

Du kannst die Tomaten wie in diesem Rezept vierteln und als Salat anmachen, dann kalt zum Fleisch servieren. Für einen Extra-Aromakick die gewaschenen Tomaten kurz in der Pfanne schwenken, bis sie leicht aufplatzen, und lauwarm auf der Tagliata anrichten.

VANILLE-BUTTERKEKS-PARFAIT

Es lohnt sich, eine große Portion zu machen: Das Traumdessert des Restaurants Die Bühne ist einfach unwiderstehlich!

Für 10 Personen
Zubereitungszeit: ca. 45 Min.
Kühlzeit: ca. 6 Std.

½ Vanilleschote
750 g H-Sahne
2 Eier (S)
1 Eigelb (L) oder knapp 2 Eigelb (S)
100 g Zucker
2 cl Orangenlikör
100 g Butterkeks

Außerdem
1 Handvoll gemischte Beeren (nach Belieben)
Puderzucker zum Bestäuben (nach Belieben)

Equipment
Kastenform
Edelstahlschüssel und passender Topf für ein Wasserbad

1 Eine Kastenform mit Frischhaltefolie auslegen. Die Vanilleschote der Länge nach aufschneiden und das Mark auskratzen. Die Sahne mit dem Handrührgerät sehr steif schlagen und kalt stellen.

2 Die ganzen Eier mit dem Eigelb, dem Zucker und dem Vanillemark in eine Edelstahlschüssel geben und mit dem elektrischen Handrührgerät leicht schaumig schlagen.

3 Dann die Masse zur »Rose abziehen«, d.h. mit einem Schneebesen über einem heißen Wasserbad bei kleiner bis mittlerer Hitze weiterrühren, bis die Mischung cremig geworden ist. Zur Prüfung einen Kochlöffel in die Masse tauchen, herausnehmen und auf die Creme pusten. Wenn Linien und Wellen entstehen, die im weitesten Sinne wie eine Rose aussehen, ist die Masse perfekt. Die Schüssel vom Wasserbad nehmen und die Creme etwas abkühlen lassen

4 Wenn die Eiermischung Raumtemperatur angenommen hat, den Orangenlikör und die geschlagene Sahne unterheben. So viel von der Parfait-Masse in die vorbereitete Form gießen, dass der Boden der Form gut bedeckt ist. Jetzt eine Reihe Butterkekse daraufgeben. Dann wieder Parfait-Masse und Butterkekse einschichten, bis alles verbraucht ist. Die letzte Schicht sollte Butterkeks sein.

5 Das Vanille-Butterkeks-Parfait in der Form für ca. 6 Std. in das Tiefkühlfach oder -gerät stellen und gefrieren lassen.

6 Das Parfait schon 5–10 Min. vor dem Servieren aus dem Tiefkühler nehmen, in Scheiben schneiden und auf Tellern anrichten. Die Beeren, falls verwendet, vorsichtig waschen und trocken tupfen. Die Beeren mit anrichten und nach Belieben mit Puderzucker bestäuben. Dazu passen auch andere Früchte der Saison und geschlagene Sahne.

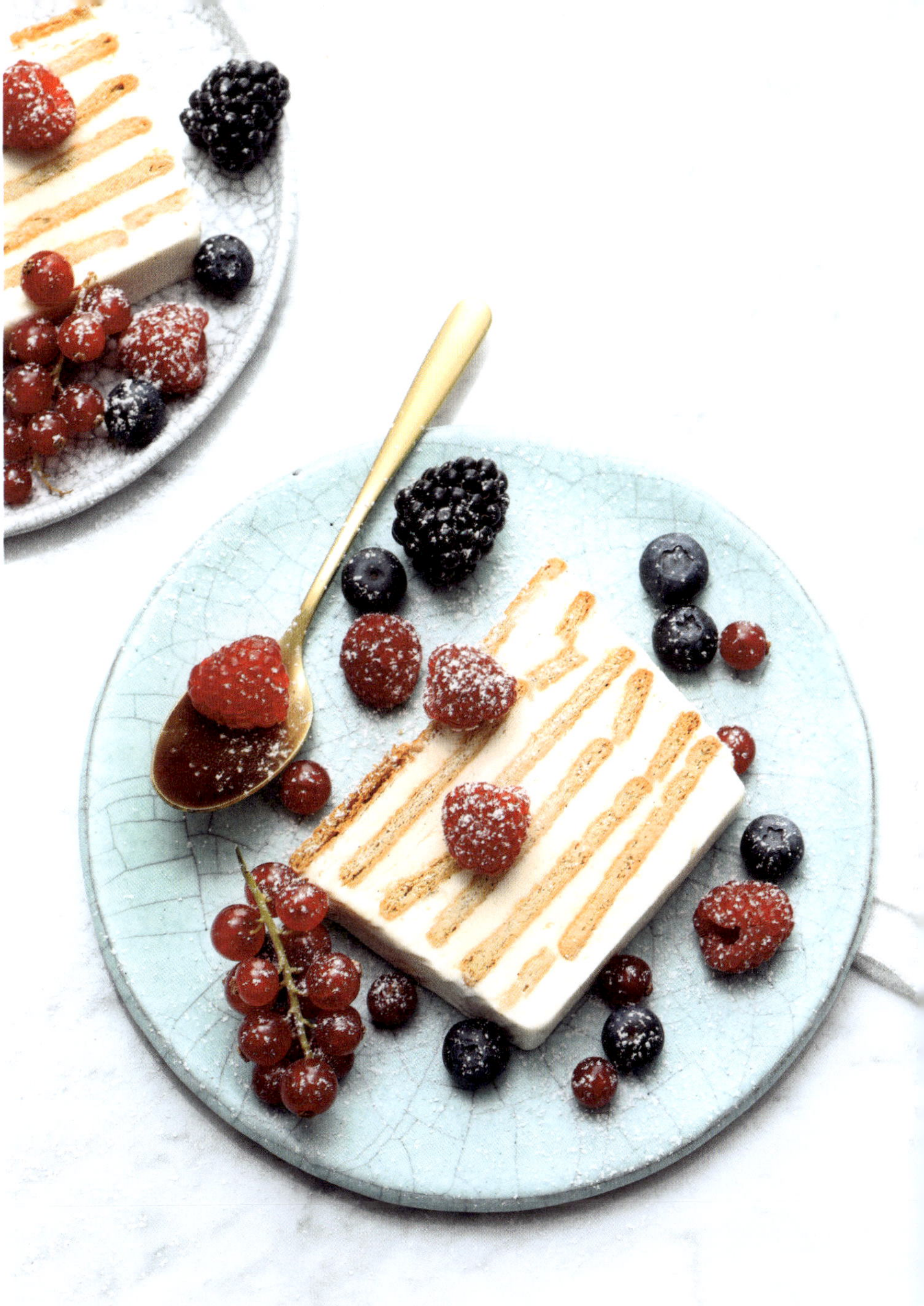

Restaurant Die Bühne
Am Neuen Markt 4
66877 Ramstein-Miesenbach
(06371) 598 05 17
info@restaurant-diebuehne.de
https://restaurant-diebuehne.de/

Mikes Wertung: 9 Punkte

SPAGHETTI DON LUPO

Für 4 Personen
Zubereitungszeit: ca. 35 Min.

1 Zwiebel
2 Knoblauchzehen
500 g Datteltomaten oder Kirschtomaten
½ Bund Petersilie
1 Zweig Rosmarin
Salz
3 mittelgroße Calamari (Tintenfische; vom Fischhändler küchenfertig vorbereiten lassen)
12 rohe Scampi mit Schale
250 g Venusmuscheln (»vongole verace«)
ca. 800 g Miesmuscheln (»cozze«)
1 Dorade (vom Fischhändler filetieren lassen)
400 g Spaghetti
ca. 50 ml Olivenöl zum Braten und Dünsten
100 ml trockener Weißwein
Pfeffer

1 Die Zwiebel schälen, halbieren und in Streifen schneiden. Den Knoblauch schälen und fein hacken. Die Tomaten waschen und halbieren. Die Kräuter waschen und trocken schütteln. Petersilienblättchen und Rosmarinnadeln bis auf einen kleinen Rest hacken.

2 Reichlich Salzwasser für die Nudeln aufkochen. Inzwischen die Calamari waschen und in Ringe schneiden. Die Scampi schälen. Venus- und Miesmuscheln separat unter fließendem kaltem Wasser in einem Sieb abwaschen. Muscheln mit beschädigten Schalen und solche, die sich beim Waschen nicht schließen, aussortieren und wegwerfen. Die Fischfilets waschen, trocken tupfen und in 4 Portionen teilen.

3 Die Spaghetti im kochenden Salzwasser nach Packungsangabe al dente kochen, dann in ein Sieb abgießen.

4 Parallel zum Nudelkochen das Olivenöl in einer großen Pfanne erhitzen. Knoblauch, Zwiebelstreifen und Calamari darin bei kleiner bis mittlerer Hitze andünsten. Die Fischstücke dazugeben und 1–2 Min. auf der Haut mitbraten. Wenden und auf der anderen Seite sehr kurz andünsten, dann aus der Pfanne nehmen. Muscheln und Scampi dazugeben. Die Tomaten hinzufügen. Alles mit dem Weißwein ablöschen und bei kleiner Hitze köcheln lassen, bis sich die Muscheln öffnen. Geschlossene Muscheln aussortieren und wegwerfen.

5 Den Pfanneninhalt mit den gehackten Kräutern, Salz und Pfeffer würzen und abschmecken. Die fertigen Spaghetti dazugeben, untermischen und auf vier tiefe Teller verteilen. Die Doradenstücke darauf anrichten. Alles mit den beiseitegelegten Kräutern garnieren.

Alte Hofkammer
Schwieberdinger Str. 198
70435 Stuttgart
(0711) 69 94 49 46
info@alte-hofkammer.de
https://www.alte-hofkammer.de/

Mikes Wertung: 8 Punkte

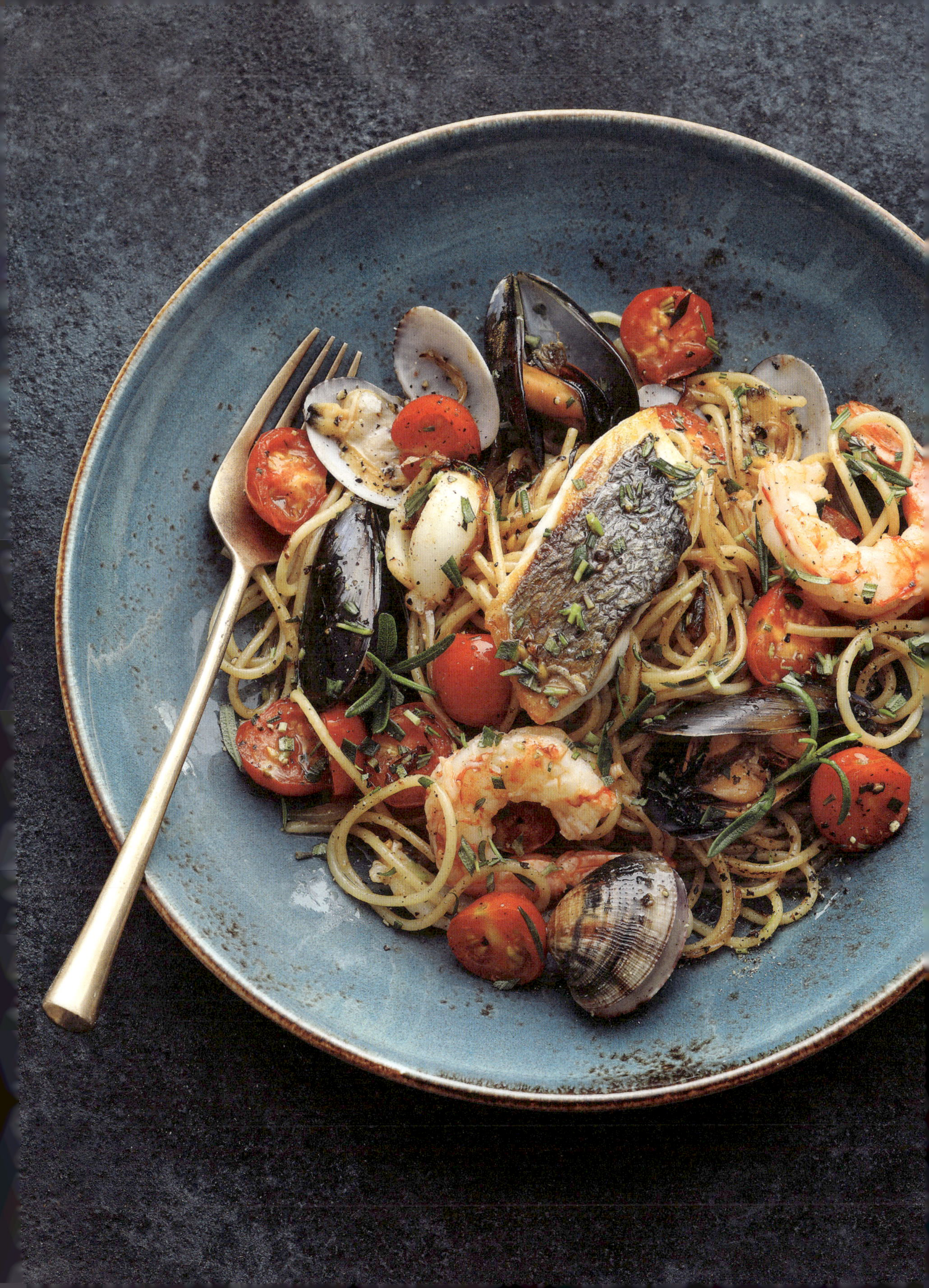

LACHSFORELLEN-CEVICHE MIT MARINIERTEM GEMÜSE

Für 4 Personen
Zubereitungszeit: ca. 45 Min.

1 große, sehr frische Lachsforelle (1 kg; Sushi-Qualität; vom Fischhändler filetieren und enthäuten lassen; s. Mikes Profi-Tipp)
150 g Staudensellerie
1 rote Paprika
1–2 rote Zwiebeln
15 g Koriandergrün
1 rote Chilischote
Salz
1 EL Öl
150 ml Limettensaft

1 Die gehäuteten Fischfilets mit den Fingerspitzen auf Gräten untersuchen. Die Gräten mit einer Pinzette entfernen.

2 Die Selleriestangen mit einem Sparschäler schälen, waschen und längs in Streifen, dann quer in Würfel schneiden. Die Paprikaschote ebenfalls mit einem Sparschäler schälen, dann halbieren. Stiel, Kerne und Trennwände entfernen und die Hälften in Würfel schneiden. Die Zwiebeln schälen, halbieren und in feine Streifen schneiden.

3 Das Koriandergrün waschen und trocken schütteln. 10 g Koriander grob hacken, die restlichen Blättchen zum Garnieren beiseitelegen. Die Chilischote waschen, putzen und längs halbieren. Kerne und Trennwände entfernen und die Hälften fein hacken.

4 Das Fischfilet fein schneiden und in einer Schüssel mit 10 g Salz (knapp 2 TL) und dem Öl vermischen. Alle vorbereiteten und klein geschnittenen Zutaten sowie den Limettensaft dazugeben und untermischen. Die Mischung ca. 5 Min. ruhen lassen.

5 Dann die Fisch-Gemüse-Mischung auf vier Schalen verteilen, jeweils mit den übrigen Korianderblättchen garnieren und servieren, z. B. mit Brot und Limettenschnitzen.

MIKES PROFI-TIPP

Topfrische Lachsforellen erkennst du im Fischgeschäft an der glänzenden Haut, fest anliegenden Kiemen und klaren Augen. Angst vorm Filetieren? Bitte den Fischhändler, das zu übernehmen und dann mit den Filets auch die Gräten einzupacken. Daraus lässt sich noch ein toller Fond kochen – für Bouillabaisse oder Fischsuppe.

Storchenest | Hauptstr. 323
77694 Kehl-Sundheim
aktuell: Gioias Restaurant | Hauptstr. 215–217
77866 Rheinau-Rheinbischofsheim
https://www.storchenestrestaurant.com/

Mikes Wertung: 9 Punkte

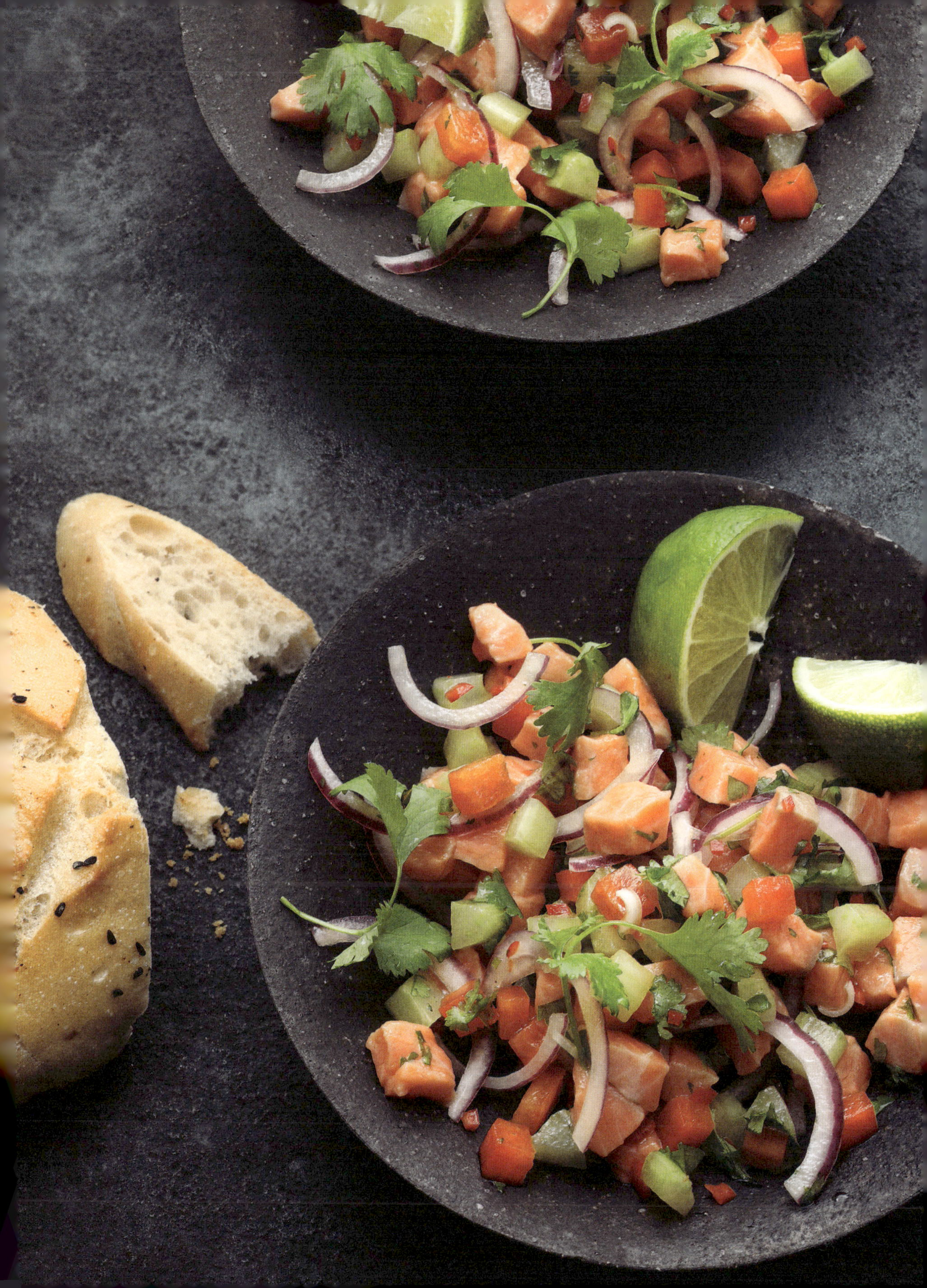

OSSOBUCO ALLA MILANESE CON RISOTTO ALLO ZAFFERANO

Für 4 Personen
Zubereitungszeit: ca. 2 Std.

4 Kalbsbeinscheiben (Ossobuco; jeweils 2–4 cm dick)
3 EL Mehl
50 g Butter
Salz
Pfeffer
150 ml trockener Weißwein
ca. 200 ml Kalbsbrühe (ersatzweise Gemüse- oder Hühnerbrühe)

Für die Gremolata
1 Bund Petersilie
1 Bio-Zitrone
2 Knoblauchzehen

Für den Risotto
500 ml Kalbsbrühe
0,5 g Safranfäden
45 g Grana Padano (ersatzweise Parmesan)
150 g weiße Zwiebeln
65 g Butter
250 g Risotto-Reis (Carnaroli)
50 ml trockener Weißwein

1 Für das Ossobuco die Beinscheiben an der Schwarte mehrfach einschneiden. Die Scheiben in Mehl wenden, das überschüssige Mehl abklopfen. Die Butter in einem Schmortopf erhitzen. Das Fleisch darin bei mittlerer bis großer Hitze auf beiden Seiten anbraten (s. Mikes Insider-Info), salzen und pfeffern. Den Wein hinzufügen und einköcheln lassen. Wenn er fast verdampft ist, die Kalbsbrühe dazugießen und aufkochen. Die Hitze reduzieren und das Fleisch zugedeckt bei kleiner Hitze ca. 1 ½ Std. schmoren lassen, dabei zwischendurch einmal wenden und, falls nötig, noch Brühe oder Wasser angießen.

2 Inzwischen für die Gremolata die Petersilie waschen, trocken schütteln und fein hacken. Die Zitrone waschen und abtrocken, die Schale fein abreiben und unter die Petersilie mischen. Die Knoblauchzehen schälen, sehr fein hacken und untermischen.

3 Für den Risotto die Kalbsbrühe erhitzen. Die Safranfäden mit etwas Brühe vermischen. Den Käse reiben. Zwiebeln schälen und würfeln. Ca. 40 Min. vor Schmorzeitende 40 g Butter zerlassen. Die Zwiebelwürfel darin glasig anschwitzen, dann den Reis einrühren und mit anschwitzen. Den Wein angießen, aufkochen und verdampfen lassen. Nach und nach die heiße Brühe angießen und den Reis ca. 15 Min. köcheln lassen, dabei beständig rühren und immer wieder etwas Brühe angießen. Nach 15 Min. die Safranbrühe durch ein Sieb dazugießen und unterrühren. Den Risotto noch ca. 15 Min. unter Rühren weitergaren, dabei weiterhin Brühe dazugießen und einziehen lassen. Zum Schluss übrige Butter (25 g) und geriebenen Käse unterrühren.

4 Zum Servieren die geschmorten Fleischscheiben auf vier Teller verteilen, mit etwas Schmorsud beträufeln und mit der Gremolata bestreuen. Den Safran-Risotto daneben anrichten.

MIKES INSIDER-INFO

Beim scharfen Anbraten kommt es zur sogenannten Maillard-Reaktion: Röstaromen bilden sich und sorgen für eine Extraportion Geschmack. Das Mehlieren des Fleischs verstärkt die Reaktion, macht die Sauce noch aromatischer und ganz nebenbei auch sämiger.

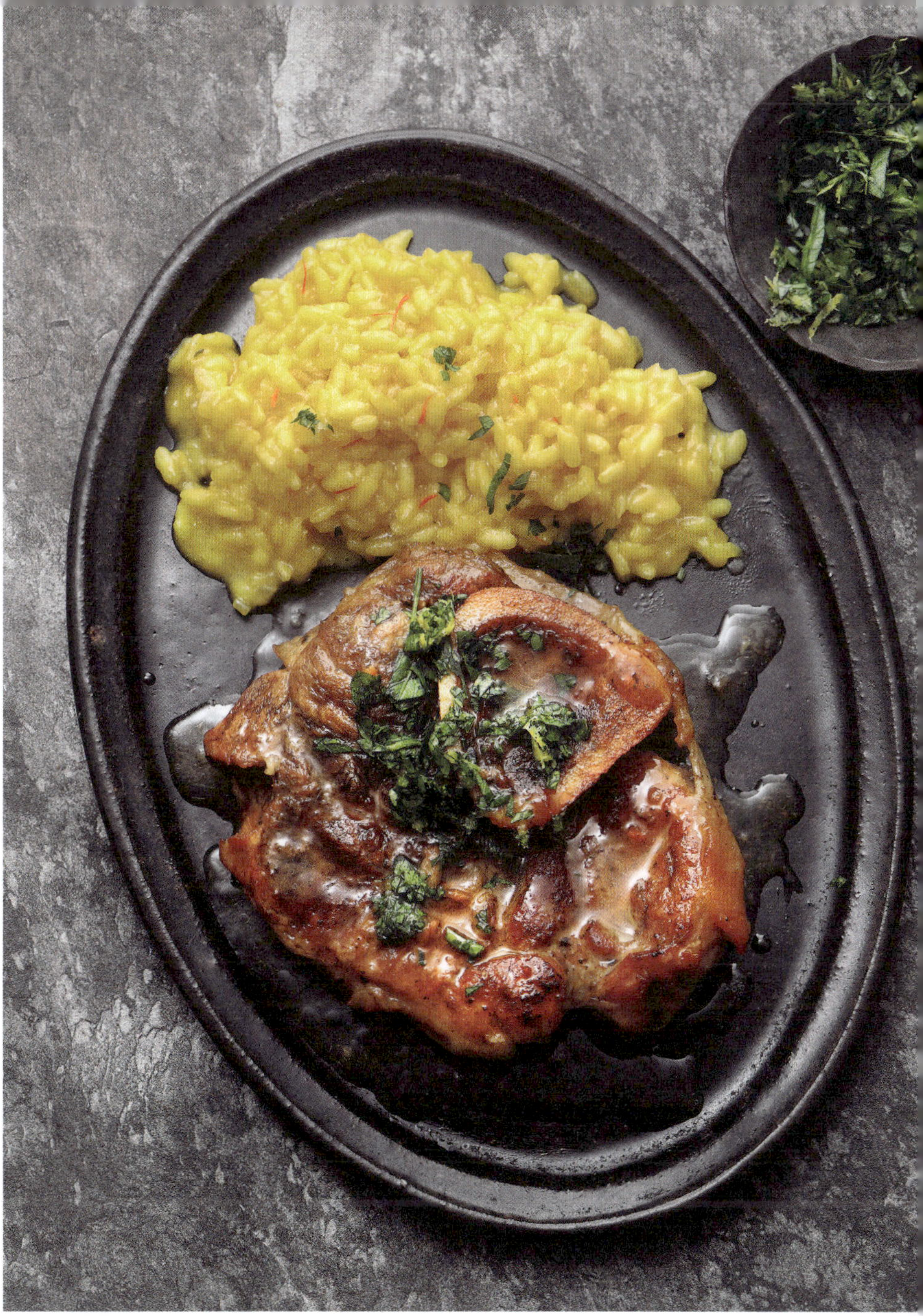

Gude Stub Casa Antica
Dreherstr. 9
77815 Bühl
(07223) 306 06
https://www.gudestub-casa-antica.de/

Mikes Wertung: 9 Punkte

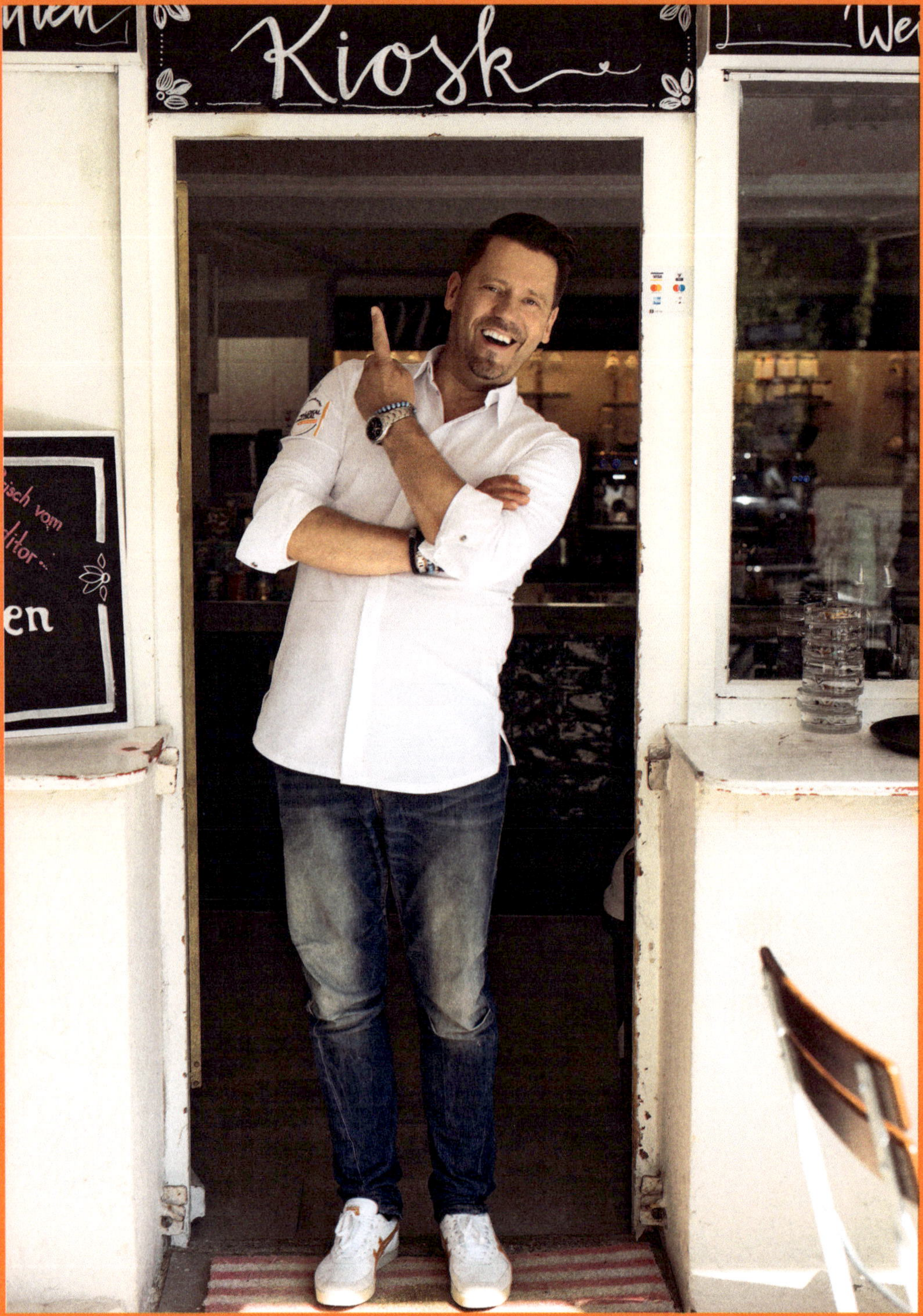
Kiosk

VON 81675

MÜNCHEN

BIS 99084

ERFURT

In Deutschlands Süden sind mediterrane und bayerische Schmankerl ein Muss! Gourmets freuen sich auch über ambitionierte Crossover-Küche. Zum süßen Schluss der Reise werden in Erfurt Cheesecake-Balls serviert.

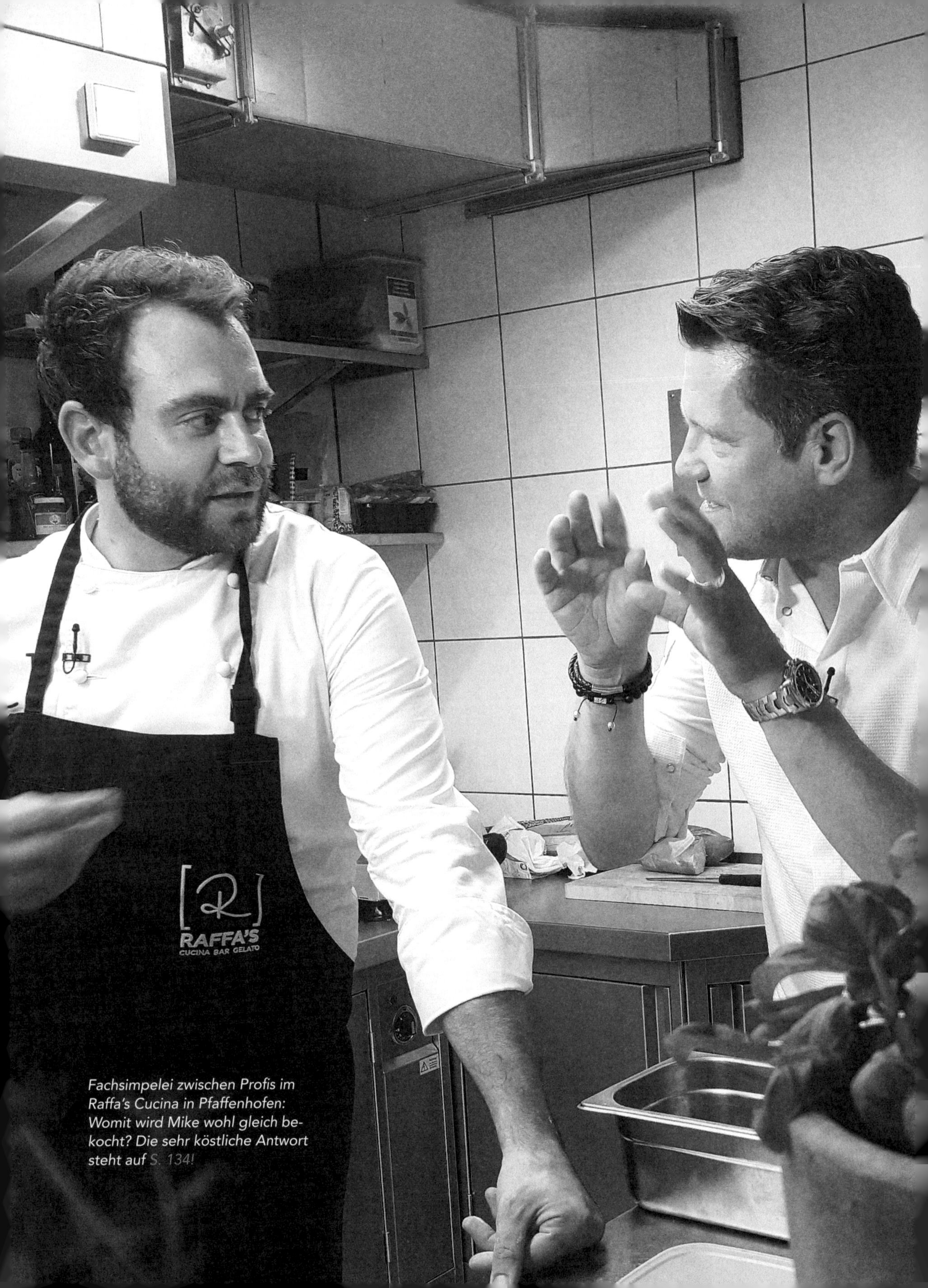

Fachsimpelei zwischen Profis im Raffa's Cucina in Pfaffenhofen: Womit wird Mike wohl gleich bekocht? Die sehr köstliche Antwort steht auf S. 134!

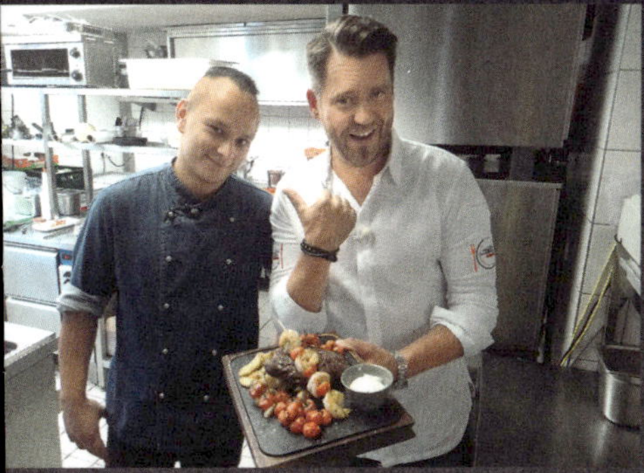

Im Palais Steakhouse sind nicht nur die Steaks 1A zubereitet – auch die Desserts sind eine Sünde wert, wie das Rezept von S. 150 beweist.

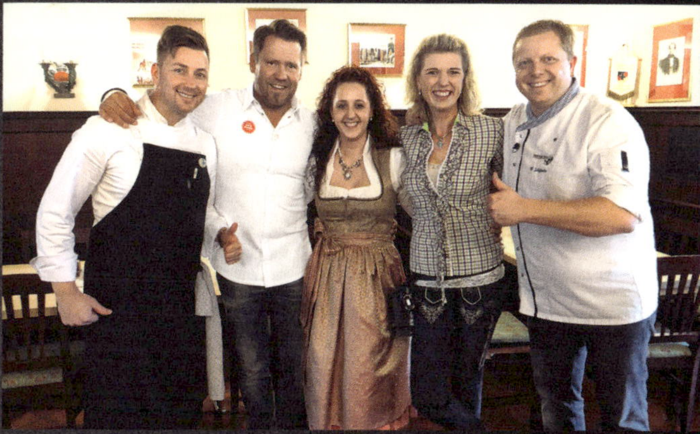

Das Team des Preysinghofs strahlt zu Recht: Stolze 9 Punkte gab's für das Preysinghof-Pfandl. Entweder gleich auf nach Plattling oder selber kochen (Rezept S. 142).

Mike zu Gast im Nuovo Mediterraneo in München: Mit der Wertung von 10 Punkten sind alle zufrieden, wie man sieht.

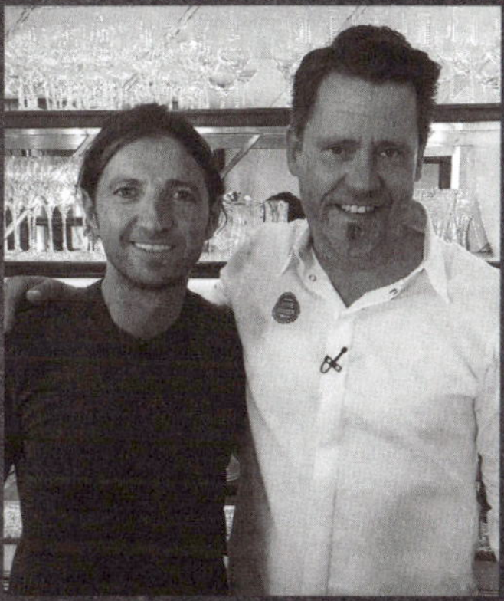

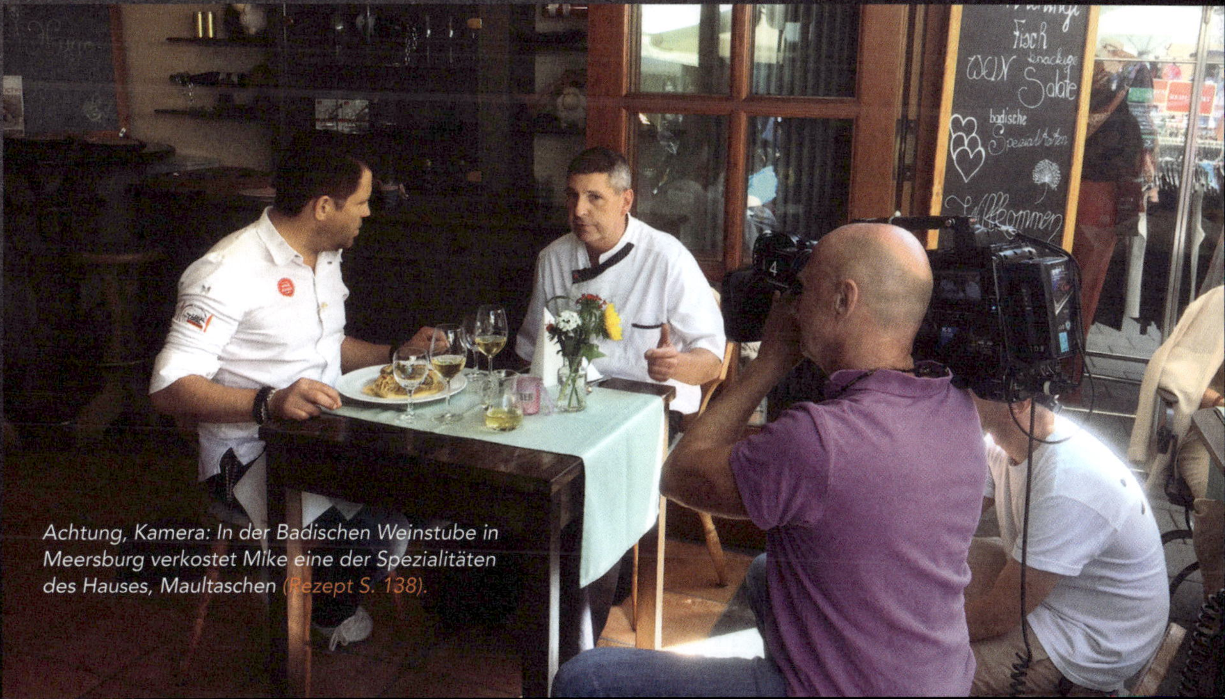

Achtung, Kamera: In der Badischen Weinstube in Meersburg verkostet Mike eine der Spezialitäten des Hauses, Maultaschen (Rezept S. 138).

INVOLTINI DI VERDURE RIPIENI DI MOZZARELLA

Ein vegetarisches Gericht vom Feinsten! Trüffelöl und -späne veredeln im Nuovo Mediterraneo die gefüllten Gemüseröllchen.

Für 2 Personen
Zubereitungszeit: ca. 1 Std.

1 große Aubergine
1 großer Zucchino
je 1 rote und gelbe Paprika
Olivenöl zum Grillen
50 g Parmesan
Salz | Pfeffer
2 Kugeln Mozzarella
100 g Butter
200 ml Gemüsebrühe
Trüffelöl nach Belieben
frischer Trüffel (nach Belieben)

1 Aubergine und Zucchino waschen, putzen und längs in Scheiben schneiden. Die Paprika waschen, putzen und längs vierteln. Kerne und Trennwände entfernen. Eine große Grillpfanne mit Öl bepinseln und stark erhitzen. Die Gemüsescheiben darin nacheinander jeweils von beiden Seiten grillen, dabei die Pfanne immer wieder mit etwas Olivenöl bestreichen. Die Paprikastücke sollen beim Grillen auch etwas weicher werden. Inzwischen den Parmesan fein reiben.

2 Einen großen Bogen Backpapier auf der Arbeitsfläche ausbreiten. Die gegrillten Gemüsescheiben darauf anordnen: Als Erstes die Auberginenscheiben der Länge nach überlappend aneinanderreihen. Dann die Zucchini längs überlappend nach unten versetzt an die Auberginen legen. Zum Schluss die Paprikastücke ebenso nach unten versetzt daranlegen, sodass eine rechteckige Gemüsefläche entsteht.

3 Das Gemüse leicht mit Salz und Pfeffer würzen und mit dem geriebenen Parmesan bestreuen. Den Mozzarella in dünne Scheiben schneiden. Die Mozzarellascheiben nebeneinander in die Mitte der Gemüsefläche über den Parmesan legen, entlang der Zucchinischeiben. Den Backofen auf 180° vorheizen.

4 Das Gemüse mithilfe des Backpapiers vorsichtig einrollen, dabei unten mit der gegrillten Paprika beginnen. Es soll eine große Gemüserolle entstehen. Die Gemüserolle auf ein mit Backpapier belegtes Backblech legen und im heißen Ofen (Mitte) ca. 10 Min. backen.

5 Inzwischen für die Sauce die Butter, die Gemüsebrühe und das Trüffelöl in eine Pfanne geben. Alles ca. 5 Min. unter Rühren köcheln lassen, bis eine sämige Sauce entstanden ist.

6 Die gebackene Gemüserolle aus dem Ofen nehmen, vorsichtig in 4 Stücke schneiden und auf zwei Tellern mit der Sauce anrichten. Nach Belieben noch den Trüffel frisch über das Gericht reiben.

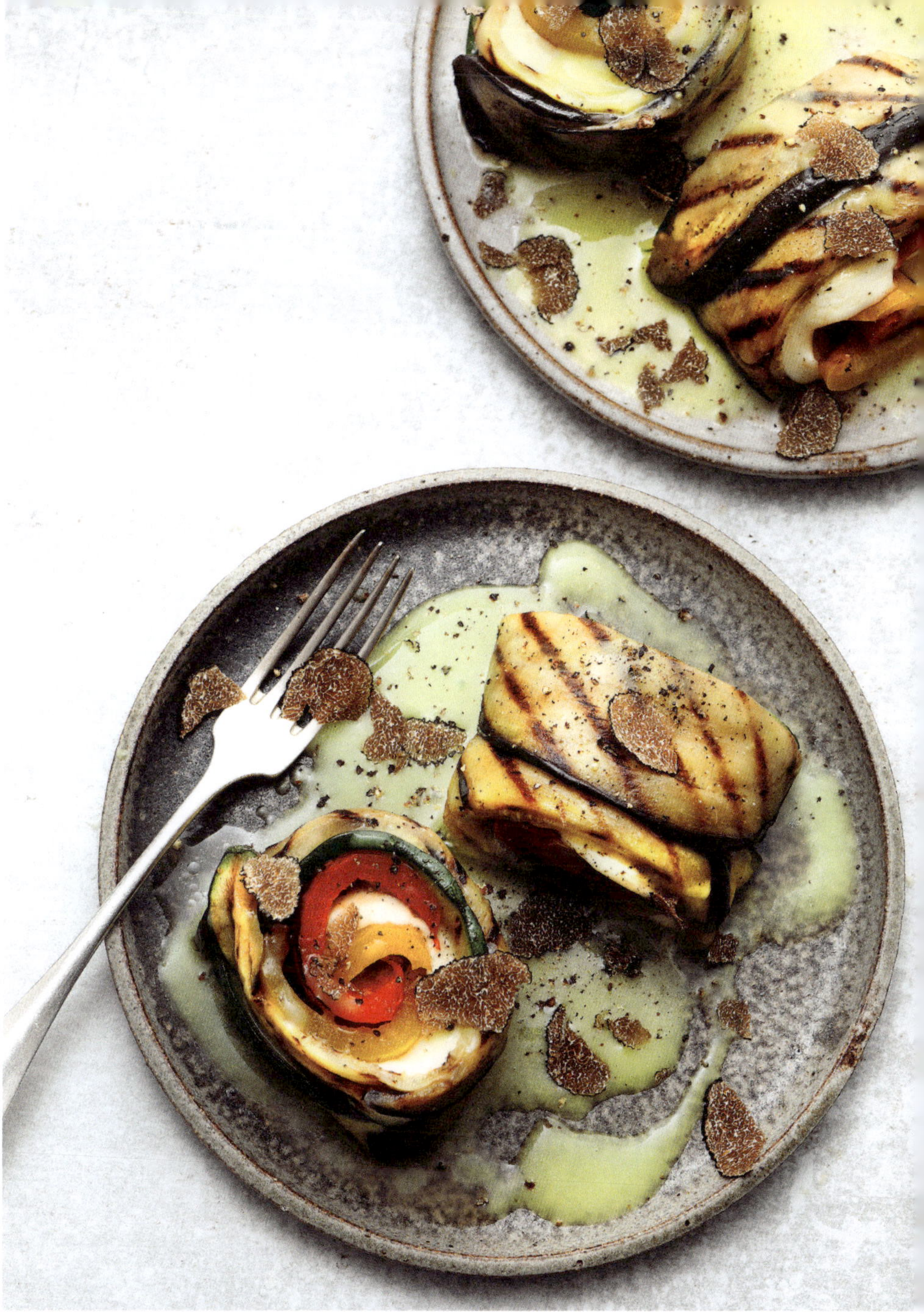

Nuovo Mediterraneo
Ismaninger Str. 27
81675 München
(089) 470 66 99 und 0179 249 44 59
info@nuovo-mediterraneo.de
http://www.nuovo-mediterraneo.de/

Mikes Wertung: 9 Punkte

RAFFA'S OKTOPUSSALAT MIT TOMATE, AVOCADO UND THAI-SPARGEL

Zum raffinierten Tintenfischsalat mit feinem Spargel empfiehlt Raffa's Cucina ein Glas gut gekühlten Chardonnay.

Für 4 Personen
Zubereitungszeit: ca. 50 Min.
Garzeit: ca. 1 ½ Std.

2 Stangen Staudensellerie
1 Möhre | 1 Zwiebel
1 Zwiebel
1 kg frischer Oktopus (vom Fischhändler küchenfertig vorbereiten lassen)
Salz
je 1–2 TL Pfefferkörner, Fenchelsamen und Wacholderbeeren
200 g Thai-Spargel
6 bunte Tomaten
200 g Pflücksalat oder Baby-Mangold
50 ml Himbeeressig
150 ml Olivenöl
2 TL Zucker
1 Msp. Senf
je 2 Zweige Thymian und Rosmarin
2 reife Avocados
¼ l Weißwein

1 Sellerie, Möhre und Zwiebel schälen, putzen und grob zerkleinern. Reichlich Wasser in einem großen Topf aufkochen, den Oktopus hineingeben. Das Gemüse mit Salz, Pfefferkörnern, Fenchelsamen und Wacholderbeeren hinzufügen und alles ca. 1 ½ Std. köcheln lassen, bis der Tintenfisch mit einer Gabel leicht anzustechen ist. Den Oktopus aus dem Sud nehmen und im Kühlschrank abkühlen lassen.

2 Für den Spargel reichlich Salzwasser in einem großen Topf aufkochen. Den Thai-Spargel waschen, putzen und in dem kochenden Salzwasser ca. 1 Min. blanchieren, dann herausnehmen und eiskalt abschrecken. Die Tomaten waschen und halbieren oder in Scheiben schneiden. Die Salatblätter waschen und trocken schleudern.

3 Für das Dressing den Himbeeressig mit 50 ml Olivenöl, Zucker, 2 Prisen Salz und Senf verquirlen, bis eine Emulsion entsteht.

4 Den abgekühlten Oktopus in mundgerechte Stücke schneiden. In einer Pfanne das restliche Olivenöl (100 ml) mit den Kräuterzweigen erhitzen. Die Oktopusstücke darin rundherum anbraten.

5 Tomaten und Salat mit dem Himbeer-Dressing vermischen. Die Avocados halbieren und entkernen. Das Fruchtfleisch aus den Schalen heben und in Spalten schneiden. Tomaten, Salat und Avocados auf Tellern anrichten. Mit dem Thai-Spargel dekorieren. Die Oktopusstücke darauf verteilen und wie in Raffa's Cucina mit Ciabatta servieren.

Raffa's Cucina Bar Gelato
Löwenstr. 24a | 85276 Pfaffenhofen
(08441) 49 99 45
raffaele.troisi@raffas.de
https://www.raffas.de/

Mikes Wertung: 10 Punkte

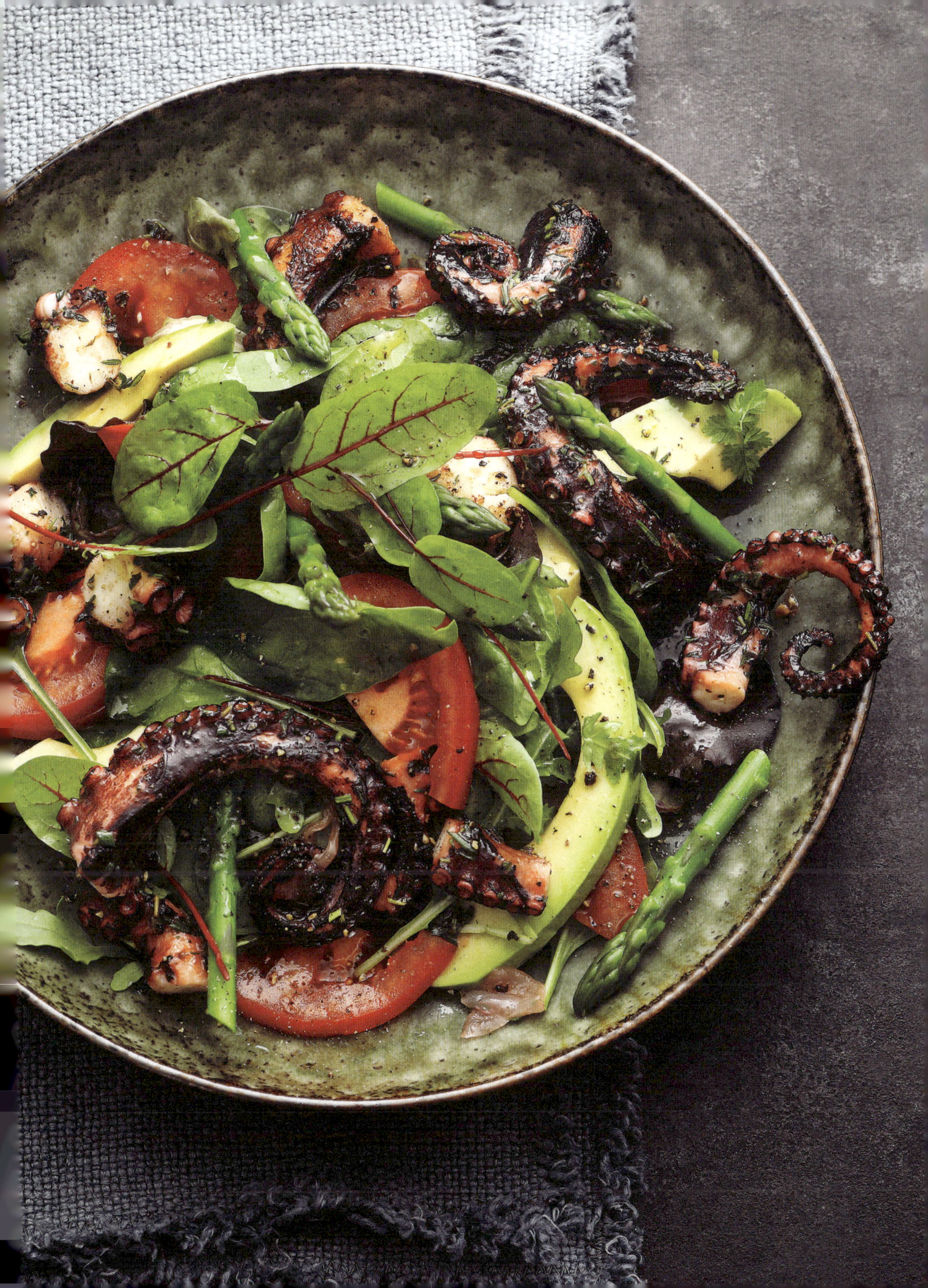

GEFLÄMMTER LACHS | INGWERGEL | SOJA-VINAIGRETTE | HASELNUSS | FELDSALAT

Für 4 Personen
Zubereitungszeit: ca. 1 Std.

600 g sehr frisches Ikarimi-Lachsfilet (Mittelstück)
100 g eingelegter Sushi-Ingwer
3 g Agar-Agar
1 Msp. Xanthan
2 Zitronen
2 EL brauner Zucker
50 ml Sojasauce
1–2 TL Speisestärke
100 ml Olivenöl + Olivenöl zum Garnieren
Fleur de Sel
Piment d'Espelette
6 piemontesische Haselnüsse

Zum Garnieren
ein paar zarte Blättchen Feldsalat
einige Gurkenstreifen
1 Beet Shiso-Kresse
1 Schale Passe-Pierre-Algen (Queller; Salicornes)

Equipment
Spritzbeutel
Crème-brûlée-Bunsenbrenner

1 Das Lachsfilet von Haut und Gräten befreien und in 4 × 5 Scheiben à 30 g schneiden. Die Scheiben auf einen Teller oder ein Blech legen und mit Frischhaltefolie abdecken, aber nicht kühl stellen.

2 Für das Ingwergel den eingelegten Ingwer und 250 ml Wasser in einen Topf geben. Die Mischung einmal aufkochen und 10 Min. ziehen lassen, dann mit einem Pürierstab fein pürieren und durch ein feines Sieb passieren. Den Ingwersud mit Agar-Agar verrühren, erneut aufkochen und anschließend das Xanthan mit dem Pürierstab untermixen. Die Mischung im Tiefkühlfach erkalten und gelieren lassen. Das kalte Ingwergel in einen hohen Rührbecher geben und glatt pürieren. Bei Bedarf noch etwas Wasser hinzufügen, die Konsistenz sollte cremig sein. Das Ingwergel in einen Spritzbeutel füllen.

3 Für die Soja-Vinaigrette die Zitronen auspressen. Den Saft mit dem braunen Zucker und der Sojasauce erhitzen. Die Speisestärke in etwas Wasser anrühren, in die Sojasaucen-Mischung einrühren und die Mischung damit binden. Anschließend die Sauce in einen hohen Rührbecher geben und mit einem Pürierstab nach und nach – wie bei einer Mayonnaise – das Olivenöl untermixen.

4 Den Feldsalat zum Garnieren waschen und trocken schleudern. Die Gurkenstreifen zu Röllchen aufrollen. Die Shiso-Kresse vom Beet schneiden. Die Algen kurz waschen und nach Belieben noch ca. 1 Min. in reichlich kochendem Wasser blanchieren, dann eiskalt abschrecken.

5 Zum Fertigstellen den Lachs auf eine feuerfeste Unterlage legen (am besten auf ein Backblech oder in eine Auflaufform) und mit einem Crème-brûlée-Bunsenbrenner ganz sanft von der Oberseite abflämmen, bis er leicht glasig wird – der Fisch sollte innen noch roh sein. Den Lachs mit Fleur de Sel und Piment d´Espelette würzen.

6 Zum Servieren den geflämmten und gewürzten Lachs auf einen Teller legen und mit der Soja-Vinaigrette einpinseln. Das Ingwergel auf dem Lachs punktuell verteilen und die Haselnüsse fein über den Lachs reiben. Den Lachs mit Feldsalat, Gurkenröllchen, Shiso-Kresse und Algen garnieren. Alles mit etwas Olivenöl beträufeln.

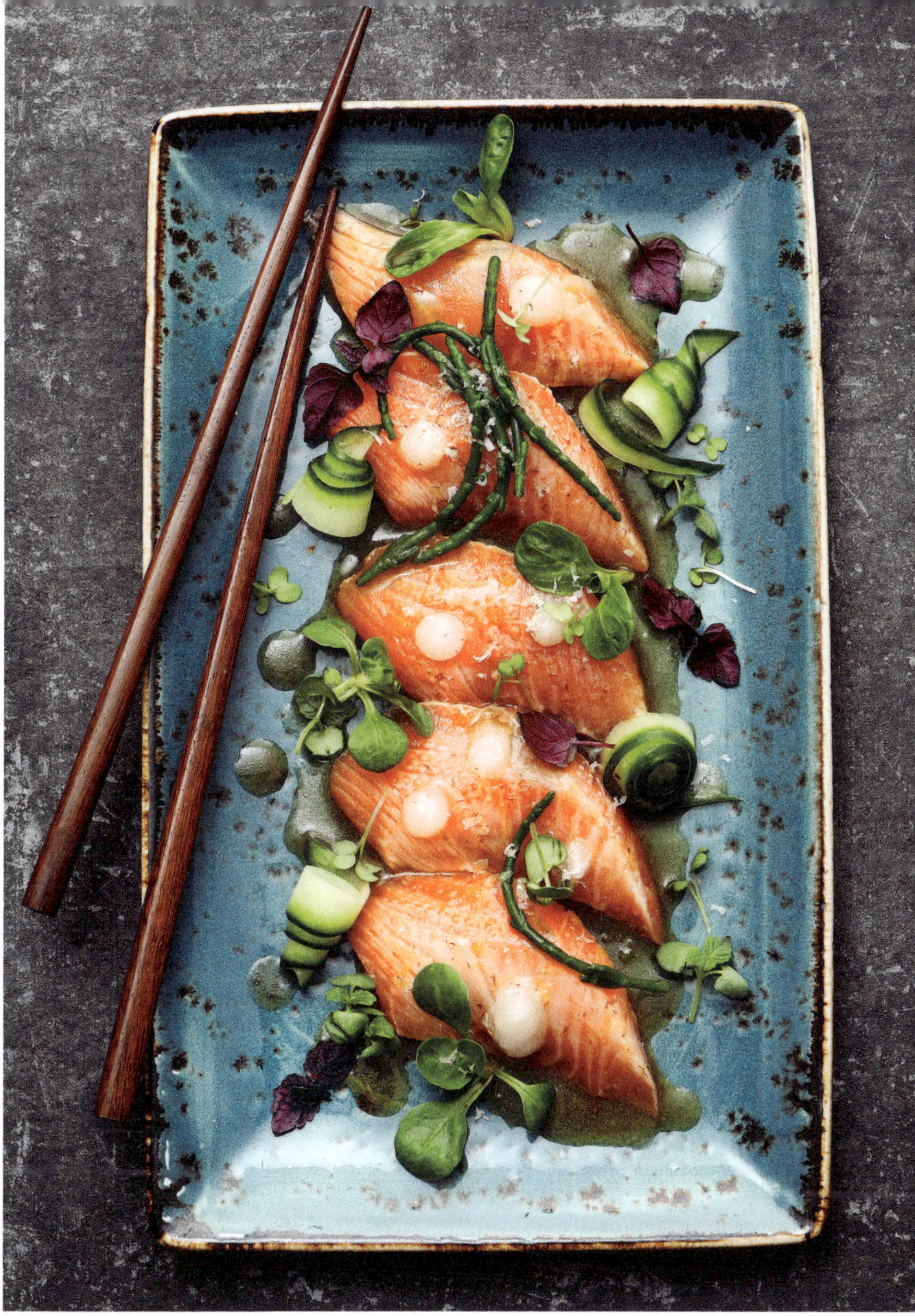

Maximilian's
Maximilianstr. 40
86150 Augsburg
(0821) 503 66 50
info@maximilians-augsburg.de
https://www.maximilians-augsburg.de/

Mikes Wertung: 10 Punkte

MAULTASCHEN MIT BRÄT UND FRISCHEN PFIFFERLINGEN

Die Maultaschen werden in Baden »Herrgottsbescheißerle« genannt, weil man in der Fastenzeit Fleisch darin verstecken konnte.

Für 4 Personen
Zubereitungszeit: ca. 1 Std.

- 250 g Sahne
- 500 g Ladenbrät (am besten beim Metzger vorbestellen)
- 200 g Pfifferlinge
- 1 kleine Zwiebel
- ½ Bund Petersilie
- ½ Bund Schnittlauch
- Öl zum Braten
- 50 ml Portwein
- Salz | Pfeffer
- 250 g fertig ausgerollter Nudelteig (selbst gemacht oder aus dem Bio-Laden)
- 1 Ei (S)

1 Die Sahne gründlich mit den Knethaken des Handrührgeräts unter das Ladenbrät mischen. Die Pfifferlinge sauber putzen, trocken abreiben und, falls nötig, klein schneiden. Die Zwiebel schälen und fein würfeln. Die Kräuter waschen und trocken schütteln. Die Petersilienblättchen fein hacken. Den Schnittlauch in Röllchen schneiden.

2 Etwas Öl zum Braten in einer Pfanne erhitzen. Die Zwiebelwürfel darin bei kleiner bis mittlerer Hitze glasig anschwitzen. Dann die Pilze dazugeben und kurz bei höherer Temperatur mitbraten. Den Portwein angießen und einköcheln lassen, bis keine Flüssigkeit mehr da ist. Die Pilzmischung mit Salz und Pfeffer würzen und die Kräuter unterheben.

3 Die Pilzmasse abkühlen lassen und mit der Sahne-Brät-Mischung vermengen. Den ausgerollten Nudelteig auf der Arbeitsfläche ausbreiten. Die Pilz-Brät-Mischung gleichmäßig darauf verteilen, an den Längsseiten unten und oben einen Rand von ca. 2 cm frei lassen.

4 Das Ei verquirlen und die Teigränder damit bestreichen. Den Nudelteig von der unteren Längsseite her zusammenrollen. Die Rolle in Portionen schneiden. Reichlich Salzwasser in einem großen Topf zum Sieden bringen, d. h. auf ca. 90° erhitzen, nicht aufkochen. Die Maultaschen hineingeben und ca. 10 Min. darin ziehen lassen, dann servieren, z. B. mit zerlassener Butter oder einer Pfifferling-Sahne-Sauce.

Badische Weinstube
Unterstadtstr. 17
88709 Meersburg
(07532) 496 42
info@badische-weinstube.com
https://www.badische-weinstube.com/

Mikes Wertung: 10 Punkte

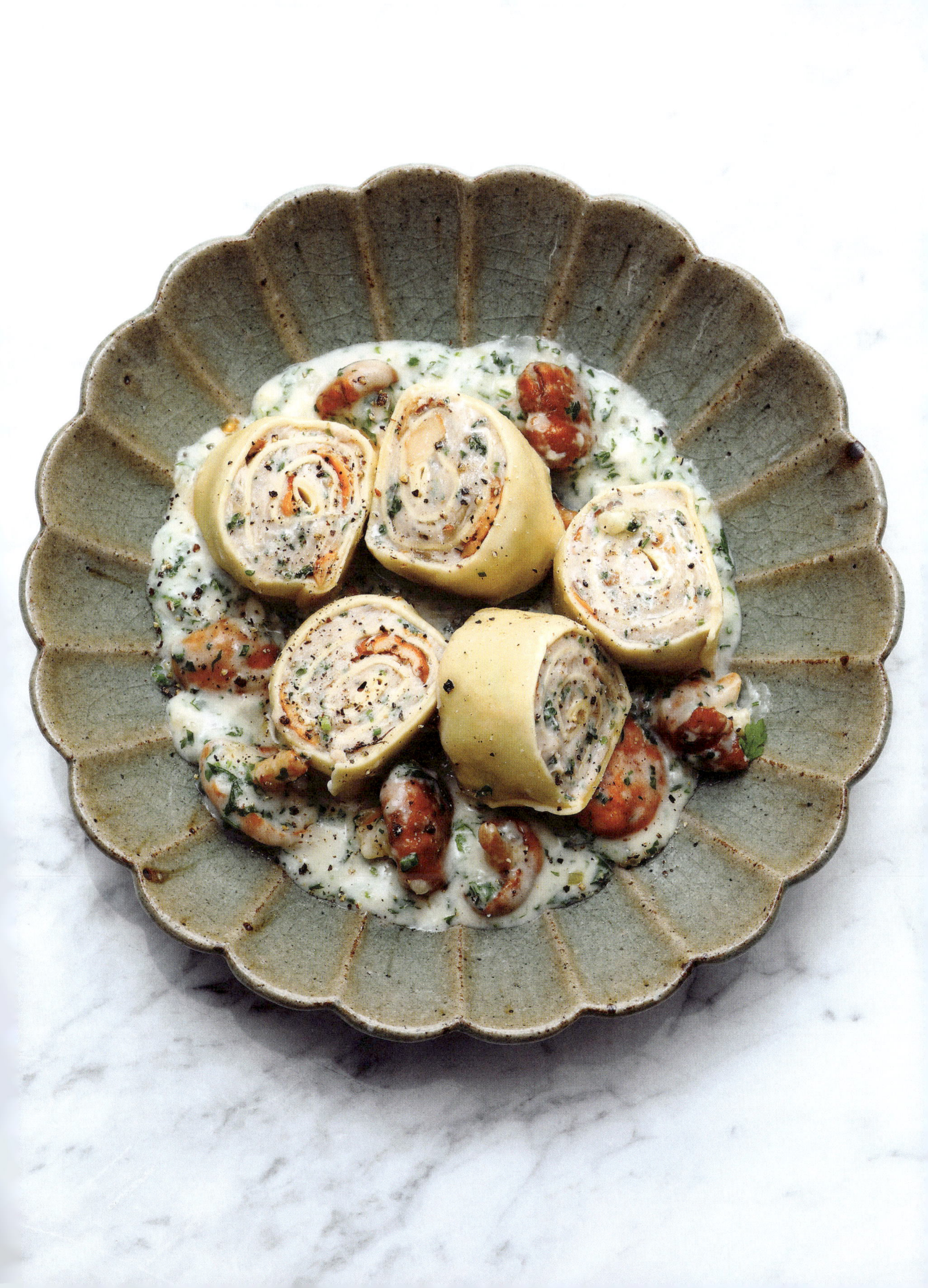

RISOTTO LIMONE E GAMBERI

Für 4 Personen
Zubereitungszeit: ca. 30 Min.

2 ½ Zitronen
15 g Zucker
4–5 EL Butter
½ weiße Zwiebel
400 g Risotto-Reis (Arborio)
1 Schuss trockener Weißwein (nach Belieben)
ca. 1 l leichte Hühnerbrühe oder Wasser
4 rohe argentinische Wildgarnelen mit Schale
Olivenöl zum Braten
Salz | Pfeffer
1 Schuss Brandy (nach Belieben)
1 kleine Handvoll Minzeblätter

1 Für eine Zitronenreduktion 2 Zitronen auspressen. Den Saft mit dem Zucker und 1 ½ EL Butter in eine Pfanne geben und 3–5 Min. bei kleiner Hitze einköcheln lassen. Die restliche Zitronenhälfte in hauchdünne Scheibchen schneiden und beiseitelegen.

2 Für den Risotto 1 EL Butter in einem Topf zerlassen. Die Zwiebelhälfte schälen, sehr fein würfeln und in der Butter bei kleiner Hitze glasig anschwitzen. Den Reis einrühren und kurz mit anschwitzen. Nach Belieben den Weißwein angießen und unter Rühren einköcheln lassen. Nun immer wieder etwas Brühe oder Wasser angießen und unter Rühren einköcheln lassen, bis die Reiskörner gar sind, aber noch leichten Biss haben. Das dauert 16–18 Min. Dann die Zitronenreduktion hinzufügen und unterrühren. Zum Schluss 1–2 EL Butter unterrühren.

3 Parallel dazu die Garnelen schälen, mit einem spitzen Messer am Rücken einritzen und den Darm entfernen (s. Mikes Profi-Tipp).

4 Etwas Olivenöl in einer Pfanne erhitzen. Die Garnelen darin bei mittlerer Hitze rundherum braten und mit Salz und Pfeffer würzen. Nach Belieben die Garnelen mit Brandy ablöschen.

5 Den fertigen Risotto mit Salz und Pfeffer abschmecken und mit den Garnelen auf Tellern anrichten. Die Minzeblätter waschen und trocken tupfen. Risotto und Garnelen mit den Minzeblättern und den beiseitegelegten Zitronenscheiben garnieren.

MIKES PROFI-TIPP

So schälst du Garnelen ganz einfach: Den Kopf mit der einen, den Körper der Garnele mit der anderen Hand halten und eine halbe Drehung ausführen. Dadurch lösen sich die beiden Hälften voneinander. Jetzt den Körper von der Schale befreien. Beginnend am Kopfende von der Unterseite die Schale vorsichtig ablösen. Kommen die Beine nicht automatisch mit, diese einfach abziehen. Das Schwanzspitzensegment der Schalen zunächst dranlassen. Nun mit einem Messer den Rücken vorsichtig längs einschneiden, dann mit einer Messerspitze den Darm anheben und komplett entfernen.

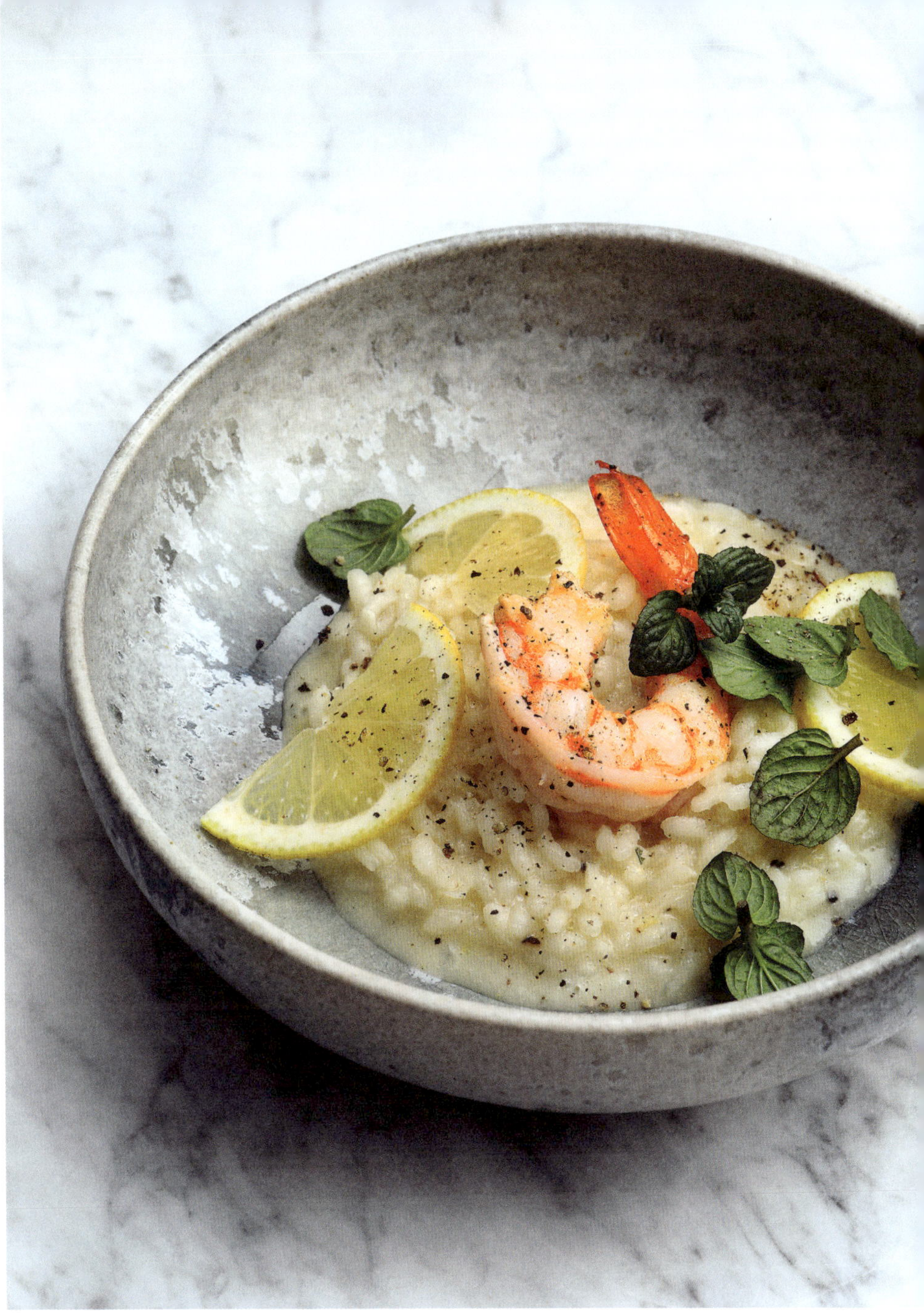

Il Rossini
Augustinerstr. 2
90403 Nürnberg
(0911) 509 44 17
https://il-rossini.de/

Mikes Wertung: 9 Punkte

THUNFISCHTATAR MIT YUZU-PONZU-EMULSION | ZITRONENMELISSE | AVOCADO

Für 4 Personen
Zubereitungszeit: ca. 40 Min.

1 kleine Schalotte
1 Bio-Zitrone
1 Bund Zitronenmelisse
1 kleines Bund Schnittlauch (nach Belieben)
1–2 TL Sesam
320 g sehr frisches Thunfischfilet (Sushi-Qualität)
2 TL Sesamöl
1 TL Mirin (Asia-Shop)
1 TL Ponzu (s. Mikes Insider-Info)
½ TL Yuzu-Saft (Asia-Shop; s. Mikes Insider-Info)
Salz | Pfeffer
1 reife Avocado
½ Beet Shiso-Kresse (nach Belieben)

Equipment
runder Ausstecher oder Servierring
Spritzbeutel

1 Die Schalotte schälen und fein würfeln. Die Zitrone waschen und abtrocken, die Schale fein abreiben und den Saft auspressen. Die Zitronenmelisse waschen und trocken schütteln. Die Blättchen abzupfen, nach Belieben kleiner zupfen und beiseitelegen. Den Schnittlauch, falls verwendet, waschen, trocken schütteln und fein schneiden.

2 Den Sesam in einer Pfanne ohne Fett anrösten, bis er duftet. Dann aus der Pfanne nehmen und in eine Schüssel geben.

3 Den Thunfisch 2–3 mm fein würfeln und zum Sesam geben. 1 TL Sesamöl, Schalottenwürfel, gut die Hälfte des Zitronensafts und die abgeriebene Schale, Mirin, Ponzu und Yuzu-Saft sowie evtl. den Schnittlauch dazugeben und alles gut verrühren. Das Tatar mit Salz, Pfeffer und nach Belieben noch mehr Zitronensaft abschmecken und ca. 10 Min. durchziehen lassen, dann nochmals abschmecken.

4 Die Avocado halbieren und entkernen. Das Fruchtfleisch aus den Schalen lösen und in einen hohen Rührbecher oder Mixer geben. Die Avocado im Mixer oder mit einem Pürierstab fein pürieren. Die Creme mit 2–3 Spritzern Zitronensaft, dem restlichen TL Sesamöl sowie Salz und Pfeffer abschmecken und in einen Spritzbeutel geben.

5 Zum Servieren das Tatar mithilfe eines runden Ausstechers oder Servierrings auf vier Tellern anrichten, die Avocadocreme dekorativ aufspritzen. Die Shiso-Kresse, falls verwendet, vom Beet schneiden. Tatar und Avocadocreme nach Belieben mit der Shiso-Kresse und der beiseitegelegten Zitronenmelisse garnieren.

MIKES INSIDER-INFO

Ponzu ist eine typisch japanische Sauce, die Sojasauce, süßen Reiswein, Zitronensaft und Dashi-Brühe enthält. Sie schmeckt nach Sojasauce mit einem fruchtig-säuerlichen Beigeschmack.
Yuzu ist eine Zitrusfrucht mit einer geriffelten und oft sehr lockeren Schale, einer Mandarine ähnlich. Die grüngelbe bis gelbe Schale ist wegen der besonderen, ätherischen Öle beliebt. Yuzu erinnert im Geschmack an eine Mischung von Limette, Mandarine und Grapefruit.

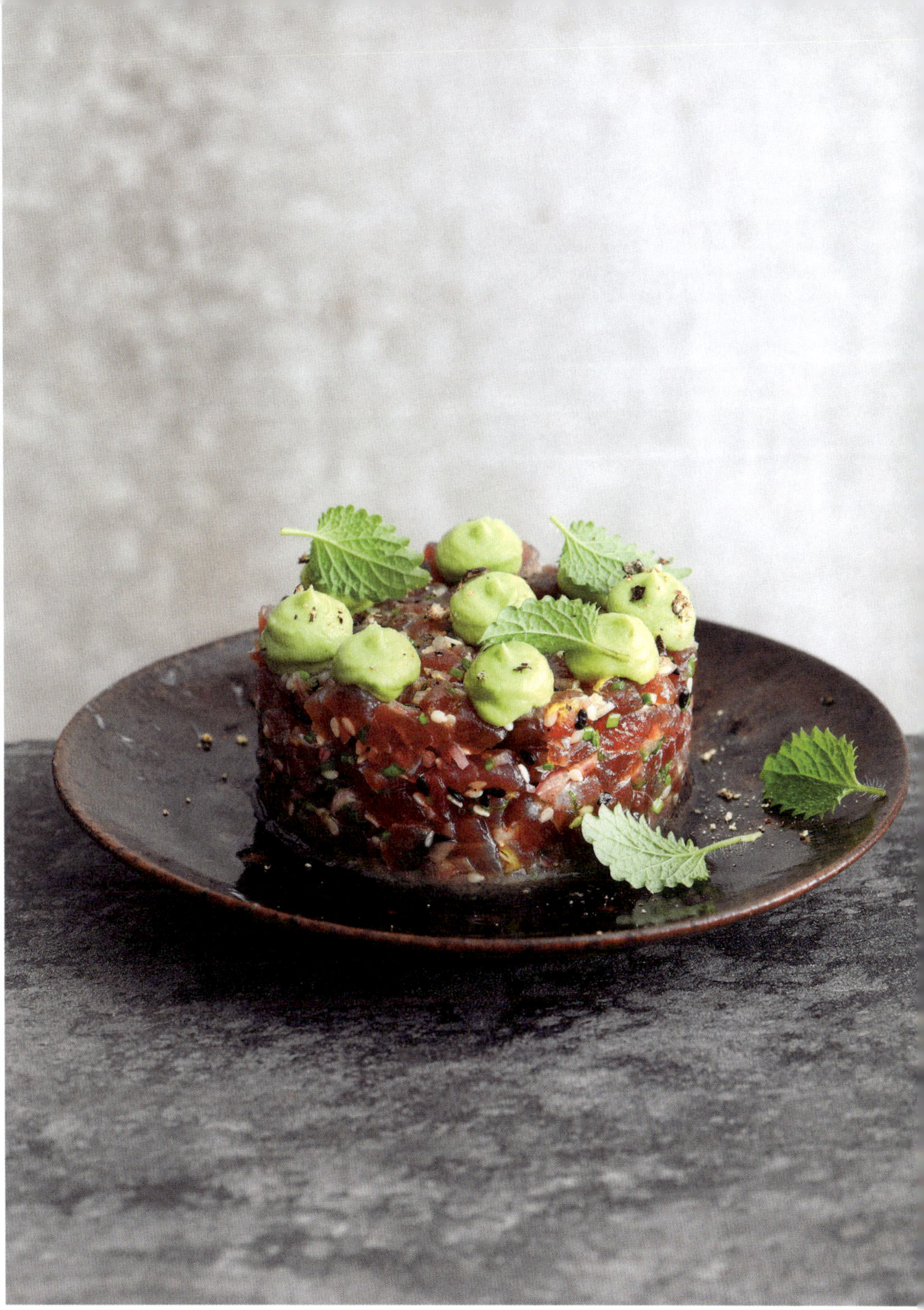

Rosarium
Hoppestr. 3a
93049 Regensburg
(0941) 268 85
http://www.bistro-rosarium.de/

Mikes Wertung: 9 Punkte

EILSBRUNNER BREZENSCHNITZEL MIT KARTOFFELSALAT

Ein Schmankerl aus dem – laut Guinessbuch – ältesten Wirtshaus der Welt: deftig, würzig und einfach gut!

Für 4 Personen
Zubereitungszeit: ca. 45 Min.
Garzeit: 20–30 Min.

Für den Kartoffelsalat
1 kg festkochende Kartoffeln
Salz
1 kleine Zwiebel
1 ½ EL Sonnenblumenöl
250 ml Rinderbrühe
30 ml Branntweinessig
2 TL Zucker
2 TL mittelscharfer Senf
Pfeffer

Für die Schnitzel
60 g Sahnemeerrettich (selbst gemacht oder aus dem Glas)
100 g süßer Senf
8 dünne Schweineschnitzel (à ca. 100 g)
Salz | Pfeffer
edelsüßes Paprikapulver
100 g Mehl
2 Eier (M)
30 g Sahne
300 g grobe Brezenbrösel (selbst gemacht oder vom Bäcker)
400 g Butterschmalz zum Braten

1 Für den Salat die Kartoffeln waschen und in kochendem Salzwasser in 20–30 Min. gar kochen, dann abgießen, ausdampfen lassen und pellen. Die Kartoffeln in gleichmäßig dünne Scheiben schneiden. Die Zwiebel schälen, in Würfel schneiden und in einer kleinen Pfanne in ½ EL Sonnenblumenöl glasig anbraten. Brühe, Essig, knapp 1 EL Salz, Zucker, Senf und etwas Pfeffer dazugeben und alles kurz aufkochen. Die Kartoffelscheiben mit der heißen Zwiebelmischung übergießen, vorsichtig vermengen und ca. 30 Min. ziehen lassen.

2 Für die Schnitzel den Sahnemeerrettich mit dem süßen Senf verrühren. Die Schnitzel flacher klopfen, mit Salz, Pfeffer und Paprikapulver würzen und mit je ca. ½ EL Meerrettich-Senf-Paste bestreichen. Das Mehl auf einen tiefen Teller geben, in einem zweiten Teller die Eier mit Salz, Pfeffer und der Sahne leicht verquirlen (s. Mikes Profi-Tipp). Die Brezenbrösel auf einen dritten Teller geben. Die Schnitzel zunächst im Mehl wenden, überschüssiges Mehl abklopfen. Dann die Schnitzel durch die Eiersahne ziehen, zum Schluss in den Bröseln wenden. Überschüssige Brösel ebenfalls abklopfen.

3 Parallel dazu reichlich Butterschmalz in einer großen Pfanne stark erhitzen (auf 170°). Die panierten Schnitzel darin sofort auf jeder Seite in ca. 3 Min. unter gelegentlichem Schwenken goldbraun ausbacken. Sie sind etwas dunkler als normale Schnitzel.

4 Die gebratenen Schnitzel auf Küchenpapier abtropfen lassen. Den übrigen EL Öl unter den (im Idealfall) lauwarmen Kartoffelsalat mengen. Die Schnitzel mit dem Kartoffelsalat auf vier Tellern anrichten.

MIKES PROFI-TIPP

Die Ei-Sahne-Mischung für die Panade nicht komplett verrühren, sondern nur ganz leicht mit einer Gabel verquirlen.

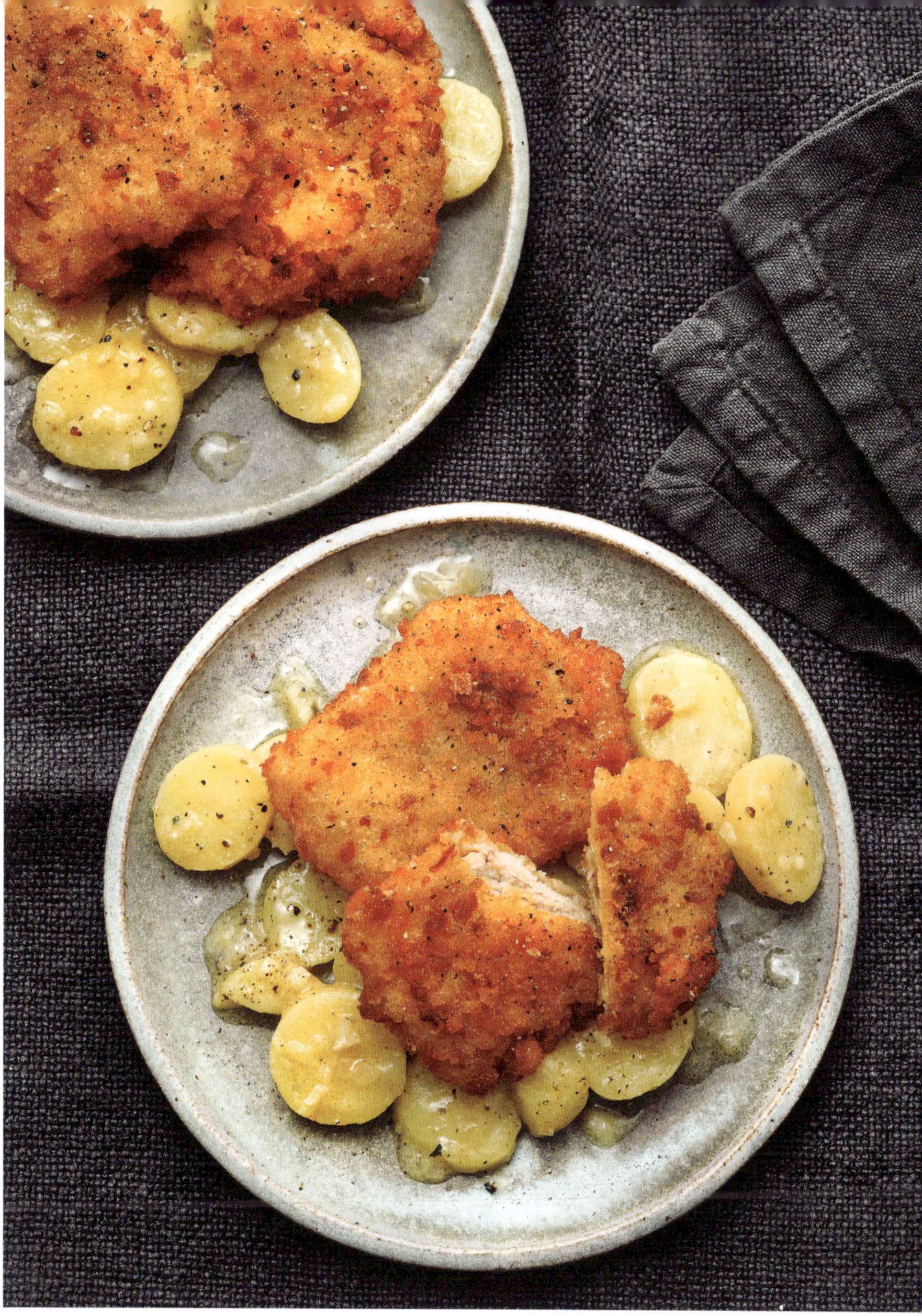

Gaststätte Röhrl
Regensburger Str. 3
93161 Eilsbrunn
(09404) 21 12
info@gaststaette-roehrl
https://www.gaststaette-roehrl.de/

Mikes Wertung: 9 Punkte

HIRSCHRÜCKEN MIT SELLERIEPÜREE, EINGELEGTEN MARONEN UND KÜRBIS

Für 4–6 Personen
Zubereitungszeit: ca. 1 ½ Std.

Für das Selleriepüree
450 g Knollensellerie
75 g Butter | Salz
frisch geriebene Muskatnuss
200 g Sahne | Pfeffer
1 TL abgeriebene Bio-Zitronenschale (nach Belieben)

Für den Kürbis
1 Hokkaido-Kürbis (ca. 1 kg)
Öl zum Braten
1 TL Thymianblättchen
Salz | Pfeffer | Zucker
je 2 Prisen Curry- und Zimtpulver

Für den Hirschrücken
1,2 kg Hirschrücken mit Knochen
Salz | Pfeffer
Öl zum Braten
je 1–2 Zweige Rosmarin und Thymian
2 Lorbeerblätter

Für die Maronen
150 g Zucker
300 ml Portwein
250 g gegarte Maronen (vakuumverpackt)
1 Prise Zimtpulver
1–2 TL Honig

Equipment
Fleischthermometer

1 Für das Püree den Knollensellerie schälen und in grobe Würfel schneiden. 1 EL Butter in einem Topf erhitzen. Den Sellerie darin kurz bei kleiner Hitze andünsten und mit Salz und Muskat würzen. Die Sahne angießen, aufkochen und die Selleriewürfel in 15–20 Min. weich kochen. Den Topfinhalt mit einem Pürierstab oder im Mixer fein pürieren. Die übrige Butter unterrühren. Das Püree mit Salz, Pfeffer und nach Belieben auch Zitronenschale abschmecken und warm stellen.

2 Parallel dazu den Kürbis waschen und vierteln, die Kerne und das faserige Fruchtfleisch entfernen, unschöne Stellen an der Schale abschneiden. Das Kürbisfruchtfleisch samt Schale grob würfeln. Etwas Öl in einem Topf erhitzen. Die Kürbiswürfel hineingeben, mit Thymian, Salz, Pfeffer, 1–2 Prisen Zucker sowie Curry- und Zimtpulver würzen und bei kleiner Hitze unter Rühren in 15–20 Min. weich braten.

3 Inzwischen den Backofen auf 160° vorheizen. Den Hirschrücken mit Salz und Pfeffer würzen. Das Öl zum Braten in einer großen ofenfesten Pfanne erhitzen. Die Kräuter waschen, sehr gut trocken schütteln und mit dem Lorbeer zum Aromatisieren des Öls in die Pfanne geben. Den Hirschrücken im heißen Öl bei mittlerer Hitze sorgfältig von allen Seiten anbraten. Dann ein Fleischthermometer in das Fleisch stecken. Den Hirschrücken in der Pfanne in den heißen Ofen (Mitte) geben und 20–30 Min. weiterbraten, bis eine Kerntemperatur von ca. 55° erreicht ist. Den fertigen Hirschrücken aus dem Ofen nehmen, in Folie wickeln und warm stellen. Das Fleisch bis zum Aufschneiden mind. 10 Min. ruhen lassen. Dann sollte es innen schön rosa sein.

4 Für die Maronen den Zucker in einem Topf karamellisieren, mit Portwein ablöschen. Maronen und Zimt einrühren und kurz bei kleiner Hitze köcheln lassen, bis der Portwein etwas eingekocht ist.

5 Zum Servieren das Selleriepüree nochmals abschmecken. Die beiden Hirschrückenfilets vom Knochen lösen, in Scheiben schneiden und auf vier bis sechs Teller verteilen. Selleriepüree, Maronen und Kürbiswürfel daneben anrichten. Dazu gibt's beim Jagawirt zu Aumbach noch hausgemachte Fingernudeln, die in etwas Butter goldgelb angebraten und mit Frühlingszwiebelringen bestreut werden.

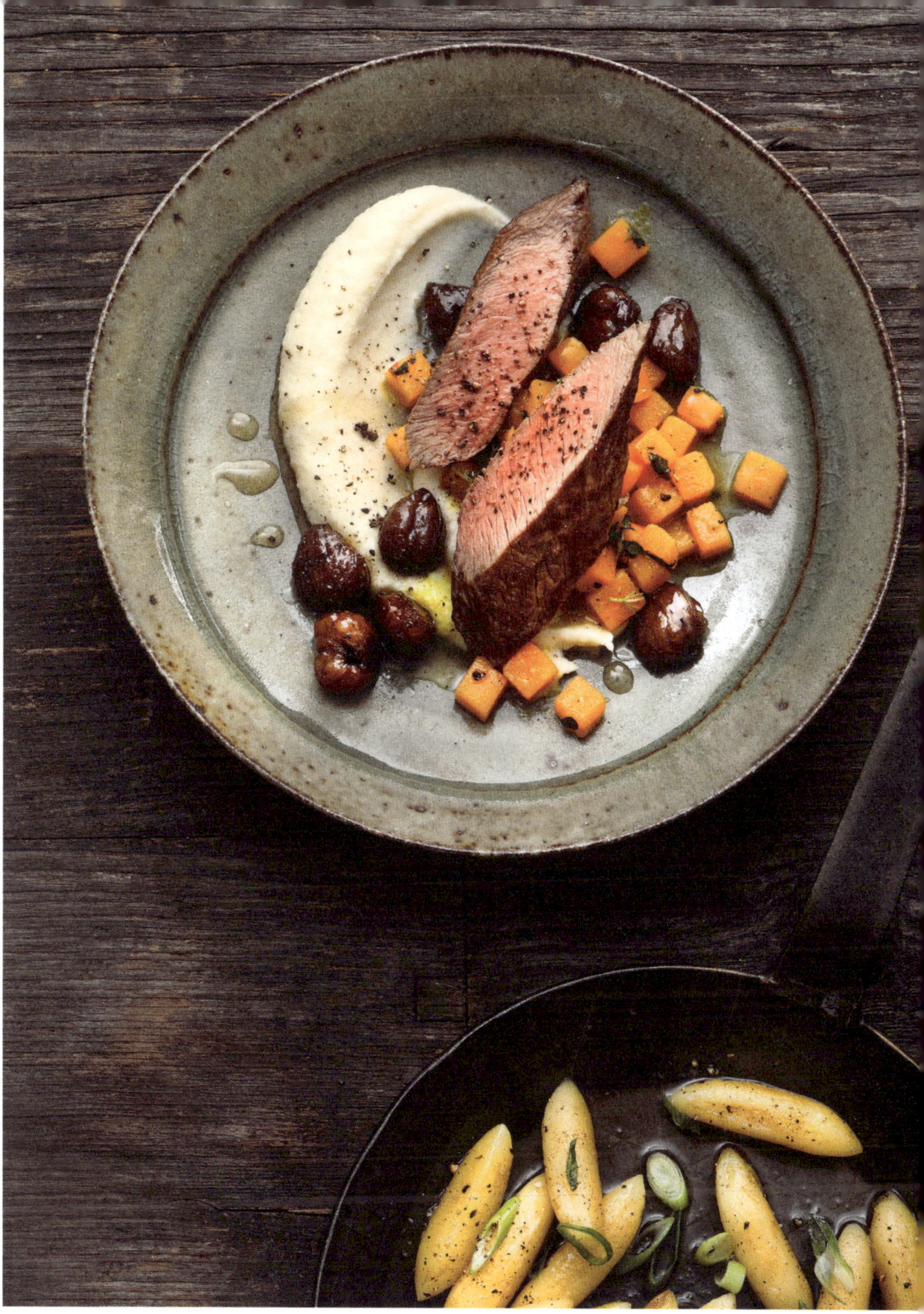

Jagawirt zu Aumbach
Aumbach 117
93191 Rettenbach
(09484) 896 98 88
info@jagawirt-aumbach.de/home
https://www.jagawirt-aumbach.de/home

Mikes Wertung: 10 Punkte

PREYSINGHOF-PFANDL MIT PFEFFER-RAHMSAUCE UND BUNTEM GEMÜSE

Für 2 Personen
Zubereitungszeit: ca. 35 Min.

Für die Sauce
1 kleine Zwiebel
2 TL rosa Pfefferbeeren
2 TL grüne Pfefferkörner
2 EL Butter
40 ml Cognac
400 g Sahne
400 ml Bratensaft (selbst gemacht oder aus dem Glas) | Salz

Für das Gemüse
Salz
je 1 kleine Handvoll Brokkoli- und Blumenkohlröschen (à ca. 60 g)
2 schmale bunte Möhren
80 g Wirsingblätter
40 g Baby-Blattspinat
2 TL Butter
100 ml Gemüsebrühe | Zucker

Für das Fleisch
Rapsöl zum Braten
2 Scheiben Schweinefilet (à 60 g)
2 Scheiben Rinderlende (à 60 g)
2 Scheiben Hähnchenbrustfilet (à 60 g)
2 Schnapswürstl oder 1 Schweinsbratwürstl
Salz | Pfeffer

1 Für die Pfefferrahmsauce die Zwiebel schälen, würfeln und mit den rosa und grünen Pfefferkörnern in der Butter glasig anschwitzen. Mit Cognac ablöschen, Sahne und Bratensaft angießen und alles in ca. 4 Min. cremig einköcheln lassen. Die Sauce mit Salz abschmecken.

2 Für das Gemüse reichlich Salzwasser in einem großen Topf aufkochen. Inzwischen Brokkoli- und Blumenkohlröschen putzen und waschen. Die Möhren schälen und in mundgerechte Stücke schneiden. Die dicken Rippen beim Wirsing entfernen, die Blätter waschen und kleiner schneiden. Das Gemüse ca. 5 Min. im kochenden Wasser blanchieren, dann in ein Sieb abgießen und mit eiskaltem Wasser abschrecken. Den Blattspinat verlesen, waschen und trocken schütteln.

3 In einer Pfanne die Butter zerlassen. Das blanchierte Gemüse darin bei kleiner bis mittlerer Hitze anschwitzen, mit der Brühe ablöschen und mit je 1 Prise Salz und Zucker würzen. Zum Schluss den Blattspinat dazugeben, untermischen und kurz in der Pfanne schwenken.

4 Parallel dazu für das Fleisch in zwei Pfannen etwas Öl erhitzen. In jeder Pfanne je 1 Scheibe Schweinefilet, Rinderlende und Hähnchenfleisch 2–4 Min. auf beiden Seiten anbraten, die Würstl mitbraten. Das Fleisch salzen, pfeffern und ca. 4 Min. in der Pfanne nachziehen lassen.

5 Fleisch und Würstl in den Pfannen mit Pfefferrahmsauce beträufeln und mit dem Gemüse anrichten. Dazu serviert der Küchenchef im Preysinghof Bratkartoffeln aus in Scheiben geschnittenen gekochten Kartoffeln, die in Rapsöl angebraten, dann mit Butter angeröstet und mit Petersilie, Majoran, Salz und Pfeffer kräftig gewürzt werden.

Preysinghof
Preysingplatz 19
94447 Plattling
(09931) 989 90 53
info@preysinghof-plattling.de
https://preysinghof-plattling.de/

Mikes Wertung: 10 Punkte

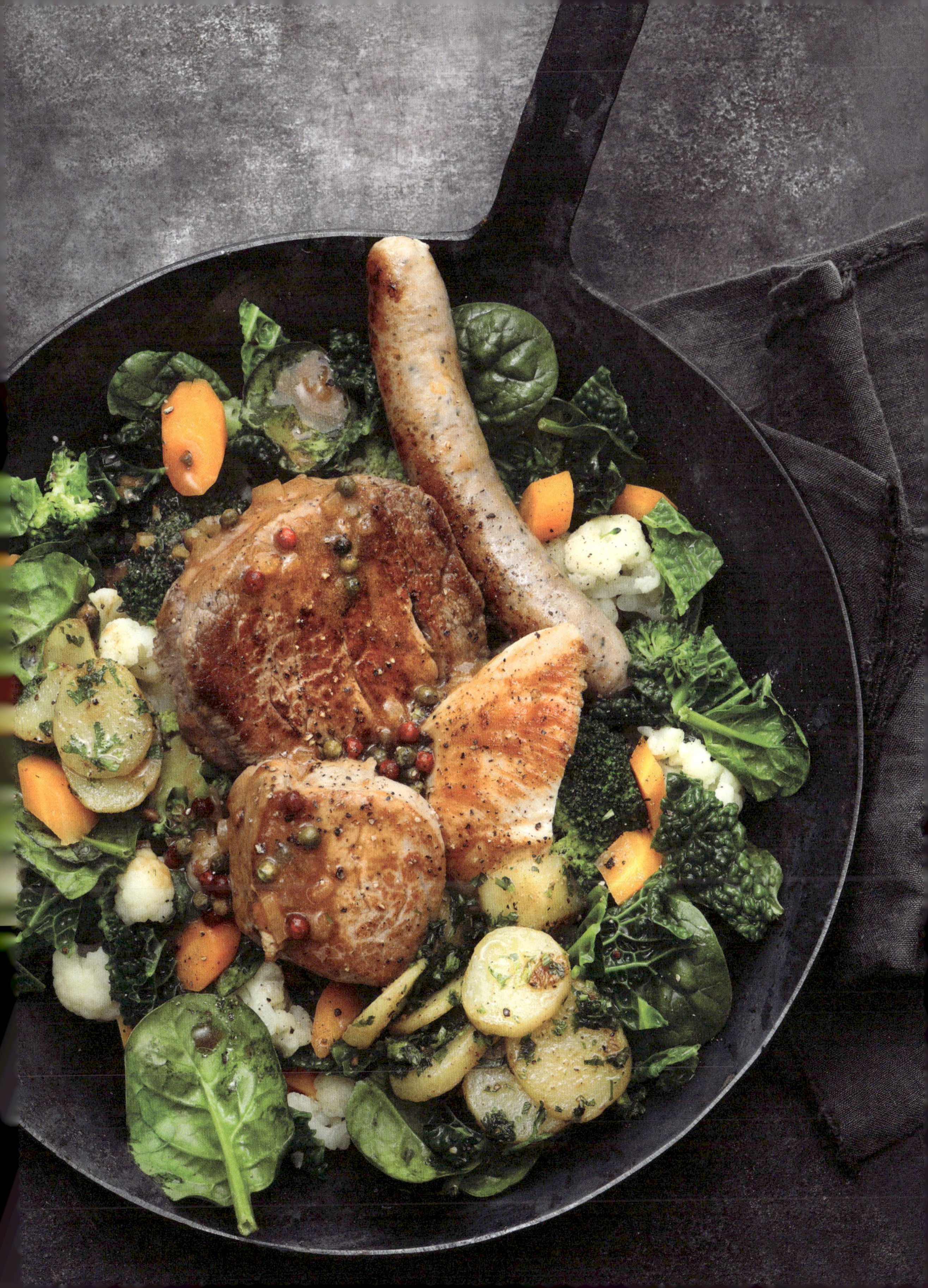

GEBACKENE CHEESECAKE-BALLS MIT ERDBEERSAUCE

Für 4 Personen
Zubereitungszeit: ca. 30 Min.
Gefrierzeit: 1–2 Std.

Für die Cheesecake-Balls
30 g Butterkekse
1 Vanilleschote
½ Bio-Orange (nach Belieben)
250 g Doppelrahm-Frischkäse
90 g Zucker
90 g Stärkemehl
30 g Mehl
1 Ei (M)
60–80 g Semmelbrösel
Öl zum Ausbacken

Für die Erdbeersauce
500 g Erdbeeren
50 g Zucker
10 ml Orangenlikör
3 Minzeblättchen (+ Minze für die Deko)

1 Für die Cheesecake-Balls die Butterkekse in der Küchenmaschine fein mahlen. Die Vanilleschote der Länge nach aufschneiden und das Mark auskratzen. Falls verwendet, die Orangenhälfte waschen und abtrocknen und die Schale fein abreiben.

2 Den Doppelrahm-Frischkäse mit Vanillemark, Zucker, Butterkekspulver, Stärkemehl und nach Belieben auch mit der Orangenschale mit dem Handrührgerät in einer Schüssel verrühren.

3 Die fertige Masse in den Kühlschrank stellen. Inzwischen für die Erdbeersauce die Erdbeeren waschen, trocken tupfen und entkelchen. Die Erdbeeren in Viertel schneiden und mit dem Zucker, dem Orangenlikör und den Minzeblättchen in einen hohen Rührbecher oder Mixer geben und mit dem Pürierstab oder im Mixer fein pürieren, anschließend die Masse durch ein Sieb streichen.

4 Für die Cheesecake-Balls die gekühlte Frischkäsemasse mit zwei Löffeln oder einer Eiskelle zu 12 Kugeln formen und diese auf eine mit Backpapier belegte kältefeste Platte oder Form legen. Die Bällchen in 1–2 Std. im Tiefkühlfach oder -gerät gefrieren lassen.

5 Vor dem Servieren das Mehl auf einen tiefen Teller geben, in einem zweiten Teller das Ei verquirlen. Die Semmelbrösel auf einen dritten Teller geben. Die gefrorenen Bällchen im Mehl rollen, danach durch das verquirlte Ei und dann durch die Semmelbrösel ziehen.

6 Inzwischen das Öl zum Ausbacken stark erhitzen. Es ist heiß genug, wenn an einem hölzernen Kochlöffelstiel, den man ins Fett hält, Bläschen aufsteigen. Die Bällchen portionsweise ins heiße Öl geben und darin goldbraun ausbacken. Wenn die Bällchen an die Oberfläche steigen, sind sie fertig. Die Bällchen dann herausnehmen und jeweils auf einer dicken Lage Küchenpapier abtropfen lassen.

7 Die Cheesecake-Balls mit der Erdbeersauce und evtl. noch ein paar Minzeblättchen auf Desserttellern anrichten.

Palais Steakhouse
Futterstr. 13
99084 Erfurt
(0361) 55 06 06 06
reservierung@palais-erfurt.de
http://www.palais-erfurt.de/

Mikes Wertung: 8 Punkte

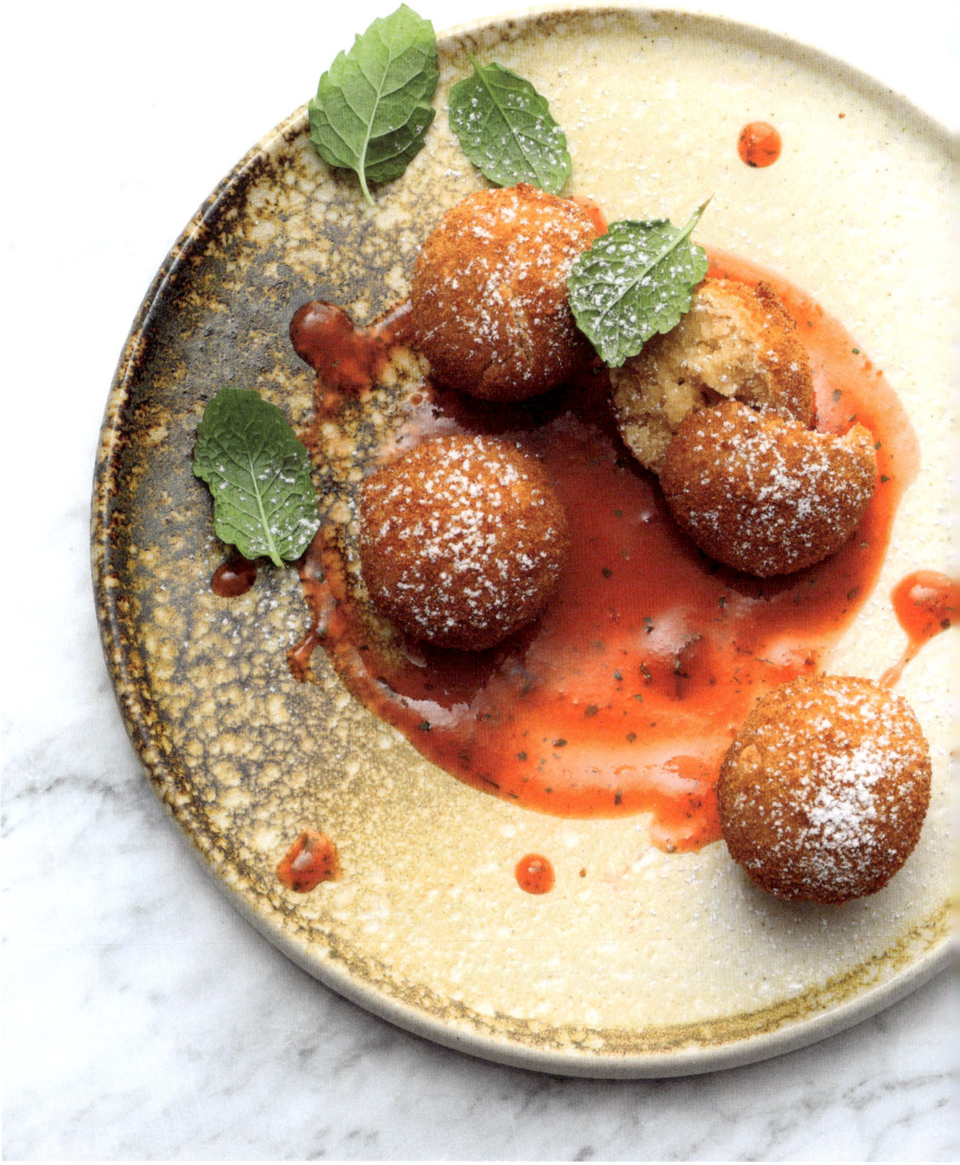

MIKES PROFI-TIPP

Süße Fruchtsaucen eignen sich perfekt zum schnellen Aufpeppen eines Desserts. Sie passen besonders gut zu Gebäck und sahnigen Cremes. Und wenn frische Beeren nicht zu bekommen sind, lassen sie sich auch wunderbar mit TK-Beeren zubereiten.

REGISTER

G

H/I

O/P

R

T

V/W

Z

MIKE SÜSSER

… wurde 1971 in Norddeutschland geboren und hat 1986 seine Ausbildung zum Koch gestartet. Bereits damals vom Reisefieber gepackt, wollte er nach seinem Abschluss 1989 die Welt erobern. Sterneküchen in Europa und Übersee waren die Spielwiese des prämierten Spitzenkochs. Bis 2004 führten ihn seine hochkarätigen Küchen-Engagements in die Schweiz (Zermatt, Davos), nach Fuerteventura und Madeira sowie in die Metropolen Hamburg und München. Es folgte eine Zeit in den USA sowie eine Phase auf den großen Kreuzfahrtschiffen dieser Welt. Diese Zeit in der Fünf-Sterne-Hotellerie und in Gault-Millau-prämierten Restaurants verhalf ihm zu seinem heutigen Fachwissen der gehobenen Küche als Kunst und Handwerk gleichermaßen.

2004 war es an der Zeit, einen eigenen Weg zu gehen. Mike Süsser hatte für sich erkannt, dass Kochen einen wichtigen kommunikativen Aspekt enthält, welchen er in seinem »Part of the Crew«-Kochstudio in Oberösterreich bis heute mit größter Leidenschaft verfolgt. Im Kochstudio in Scharnstein bringt er seinen Gästen Spitzenküche mit bodenständiger Leichtigkeit näher.

2009 rief das Fernsehen. Als Mensch, der die Herausforderung liebt, wagte der Spitzenkoch den Start als Fernsehkoch im Format »Die Kochprofis«. Über 140 Folgen zur Primetime (2009 bis 2014) gaben seiner Intuition recht. Seither ist Mike Süsser ein fester Bestandteil der Fernseh-Küchen im deutschsprachigen Raum. Ob als Begleiter durch »Mein Lokal, Dein Lokal – der Profi kommt!« (Kabel Eins), »Gekauft, gekocht, gewonnen – Die Einkaufsrallye« (Kabel Eins) oder »Promis am Herd« (RTL II) – stets unterhaltsam und ehrlich begleitet der Sternekoch Mike Süsser durch TV-Formate. Er liebt es, als Fernsehkoch einen entspannenden, unterhaltsamen Farbtupfer ins TV-Programm zu bringen. Auch als Moderator und Autor teilt der Spitzenkoch seine Leidenschaft für die Vielfalt von Genuss, Menschen und der Welt. Sein Geheimrezept?

»VERBINDE HOCHWERTIGE KULINARIK MIT KOMMUNIKATION, UND DU HAST DIE BESTE ZEIT DEINES LEBENS.«

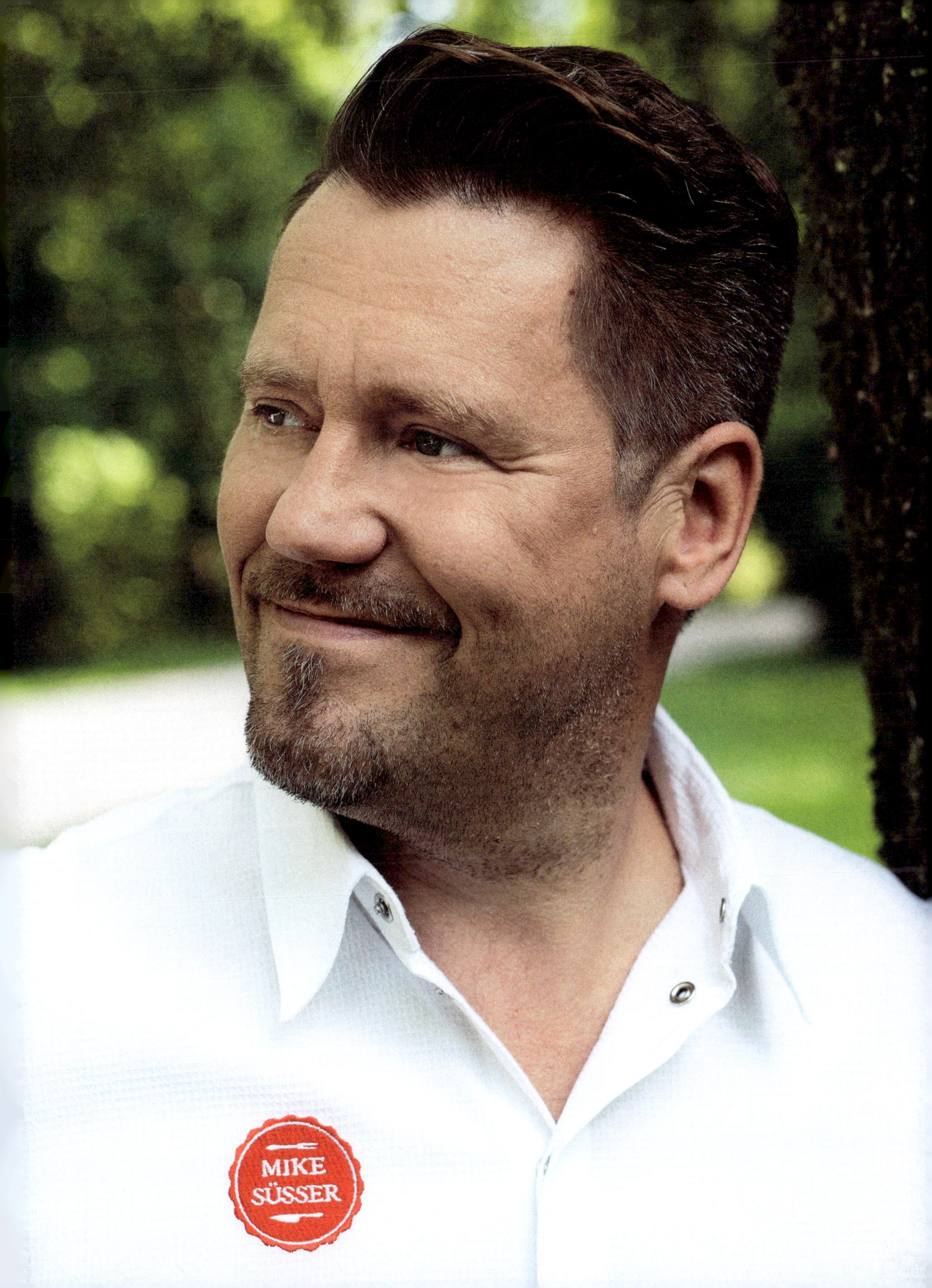
MIKE
SÜSSER

IMPRESSUM

KABEL EINS

2020 ProSiebenSat.1 TV Deutschland GmbH
Lizenz durch ProSiebenSat.1 Licensing
www.prosiebensat.1licensing.de
Begleitbuch zur Sendung »Mein Lokal, Dein Lokal – der Profi kommt«, eine Sendung von Kabel Eins
www.kabeleins.de/mldl

Projektleitung: Alessandra Redies
Lektorat und Text: Susanne Bodensteiner
Layout und Umschlaggestaltung: independent Medien-Design, Horst Moser, München
Herstellung: Susanne Fuhrmann
Satz: Christopher Hammond
Reproduktion: Longo AG, Bozen
Druck und Bindung: aprinta druck GmbH, Wemding

ISBN 978-3-8338-7426-0

1. Auflage 2020

GRÄFE UND UNZER

Ein Unternehmen der
GANSKE VERLAGSGRUPPE

BILDNACHWEIS:
Cover und alle Fotos von Mike Süsser: Simon Koy, München
Alle Rezeptfotos: Mathias Neubauer, Seligenstadt
Weitere Fotos: Kabel Eins: S.18/19, 54/55, 130/131; Silvio Knezevic: S. 11, 12; Noun Project: Icon bei den Restaurantadressen; Stocksy/Javier Pardina; S. 8; Stocksy/Cameron Whitman: S. 13; Stocksy/Helen Rushbrook: S. 14; Stocksy/Harald Walker: S. 15; Nicola Walsh: S. 10

Die GU-Homepage finden Sie unter www.gu.de

Umwelthinweis: Dieses Buch ist auf PEFC-zertifiziertem Papier aus nachhaltiger Waldwirtschaft gedruckt.

www.facebook.com/gu.verlag

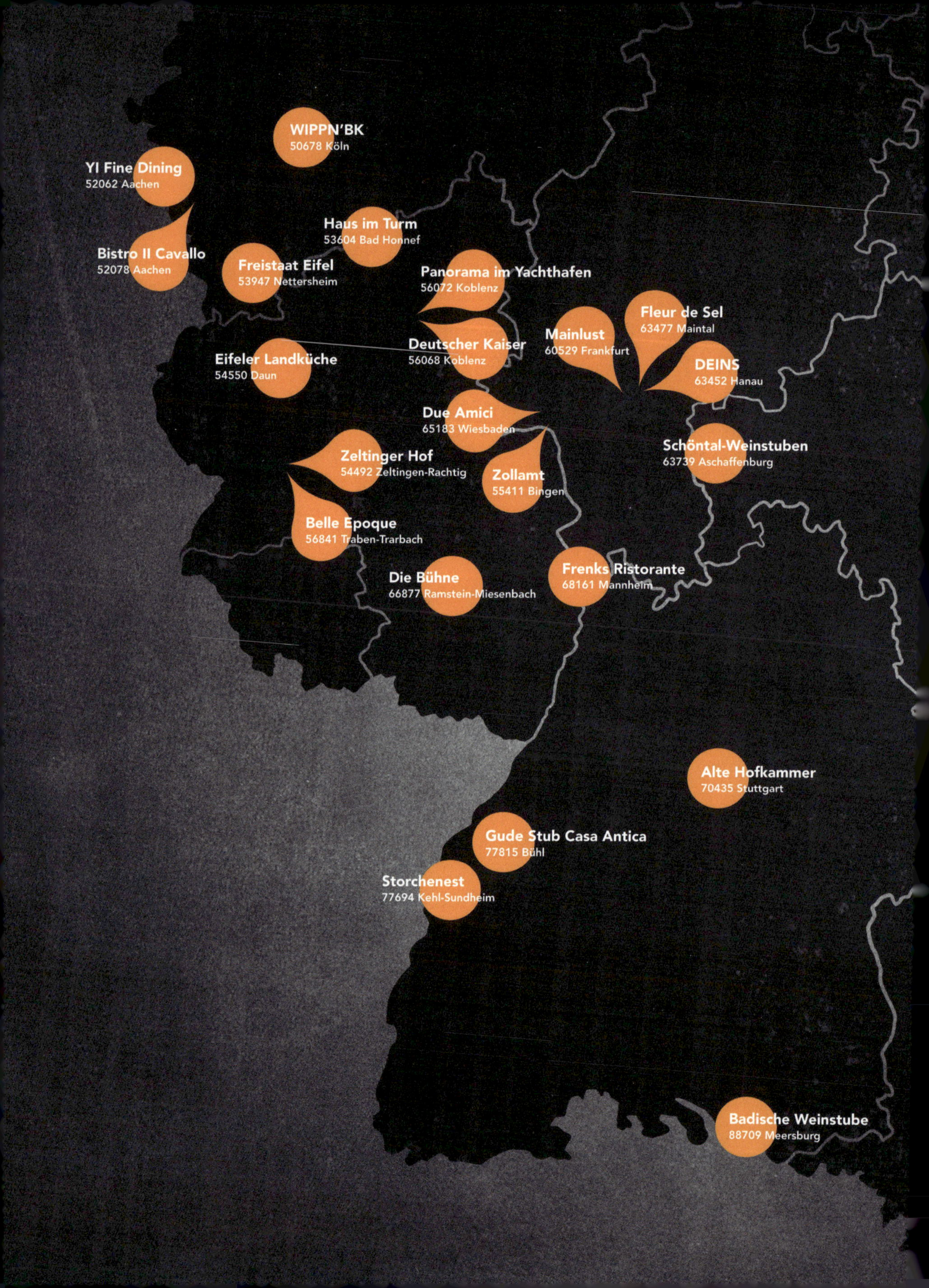

WIPPN'BK
50678 Köln
YI Fine Dining
52062 Aachen
Haus im Turm
53604 Bad Honnef
Bistro Il Cavallo
52078 Aachen
Freistaat Eifel
53947 Nettersheim
Panorama im Yachthafen
56072 Koblenz
Fleur de Sel
63477 Maintal
Mainlust
60529 Frankfurt
Deutscher Kaiser
56068 Koblenz
Eifeler Landküche
54550 Daun
DEINS
63452 Hanau
Due Amici
65183 Wiesbaden
Schöntal-Weinstuben
63739 Aschaffenburg
Zeltinger Hof
54492 Zeltingen-Rachtig
Zollamt
55411 Bingen
Belle Epoque
56841 Traben-Trarbach
Die Bühne
66877 Ramstein-Miesenbach
Frenks Ristorante
68161 Mannheim
Alte Hofkammer
70435 Stuttgart
Gude Stub Casa Antica
77815 Bühl
Storchenest
77694 Kehl-Sundheim
Badische Weinstube
88709 Meersburg